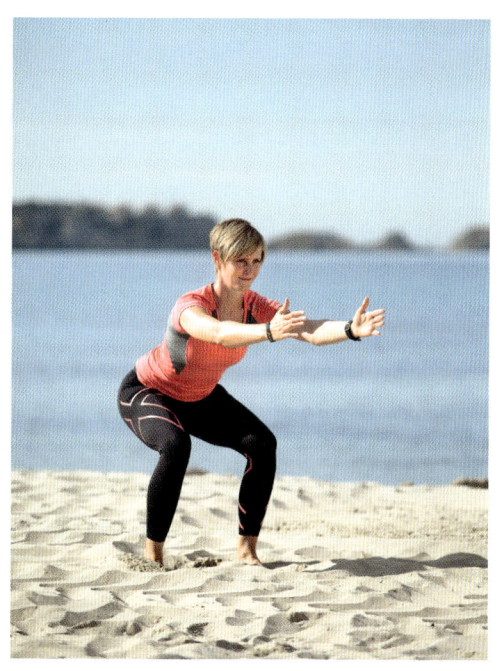

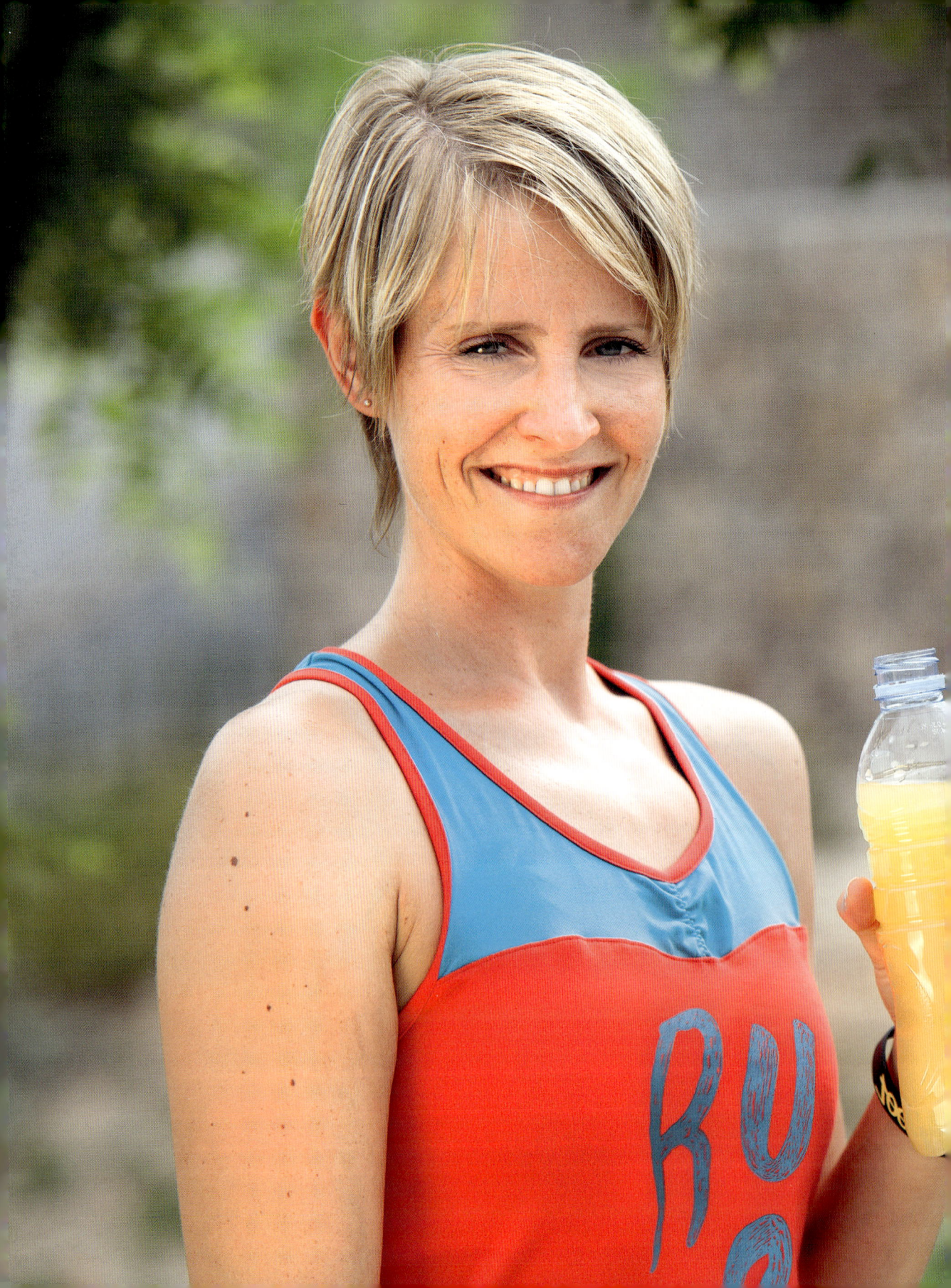

Lauf-Schlank-Coach
für Frauen

Trainingspläne | Rezepte | Motivation

BIRKEL MÄDER
KONOPKA

Was Sie in diesem Buch finden

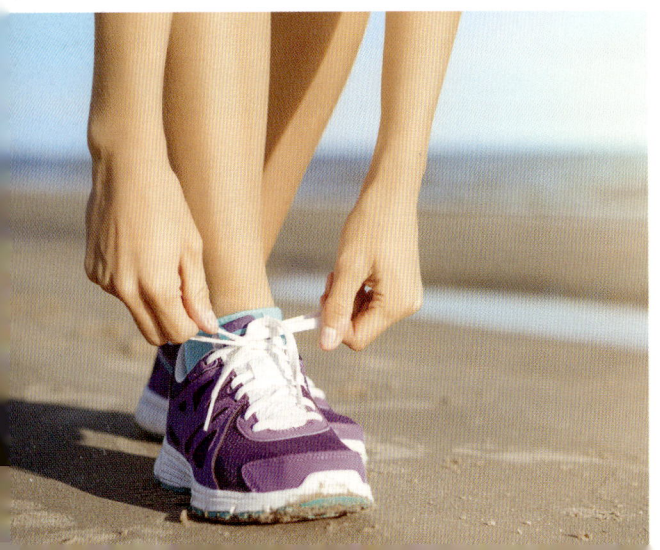
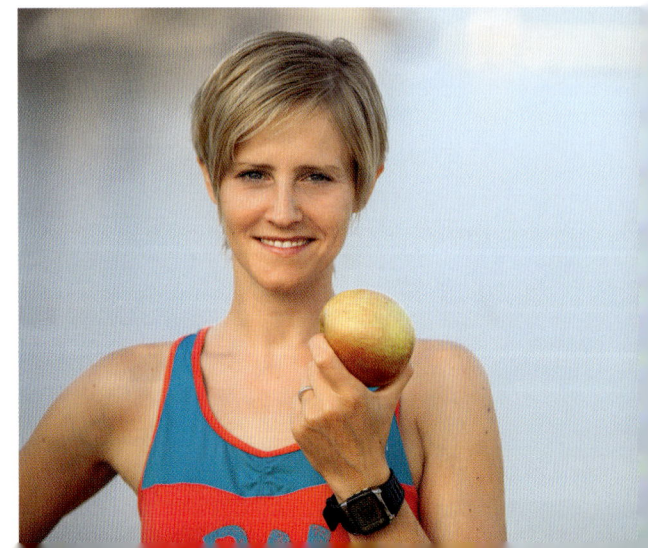

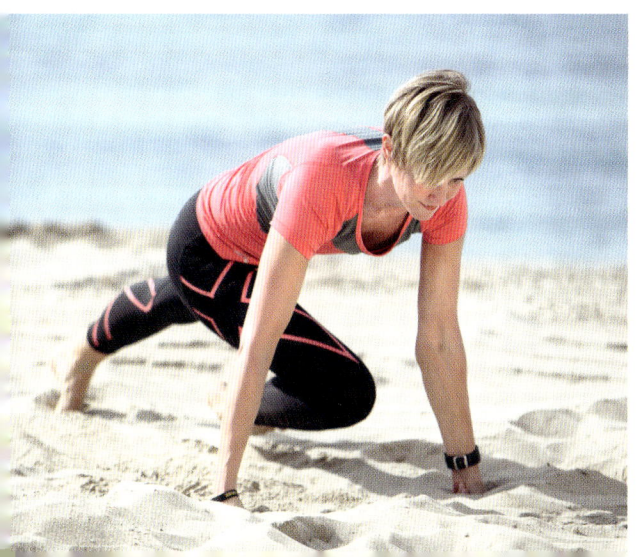
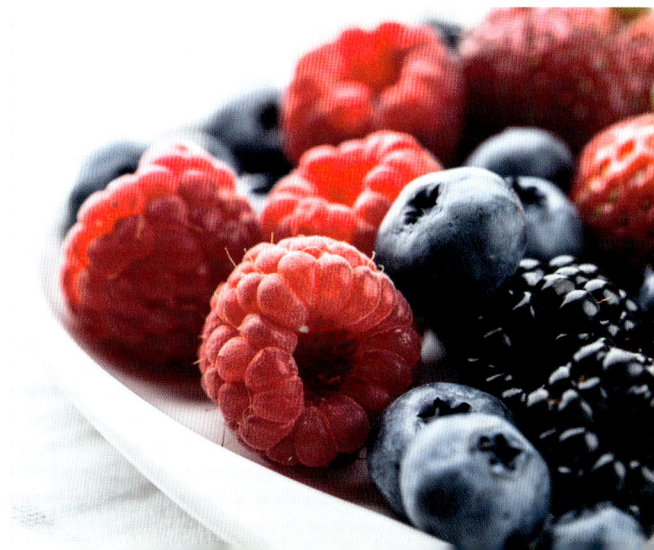

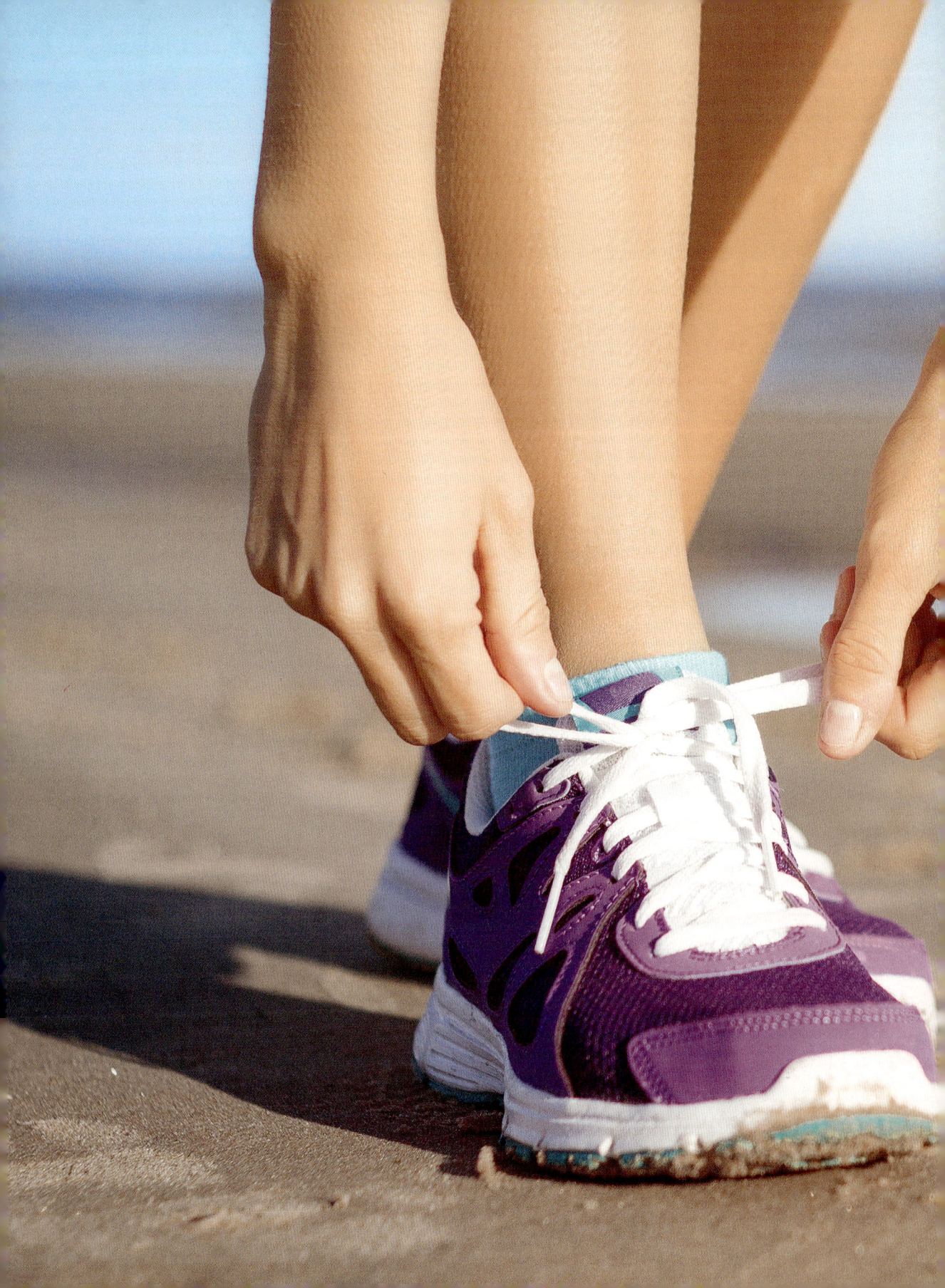

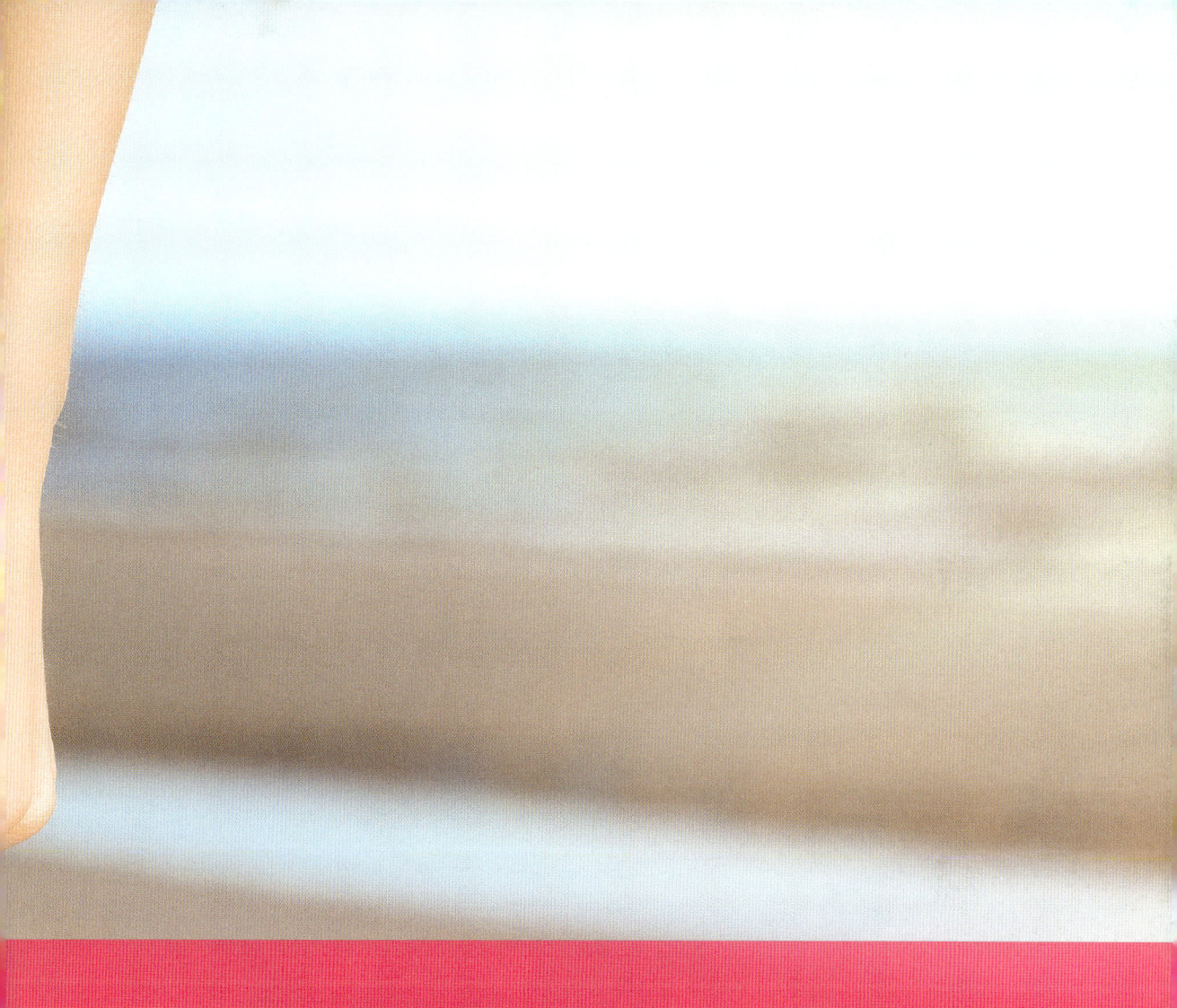

Einleitung

In Deutschland sind mehr als die Hälfte der Erwachsenen übergewichtig. Da ist es kein Wunder, dass Diäten nach wie vor boomen. Es sollte Sie jedoch stutzig machen, dass sich trotz unzähliger Wunderdiäten die Zahl der Dicken in Deutschland nicht reduziert. Im Gegenteil, viele Menschen nehmen nach Diätende direkt wieder zu und packen noch gleich ein paar Kilos obendrauf.

Mit Spaß abnehmen

Das Thema Abnehmen ist ein Dauerbrenner in Zeitschriften, Fachmagazinen und Fernsehsendungen. TV-Formate wie *The Biggest Looser* oder *Extrem schwer* erzielen Einschaltquoten in Millionenhöhe. Hier wird der harte Kampf von Übergewichtigen gegen die Pfunde dokumentiert und für jeden sichtbar gemacht. Und eines wird dabei schnell deutlich: Abnehmen ist keine Sache, die von selbst funktioniert, sondern erfordert Geduld, Disziplin und regelmäßige Arbeit an sich selbst.

Dabei ist Abnehmen doch ganz einfach. Zumindest, wenn man den unzähligen Ratgebern Glauben schenkt. Es sei alles eine Frage der Energiebilanz. Wer abnehmen wolle, müsse einfach nur weniger essen, als er verbrau-

che. Kalorien zählen, einsparen und verbrennen laute das »Geheimrezept«, mit dem andere bereits erfolgreich abgenommen hätten. Konkreter heißt es da: Hier ein Stück Zucker weniger nehmen, dort auf die Light-Variante zurückgreifen und unbedingt auf Fett verzichten. Oder es werden ausgefallene Ernährungsweisen als Wunderdiät verkauft. Das reicht vom Komplettverzicht bis hin zu bestimmten Lebensmitteln, die durch den bloßen Verzehr schlank machen sollen. Häufiges Motiv hinter den Wundermitteln: Da will jemand mit dem Leidensdruck anderer richtig Geld verdienen.

Leider müssen wir Sie enttäuschen: Ein Geheimrezept zum Schlankwerden gibt es nicht. Kein Wundermittel

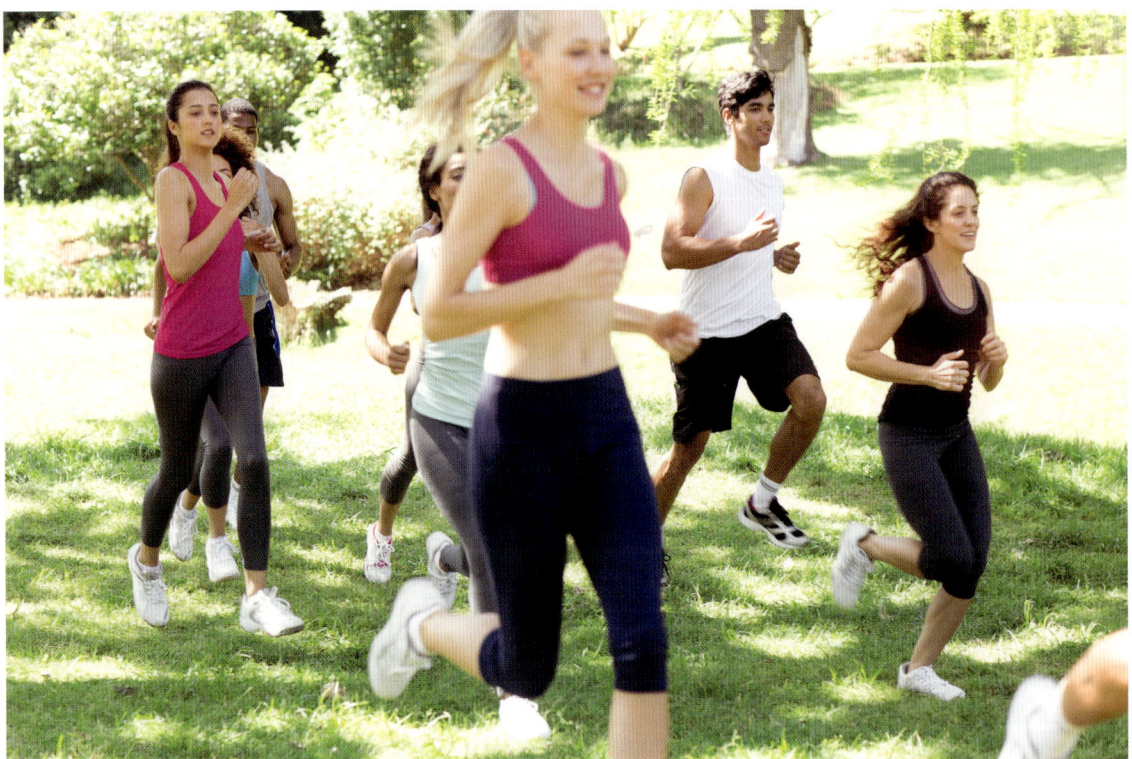

Laufen macht Spaß – manche laufen gerne alleine, bei anderen klappt's besser in der Gemeinschaft mit anderen.

verschafft Ihnen ohne Schweiß und Fleiß einen schlanken Körper, also lassen Sie sich von solchen Versprechen nicht mehr in die Irre leiten. Wir haben aber auch eine gute Nachricht für Sie: Das Rezept für einen schlanken Körper ist bekannt und Sie können es nachkochen. Auf den folgenden Seiten finden Sie Hintergründe und Tipps, die wir zu einer praktischen Strategie zusammengefasst haben. Statt einer einseitigen Diät präsentieren wir Ihnen eine Lebensweise, die sich auch bei einem vollen Terminplan im Alltag umsetzen lässt.

Sie werden mehr Verständnis für sich und Ihren Körper entwickeln und lernen, warum manche Lebensmittel einen positiven Einfluss auf unser Gewicht haben und welche Sie eher meiden sollten. Hungern müssen Sie aber nicht, wenn Sie erfolgreich abnehmen wollen. Statt auf Verzicht setzen wir auf eine Nahrungsumstellung und liefern Ihnen auch gleich die Erklärung dafür, warum Ihre Gene mit natürlichen Lebensmitteln besser klarkommen als mit industriell gefertigten. Lassen Sie sich überraschen.

Laufen Sie sich schlank

Mehr Bewegung ist eine Grundvoraussetzung, wenn Sie abnehmen und dauerhaft schlank bleiben wollen. Und Laufen ist die natürlichste Bewegungsform des Menschen. Laufen fördert die Gesundheit auf vielfältige Weise. Deshalb ist Laufen auch, mit Einschränkungen, für jeden Menschen unbedingt zu empfehlen. Bereits seit Millionen Jahren läuft der Mensch aufrecht. Vor der Erfindung des Rades legten unsere Vorfahren weite Strecken auf zwei Beinen zurück. Entsprechend ist unser Bewegungsapparat auch fürs Laufen ausgestattet und sollte entsprechend genutzt werden. Allerdings haben sich die Motive geändert, warum wir heute laufen. Standen damals noch Jagd oder Flucht im Vordergrund, läuft der moderne Mensch eher zu seinem Vergnügen. Es gibt jedoch einige teils gewichtige Gründe, die für Laufen als Ausgleichssport sprechen.

Gute Gründe für Laufen: Abnehmen

Das eigene Aussehen ist für viele Läufer ein wichtiges Motiv. Damit eng verbunden sind die Gründe Fett verbrennen und abnehmen. Zu Recht, denn Bewegung ist ein wichtiger Baustein, um das eigene Körpergewicht zu reduzieren und zumindest das Normalgewicht auch langfristig zu halten.

Laufen steigert den Energieverbrauch wie bei kaum einer anderen Sportart. Bereits bei moderatem Tempo kommen da einige Kalorien zusammen. Wie hoch der Kalorienverbrauch tatsächlich ist, hängt aber von verschiedenen Faktoren ab – Geschlecht, Alter, Größe, Gewicht und Intensität spielen eine wesentliche Rolle bei der Ermittlung des Energiebedarfs – und müsste individuell ermittelt werden (siehe auch Seite 10). Als grobe Orientierung haben wir zwei Beispieltabellen (siehe Seite 10) für eine 55 Kilogramm schwere Frau und zum Vergleich für einen 75 Kilogramm schweren Mann erstellt. Es handelt sich bei den Angaben um Zirkawerte, die bei Ihnen durchaus darüber- oder darunterliegen können.

Aufgrund des hohen Kalorienverbrauches ist Laufen also hervorragend dazu geeignet, um abzunehmen. Allerdings nur, wenn Sie auch am Ball bleiben und regelmäßig die Laufschuhe schnüren. Hier ist ein Beispiel, um den Kalorienverbrauch richtig einordnen zu können: Unsere 55 Kilogramm schwere Läuferin verbraucht in einer Stunde zirka 530 Kilokalorien, wenn sie mit einem Tempo von 6 Minuten pro Kilometer läuft. Das ist eine moderate Durchschnittsgeschwindigkeit und mit etwas Training auch für Einsteiger zu schaffen. Ein Kilogramm Körperfett entspricht ungefähr 7500 Kilokalorien. Unsere Läuferin müsste also rund 14 Stunden mit diesem Tempo trainieren, um ein Kilogramm Körperfett zu verbrennen.

Diese Rechnung soll Sie jetzt nicht entmutigen, aber für ein besseres Verständnis des Themas sorgen. Abnehmen ist Geduldssache, schließlich haben Sie ja auch

Kalorienverbrauch Frauen

Lauftempo		15 min	30 min	60 min
08:00 min/km	7,5 km/h	100 kcal	200 kcal	400 kcal
07:40 min/km	7,8 km/h	104 kcal	209 kcal	418 kcal
07:10 min/km	8,4 km/h	112 kcal	223 kcal	447 kcal
06:40 min/km	9,0 km/h	120 kcal	240 kcal	480 kcal
06:10 min/km	9,7 km/h	130 kcal	260 kcal	519 kcal
05:40 min/km	10,6 km/h	141 kcal	282 kcal	565 kcal
05:10 min/km	11,6 km/h	155 kcal	310 kcal	620 kcal
04:40 min/km	12,9 km/h	171 kcal	343 kcal	686 kcal
04:20 min/km	13,8 km/h	185 kcal	369 kcal	739 kcal
03:50 min/km	15,7 km/h	209 kcal	418 kcal	835 kcal

Kalorienverbrauch Männer

Lauftempo		15 min	30 min	60 min
08:00 min/km	7,5 km/h	136 kcal	273 kcal	546 kcal
07:40 min/km	7,8 km/h	142 kcal	285 kcal	569 kcal
07:10 min/km	8,4 km/h	152 kcal	305 kcal	609 kcal
06:40 min/km	9,0 km/h	164 kcal	327 kcal	655 kcal
06:10 min/km	9,7 km/h	177 kcal	354 kcal	708 kcal
05:40 min/km	10,6 km/h	193 kcal	385 kcal	770 kcal
05:10 min/km	11,6 km/h	211 kcal	422 kcal	845 kcal
04:40 min/km	12,9 km/h	234 kcal	468 kcal	935 kcal
04:20 min/km	13,8 km/h	252 kcal	504 kcal	1007 kcal
03:50 min/km	15,7 km/h	285 kcal	569 kcal	1139 kcal

nicht über Nacht zugenommen, sondern über einen längeren Zeitraum. Setzen Sie sich also nicht unter Druck, wenn innerhalb von einer Woche keine Wunder geschehen. Stattdessen sollten Sie sich langfristige Ziele überlegen und kontinuierlich darauf zuarbeiten. Und noch etwas: Sie werden nicht nur durch das Lauftraining Ihren Kalorienverbrauch steigern, sondern auch durch unsere Ernährungsempfehlungen Kalorien einsparen. Pro Monat können Sie mit der Kombination aus Sport und Ernährung gut ein bis anderthalb Kilogramm Körperfett abbauen.

Auf der Waage kann das Ergebnis aus verschiedenen Gründen noch höher ausfallen, aber lassen Sie sich davon nicht täuschen. Schnelle Diäterfolge beruhen meist darauf, dass Wasser aus dem Körper ausgeschwemmt wird. Damit haben Sie aber noch keine nachhaltigen Abnehmerfolge erzielt. Nur wenn der Körper wirklich an seine Fettreserven geht, werden Sie das Ergebnis langfristig im Spiegel sehen.

Gute Gründe fürs Laufen: Bodyforming

Bauch, Beine und Po sind unsere typischen Problemzonen. Wäre es nicht schön, das Fett genau an diesen Stellen gezielt abtrainieren zu können? Leider ist das nicht ganz so einfach, obwohl uns viele Fitnessgeräte genau das versprechen. Auch durch spezielle Übungen lässt sich das Körperfett nicht gezielt an den Problemzonen abtrainieren. Stattdessen bestimmen unsere Gene, an welchen Stellen wir zuerst abnehmen und an welchen Stellen der Körper Fett ablagert. Gezielte Bauchübungen helfen da entsprechend wenig.

Die gute Nachricht lautet aber: Wenn Sie dennoch stramme Beine und einen knackigen Po haben möchten, müssen Sie nicht viel Geld für moderne Trainingsgeräte ausgeben. Laufen ist der ideale Sport, um den Körper in Form zu bringen. Bereits beim moderaten

Jogging verbrennen Sie Körperfett und trainieren gleichzeitig Ihre Beinmuskeln. Zwar können Sie auch mit Laufen nicht steuern, an welcher Stelle Sie zuerst abnehmen, aber wer regelmäßig trainiert, wird langfristig Herr seiner Problemzonen. Geduld zahlt sich also aus.

Gute Gründe fürs Laufen: Anti-Aging

Laufen hält jung. Was sich anhört wie eine Plattitüde, ist durchaus wahr. Eine amerikanische Studie hat vor Kurzem nachgewiesen, dass richtig dosiertes Laufen den Alterungsprozess verlangsamt. Wissenschaftler des Medical Center der Stanford University haben Beweise gefunden, dass Läufer nicht nur länger leben, weniger mit Krebs und Herz-Kreislauf-Krankheiten zu tun haben, sondern auch länger jung aussehen. Die Studie war über einen Zeitraum von 20 Jahren angelegt. Die Wissenschaftler beobachteten hierbei zwei Gruppen von Menschen: in der einen waren 500 Läufer, die zu Beginn der Studie zwischen 50 und 60 Jahre alt waren; in der anderen ebenso viele Nichtsportler. Am Ende des Studienzeitraums waren 34 Prozent der Sport-Muffel verstorben, von den Läufern weniger als ein Sechstel (15 Prozent). Die Studie ergab auch, dass das biologische Alter der Sportlergruppe im Schnitt 16 Jahre jünger war als das der Kontrollgruppe – bei vergleichbarem Alter, wohlgemerkt. Dementsprechend setzten bei den

TIPP Lassen Sie den Kopf nicht hängen, wenn Sie anfangs noch kein hohes Tempo laufen können. Mit der Zeit wird jeder schneller und fitter. Joggen wird Ihnen bereits nach wenigen Wochen deutlich leichter fallen. Und falls Sie zu Beginn noch nicht durchlaufen können, dann fangen Sie mit Walken an oder wechseln für kurze Abschnitte zwischen Laufen und Gehen. Denken Sie dran: Jeder Schritt zählt und ist besser, als auf der Couch sitzen zu bleiben.

Läufern die Begleiterscheinungen des Alters später ein: Sie sahen jünger aus, hatten weniger Gewichtsprobleme und weniger körperliche Verschleißerscheinungen. Das gilt im Übrigen auch für die Probanden aus der Läufergruppe, die im Verlauf der Studie die Laufschuhe an den Nagel gehängt hatten. Auch sie alterten langsamer. Sportliche Aktivität über mehrere Jahre zahlt sich also auch im Nachhinein aus.

Gute Gründe fürs Laufen: Stressabbau

Laufen ist ein echter Stresskiller. Vor allem, wenn Sie den ganzen Tag vergeblich versucht haben, den Stapel auf Ihrem Schreibtisch abzuarbeiten. Laufen hilft dabei, den Kopf frei zu bekommen und den Alltagsstress abzubauen. Das hat seinen Grund. Stress hat viele Ursachen. Zeitmangel oder Druck von außen sind nur zwei Faktoren, die Ihnen im Alltag zu schaffen machen können. Dabei setzt der Organismus bestimmte Stresshormone frei, darunter das berühmte Cortisol.

Cortisol gilt als das Stresshormon Nummer eins. Der Körper bildet es in den Nebennieren, wenn eine vermeintliche Gefahr droht. Ein hoher Cortisolspiegel macht Menschen aggressiv und unausgeglichen. Zugleich schwächt Cortisol das Immunsystem und schränkt die geistige Leistungsfähigkeit ein. Sind Sie vom Stress befreit, sinkt der Cortisolspiegel. Allerdings dauert das sehr lange. Laufen bietet Ihnen einen Weg, diesen Prozess zu beschleunigen: Während eines halbstündigen Laufes sinkt der Cortisolspiegel deutlich schneller. Sie werden gelassener und entspannen schneller. Zudem werden beim Laufen Glückshormone freigesetzt. Zwar werden Sie nicht immer beim Laufen von Glückshormonen überschüttet (wie etwa beim »Runner's High«), doch eine Gemeinschaftsstudie der TU München und der Universität Bonn hat ergeben, dass bei Bewegung an frischer Luft die Produktion von Glückshormonen deutlich stärker angeregt wird, als wenn Sie auf der Couch relaxen.

Gute Gründe fürs Laufen: Abbau von Ängsten und Depressionen

Depressionen zählen mittlerweile zu den Volkskrankheiten. Der Körper setzt dabei bestimmte Hormone frei, die dafür sorgen, dass wir antriebslos werden. Der Weg aus einer Depression heraus ist steinig: lange Therapien und die Einnahme von Antidepressiva sollen dabei helfen, das innere Gleichgewicht wiederherzustellen. Mittlerweile ist auch Laufen mehr und mehr zu einem Therapieinhalt geworden. Und das hat seinen Grund: Eine Studie der Duke University in North Carolina belegt, dass Sport bei Depressionen und Angstzuständen die Stimmung deutlich verbessern kann und sie schneller hebt als alle Medikamente. Weiterhin belegen Studien, dass Menschen, die ihre Depressionen mit Sport bekämpfen, eine niedrigere Rückfallquote haben als solche, die allein Medikamente verwenden. Doch auch wer nicht unter Depressionen leidet, kann von den stimmungsaufhellenden Effekten des Laufens profitieren. Eine Langzeitstudie der Stanford University belegt, dass Ausdauersportler nicht nur gesünder und länger leben, sondern auch zufriedener sind als Nichtsportler. Dafür verantwortlich sind die Glückshormone, die während des Ausdauersports freigesetzt werden, etwa Dopamin, Serotonin und Endorphine. Durch die Ausschüttung von Serotonin etwa fühlen wir uns zufrieden und ausgeglichen. Dopamin dagegen stimuliert das Belohnungszentrum im Gehirn. Endorphine werden immer wieder mit dem Hochgefühl bei langen Ausdauereinheiten, dem sogenannten »Runner's High«, in Verbindung gebracht. Lange nur eine Vermutung, wurde diese These vor Kurzem von Wissenschaftlern aus Bonn und Berlin eindeutig bestätigt.

Gute Gründe fürs Laufen: Gehirnjogging

Mit dem Alter lagert sich Kalk in den Arterien ab, und es verschlechtert sich so die Durchblutung des Gehirns.

In der Folge lässt die geistige Leistungsfähigkeit nach. Durch regelmäßigen Sport können Sie diesem Prozess entgegenwirken. Durch regelmäßigen Sport werden Arterien und Venen besser durchblutet, das Gehirn wird besser mit Sauerstoff versorgt. Weiterhin verbessert sich die Kommunikation zwischen den Nervenzellen im Gehirn. Neuesten wissenschaftlichen Erkenntnissen zufolge bilden sich sogar neue Verbindungen zwischen den Hirnzellen aus. Eine Studie der Universität Ulm hat ergeben, dass Laufen die Gehirnaktivität steigert. Demnach sorgt Sport dafür, dass das Gehirn durch Sport effektiver arbeitet. An der sechswöchigen Studie nahmen 100 Probanden teil, von denen 77 bis zum Ende durchhielten. Das Ergebnis: Die Läufer berichteten mehrheitlich von einer verbesserten Grundstimmung, einer verbesserten Konzentrationsfähigkeit und einer besseren visuell-räumlichen Orientierung. Gehirnjogging bedeutet scheinbar also doch mehr, als Gedächtnisübungen zu machen, sondern kann durchaus auch wörtlich verstanden werden.

Gute Gründe fürs Laufen: Immunabwehr

Jeder weiß, dass Sport gut für die Gesundheit ist. Aus diesem Grund geben viele Läufer auch an, um ihrer Gesundheit willen mit dem Laufen begonnen zu haben. Natürlich ist es schwer, sich auch bei schlechtem Wetter zum Laufen zu überwinden, doch Ausreden zählen nicht. Der Satz »Es gibt kein schlechtes Wetter, sondern nur schlechte Kleidung« mag Ihnen zwar abgedroschen erscheinen, doch er ist wahr. Zahlreiche Studien zum Thema Sport und Immunsystem belegen, dass Läufer allgemein weniger anfällig für Infektionskrankheiten wie Erkältungen oder Grippe sind als der Durchschnittsbürger, weil die Funktion der weißen Blutkörperchen durch körperliche Aktivität verbessert wird. Das gilt auch und gerade für Herbst- und Winterläufer. Entscheidend ist hierbei natürlich, dass Sie Ihre Kleidung der Witterung anpassen. Das bedeutet im Klartext: Packen Sie sich warm ein, jedoch nicht so warm, dass Sie bereits nach wenigen Minuten stark schwitzen. Als Faustregel gilt: Wenn Sie in den ersten Minuten nur noch ein minimales Kältegefühl verspüren, sind Sie richtig angezogen. Sportlicher Ehrgeiz ist prinzipiell etwas durchaus Positives, und Sport ist in den meisten Fällen auch gesund. Aber es gibt auch Ausnahmen. Das Motto »Viel hilft viel« gilt nämlich keineswegs immer. Wer zu viel und zu hart trainiert, läuft sogar Gefahr, sein Immunsystem zu schwächen. Denn nach Einheiten bis zur Erschöpfung ist das Immunsystem über einige Stunden zunächst deutlich geschwächt. In diesem Zeitraum ist der Körper anfälliger für Attacken von Viren oder Bakterien. Daher gilt: Bleiben Sie moderat. Trainieren Sie im Winter nicht zu intensiv. Um Ihr Immunsystem zu stärken, reichen schon zwei bis drei Läufe pro Woche à 30 Minuten in gemächlichem Tempo.

Wie Sie sehen, gibt es zahlreiche Gründe, die für ein regelmäßiges Lauftraining sprechen. Mit diesem Ratgeber wollen wir aber nicht nur Argumente liefern, sondern Sie anstecken und motivieren, Ihr Leben schrittweise zu ändern und zu einem echten Lauffan zu werden.

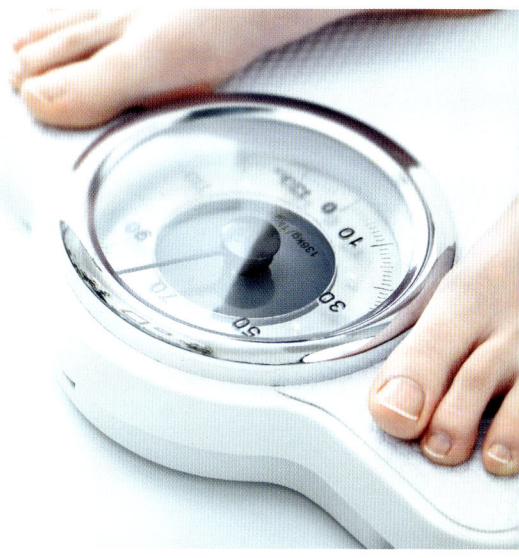

Wiegen Sie sich nicht jeden Tag. Einmal die Woche reicht.

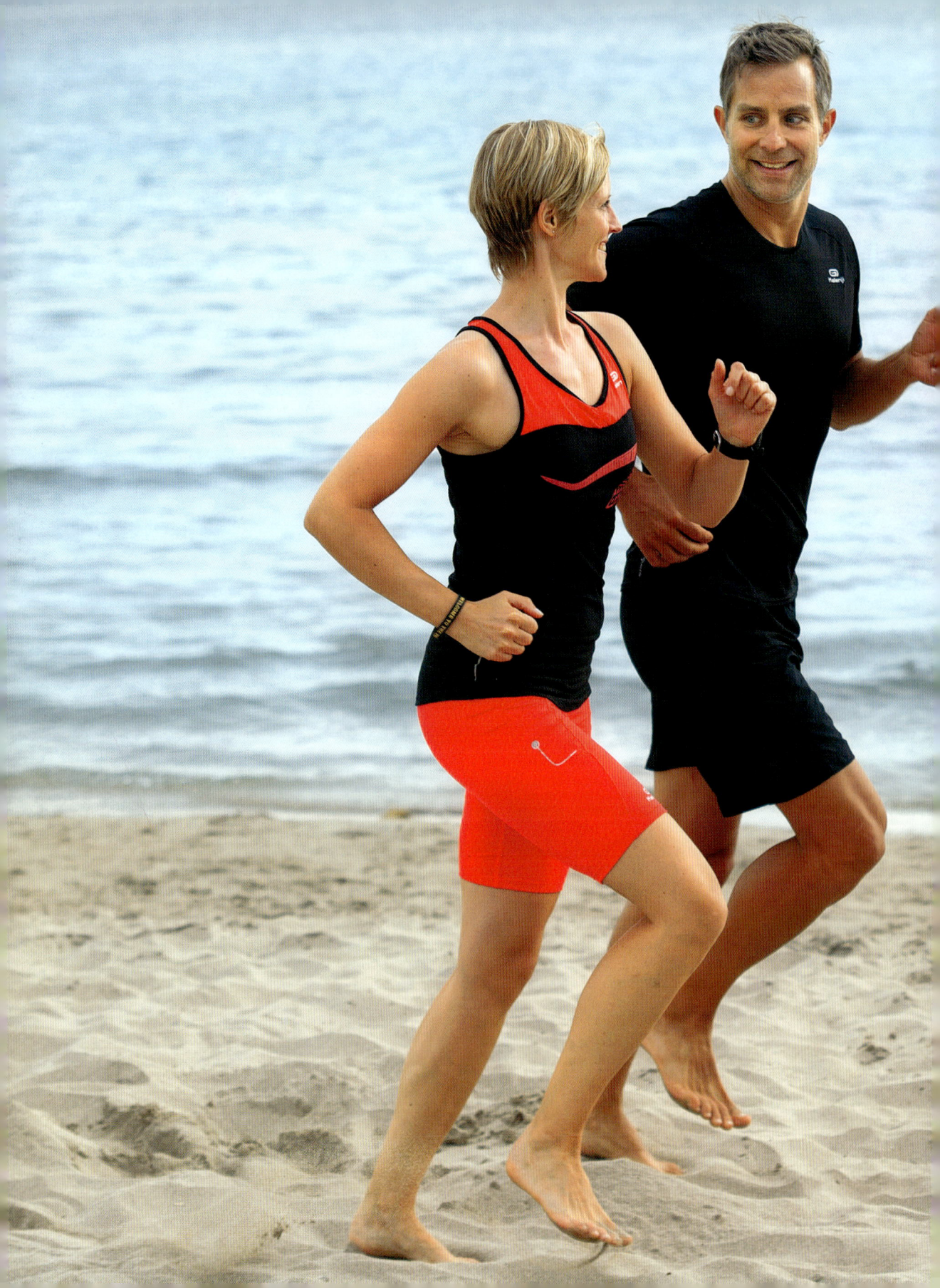

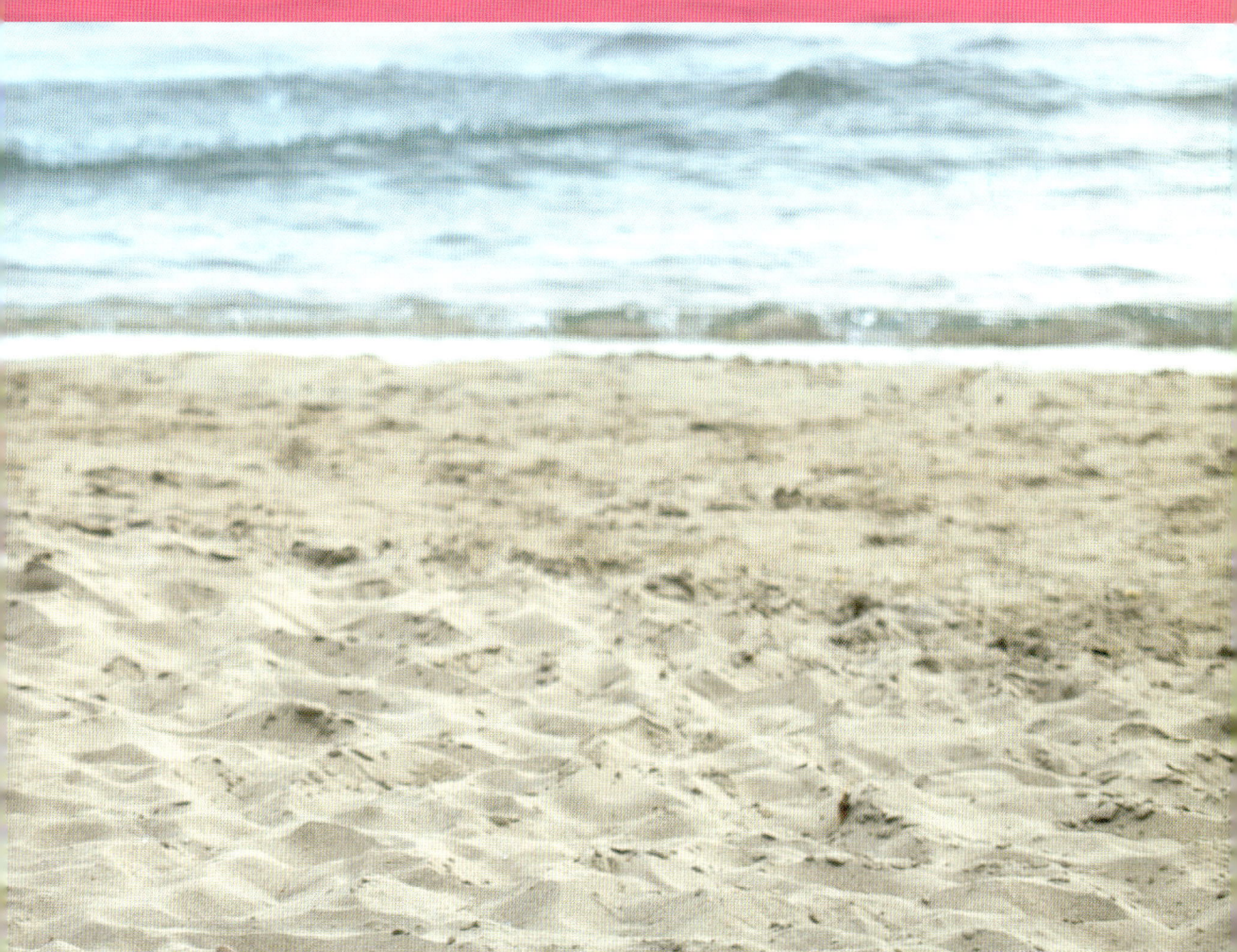

Hintergründe zum Thema Abnehmen

Der Mensch braucht Bewegung und eine natürliche Ernährung, wenn er schlank und vor allem auch gesund bleiben will. Das liegt an unseren Genen, die sich seit der Steinzeit nicht viel verändert haben.

Alles eine Frage der Gene?

Im vorangegangenen Kapitel haben wir bereits ein paar gute Argumente für mehr Bewegung und Laufen kennengelernt. Nun wollen wir etwas mehr ins Detail gehen und eine Strategie entwickeln, mit der wir erfolgreich abnehmen und unser Wunschgewicht halten können. Und zwar nachhaltig. Dazu müssen wir zuvor aber der Frage nachgehen, warum wir überhaupt zunehmen. Dafür blicken wir ein wenig zurück.

Warum nehmen wir überhaupt zu?

Wer abnehmen will, macht eine Diät. Und noch eine, und noch eine. Ganz so einfach scheint Abnehmen also doch nicht zu sein, sonst wären wir wohl alle rank und schlank. Oder ist es unter den heutigen Lebensbedingungen sogar unmöglich, die einmal angefutterten Fettpolster dauerhaft wieder loszuwerden? Immerhin ist über die Hälfte der Bundesbürger statistisch gesehen übergewichtig. Tendenz steigend. Dagegen spricht jedenfalls, dass zumindest die andere Hälfte der Bundesbürger offenbar nicht übergewichtig ist. Es muss also Unterschiede im Verhalten der Menschen geben. Entscheidend für unser Gewicht ist, wie viel wir uns bewegen und was und wie viel wir essen. Dicke gab es zwar schon immer, aber eben nicht so viele auf einmal. Noch vor 50 Jahren waren die Deutschen im Durchschnitt leichter und schlanker. Unsere zunehmenden Gewichtsprobleme scheinen also ein Problem der modernen Gesellschaft zu sein. Doch was hat sich an unserem Verhalten und unserer Umgebung in den letzten Jahrzehnten geändert?

Damals und heute – ein Vergleich

Um das zu verstehen, müssen wir viel weiter in die Vergangenheit zurückblicken. Warum die Menschen in der heutigen Gesellschaft zunehmen, hängt nämlich mit unser Frühgeschichte und unseren Genen zusammen. Der moderne Mensch unterscheidet sich genetisch kaum vom Steinzeitmenschen. Was sich in den letzten Zehntausenden von Jahren geändert hat, sind unser Ess- und Bewegungsverhalten. Doch wie sah das damals genau aus? In der Steinzeit war der Mensch ein Jäger und Sammler. Er hat davon gelebt, was er gefunden hat oder mit seinen eigenen Händen erjagen konnte. Die natürliche Nahrung des Steinzeitmenschen waren vor allem Fleisch, Fisch, Nüsse und Beeren. Milchprodukte und Getreide waren ihm genauso fremd wie industriell verarbeitete Waren à la Fertigpizza und Pommes frites.

Von der Treibjagd zum Supermarktregal

Zwischen Ernährung damals und heute gibt es wesentliche Unterschiede. Fleisch, Fisch und Nüsse sind reich an Proteinen und Fetten, während die steinzeitliche Ernährung dem Urmenschen weniger Kohlenhydrate lieferte. Heute ist das anders: Bei den meisten modernen Menschen sind Kohlenhydrate der Hauptenergielieferant. Üblicherweise dienen Proteine vorrangig als Baumaterial für den Körper, während Fette und Kohlenhydrate die nötige Energie liefern.

Doch nicht nur die Nahrung, die unsere Vorfahren aßen, unterscheidet sich von der unsrigen. Auch die Art der Nahrungsbeschaffung war für den Steinzeitmenschen wesentlich beschwerlicher. Im Gegensatz zur weitverbreiteten Meinung hat der Urzeitmensch nicht jeden Tag Berge von Fleisch gegessen. Fleisch kam sogar eher selten auf den Tisch, denn die Jagd in der Wildnis war mit den damaligen Möglichkeiten sehr beschwerlich. Lange bevor Pfeil und Bogen oder gar Gewehre erfunden wurden, waren unsere Vorfahren auf viel archaischere Waffen angewiesen. Ein Faustkeil und grob geschnitzte Speere waren die ersten Waffen, mit denen der Mensch auf Jagd ging. Um damit ein Wild zu erlegen, musste der Mensch schon sehr nah an seine Beute heranschleichen und dabei unbemerkt bleiben. Das glückte ihm in der Regel nur bei kranken Beutetieren. Ansonsten war die Jagd eher mühsam. Unsere Vorfahren waren nämlich Treibjäger. In kleinen oder größeren Gruppen hetzten die Urzeitmenschen ihre Beute zu Tode.

Kein Säugetier ist ausdauernder als der Mensch

Eine genetische Anpassung machte dies überhaupt erst möglich. Der Mensch ist das einzige Lebewesen, das auf dem ganzen Körper bzw. der gesamten Hautoberfläche Schweißdrüsen hat. Und das Schwitzen hat eine enorm wichtige Funktion. Durch Bewegung, Sonneneinstrahlung und die Umgebungstemperatur steigt die Körpertemperatur von Lebewesen. Entsprechend brauchen Lebewesen Kühlung, wenn sie nicht überhitzen wollen. Und genau hier hilft uns Schweiß. Beim Schwitzen entsteht auf der Haut Verdunstungskälte und kühlt so die Körpertemperatur. Diese eingebaute Kühlfunktion ist in der Schöpfung einmalig und befähigt den Menschen zu unglaublichen Ausdauerleistungen. Kein anderes Lebewesen ist nur annähernd so ausdauernd wie der Mensch. Dieser Umstand ermöglichte es unseren Vorfahren, ihre Beute im wahrsten Sinne des Wortes zu Tode zu hetzen. Der Frühmensch verfolgte seine Beute über so lange Strecken, bis diese überhitzt zusammenbrach und starb.

Unser genetisches Erbe

Warum erwähnen wir das hier so ausführlich? Ganz einfach: Unsere Vorfahren bewegten sich für wenig Nahrung unglaublich viel und legten täglich weite Strecken zurück. Manchmal jagte der Urmensch seine Beute

tagelang und seine Ausbeute war dabei teilweise relativ gering. Mangels Konservierungsstoffen musste die Beute zudem frisch verzehrt werden. Überreste eines größeren Beutetieres konnten nicht mal eben für Krisenzeiten eingefroren werden. Entsprechend war es für den Höhlenmenschen überlebensnotwendig, die aufgenommene Energie möglichst effizient speichern zu können.

Da unser Körper Kohlenhydrate nur in sehr begrenzter Menge speichern kann, waren Fettdepots tatsächlich überlebenswichtig. Der Steinzeitmensch hatte nämlich nicht täglich ein Stück Mammut auf dem Teller und kannte auch lange Hungerperioden. In dieser Zeit liefer-

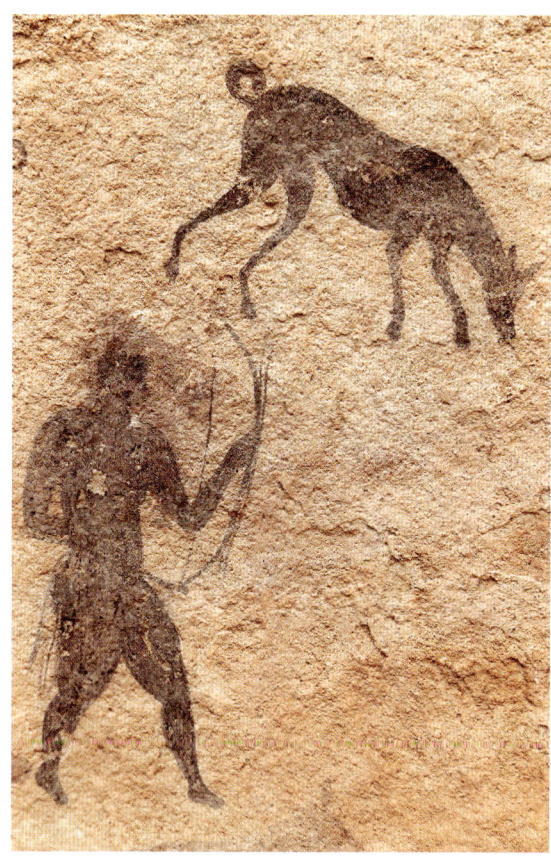

In der Steinzeit hat der Mensch Tiere durch ausdauerndes Laufen ermüdet und dann erlegt. Viel Bewegung war garantiert.

ten ihm seine Fettreserven die nötige Energie zum Überleben. Wer also ein guter Nahrungsverwerter war und leicht Fettdepots aufbauen konnte, war damals genetisch im Vorteil (siehe auch Seite 41). Anders ausgedrückt: Wer nicht in der Lage war, genug Energie für Krisenzeiten als Fettpolster zu speichern, hat die Steinzeit vermutlich nicht überlebt. Zugegeben, jetzt werden Sie sicher anmerken, dass kein Urmensch die Steinzeit überlebt hat. Diese Aussage bezieht sich auch mehr auf sein genetisches Überleben. Ein schlechter Nahrungsverwerter wurde selten alt genug, um sich erfolgreich fortzupflanzen. Wer dagegen Energie effizient speichern konnte, hatte mehr Lebenszeit, um seine Gene in die nächste Generation weiterzuvererben. Aber was früher ein Vorteil war – ist heute leider ein Nachteil.

Vermächtnis aus der Steinzeit

Denn mit diesem Erbe ist auch der moderne Mensch ausgestattet. Das Erbgut hat sich in dieser Hinsicht seit der Steinzeit nicht viel verändert. Wir sind dafür ausgestattet, schwere Krisen und Hungersnöte mit wenig Nahrung zu überleben und in guten Zeiten Energieüberschüsse als Fettpolster auf unsere Hüften zu packen oder im Bauchraum zu speichern. Dummerweise haben sich in den letzten hundert Jahren unsere Lebensumstände kolossal verändert. Der moderne Mensch bewegt sich wenig, um an Nahrung heranzukommen. Im günstigeren Fall fährt er mit dem Auto zum Restaurant oder Supermarkt. Im ungünstigen Fall bestellt er seine Nahrung einfach beim Lieferdienst.

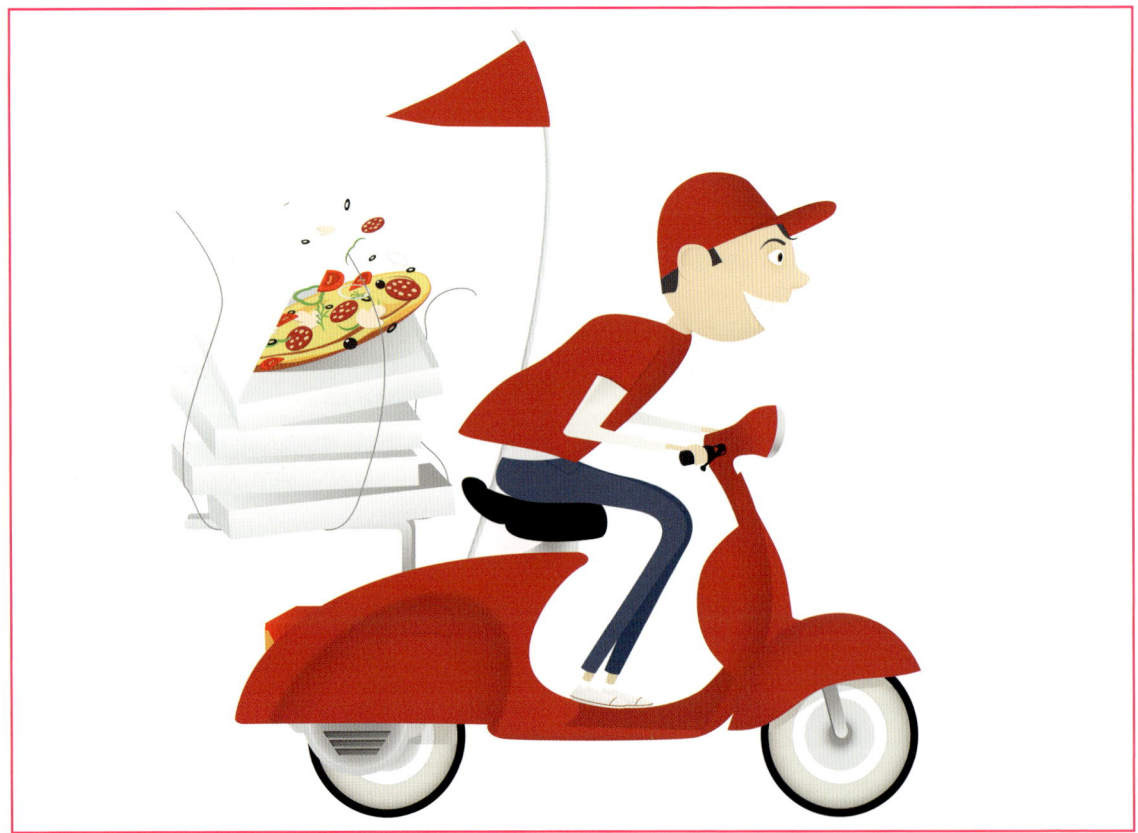

Bringen lassen statt jagen: Weil es keine Mühe kostet, wird irgendetwas zu essen bestellt. Oft fatal für die Figur.

Der typische Schreibtischtäter leidet unter Bewegungsmangel

Das ist in zweifacher Hinsicht problematisch. Zum einen ist die Energiedichte unserer Nahrung heutzutage viel höher und zum anderen verbrauchen wir für die Nahrungsbeschaffung heute kaum noch Kalorien. Während der Steinzeitmensch sich täglich bewegt hat und über Kilometer gelaufen ist, um an Beute heranzukommen oder Beeren und Nüsse zu sammeln, hat der Büromensch schon Schwierigkeiten, auf 1000 Schritte am Tag zu kommen. Und das, obwohl er genetisch auf viel Bewegung ausgelegt ist. Da braucht man kein Prophet zu sein, um die Folgen vorauszuahnen: Der moderne Mensch wird immer dicker. Es sei denn, er tut etwas dagegen.

Mit dem Kauf dieses Ratgebers haben Sie also buchstäblich den ersten Schritt zu einem neuen und schlankeren Leben getan. Wir stehen Ihnen mit Rat zur Seite und begleiten Sie auf dem Weg in ein neues, schlankeres Leben.

Es gibt einige Unterschiede

Bevor wir jedoch in konkrete Abnehmstrategien eintauchen, wollen wir uns noch ein wenig mehr mit den Hintergründen beschäftigen, warum wir eigentlich zu- oder abnehmen und wie Übergewicht entsteht. Dafür kommen wir noch einmal auf unser Beispiel aus der Steinzeit zurück. An Nahrung zu kommen war für eine Steinzeitfamilie nicht so leicht wie für uns. Der Steinzeitmensch hat sich für die Nahrungsbeschaffung also mehr bewegt als der moderne Büromensch. Außerdem war die Nahrung damals anders beschaffen als unsere heutigen Lebensmittel. Damals gab es nur natürliche Dinge zu essen; vornehmlich Fleisch und Fisch aus der Jagd, hin und wieder vielleicht ein paar Eier und vor allem Samen, Nüsse und Früchte, die man in der jeweiligen Region sammeln konnte. Ackerbau und Nutztier-

haltung war dem Höhlenmenschen noch unbekannt. Es gab also keine Milchprodukte und kein Getreide – Dinge wie Brot, Pasta oder Kuchen waren noch nicht erfunden. Im Vergleich zu heute war aber nicht nur die Zusammensetzung der Nahrung anders, sondern auch deren Verarbeitungsgrad. Der Urmensch musste sein Wild selbst erlegen und zubereiten. Oder er hat es gleich roh gegessen, und auch Früchte und Nüsse wurden nicht gekocht.

Unsere Lebensmittel sind dagegen nicht nur gekocht, sondern auch homogenisiert, pasteurisiert oder chemisch verändert. Statt sich seine Mahlzeiten selbst aus frischen Zutaten zuzubereiten, essen viele Büromenschen eher Fertigprodukte, Convenience- oder Fastfood und speisen in der Kantine. Wer weiß denn da noch, was da wirklich auf dem Teller liegt? Die Liste der Inhalts- und Begleitstoffe, sofern diese überhaupt alle auf der Verpackung aufgeführt sind, ist lang und teilweise gar nicht verständlich. Farbstoffe, künstliche Aromen, Geschmacksverstärker, Konservierungsstoffe, Fruktose-Sirup, Salz, Bindemittel und mehr finden sich in unserem Essen, dennoch denken die meisten Menschen gar nicht darüber nach, was sie da täglich in sich hineinschaufeln.

So ungesund kann das doch gar nicht sein, sonst wäre es doch verboten. Prinzipiell mag diese Annahme auch zutreffen. Die einzelnen Inhaltsstoffe bringen uns sicher nicht sofort um, aber auf lange Sicht kann Essen krank machen. Es fängt mit ein paar Kilo Übergewicht an und endet vielleicht mit Diabetes, Bluthochdruck und Herz-Kreislauf-Beschwerden (siehe auch Seite 46).

Unter allen Inhaltsstoffen, die in Fertigprodukten und Fastfood enthalten sind, ist einer besonders schlimm: Zucker. Das weiße Gift. Fast überall ist Zucker enthalten, manchmal ganz offensichtlich, in anderen Fällen eher versteckt. Studiert man die Verpackung von Lebensmitteln, stolpert man fast immer über eine oder gleich mehrere Zuckerarten. Saccharose, Glukose- oder Fruktose-Sirup, Maltose, Laktose, Zuckercouleur, Dextrose – Zucker hat viele Namen. Er liefert dem Körper Energie, die er für körperliche Arbeit, seine Hirntätigkeit oder den Erhalt seiner Vitalfunktionen benötigt. An sich ist Zucker also gar nichts Schlechtes, es gibt aber zwei Dinge zu bedenken. Im Vergleich zur Ernährungsweise in der Steinzeit nimmt der moderne Mensch heutzutage ein Vielfaches mehr an Kohlenhydraten zu sich. Und außerdem kann unser Körper Zucker nur in begrenztem Maße speichern.

Die Macht der Hormone

Warum Zucker so problematisch sein kann, wollen wir uns einmal in einem kleinen Exkurs in die Stoffwechselphysiologie anschauen.

Insulin ist der Schlüssel zur Gewichtskontrolle. Insulin ist ein körpereigenes Hormon, das in der Bauchspeicheldrüse gebildet wird. Mit jeder Mahlzeit nehmen wir Nährstoffe auf, dabei beginnt der Verdauungsprozess im Mund. Von dort gelangen unsere Speisen in den Magen-Darm-Trakt und werden dort in ihre Bestandteile zerlegt. Über die Darmwand werden die Nährstoffe dann resorbiert und strömen ins Blut. Diese werden dann über den Blutkreislauf durch den ganzen Körper transportiert. Unser Körper reagiert nun auf die ins Blut einströmenden Nährstoffe. Die Bauchspeicheldrüse schüttet Insulin aus.

Das Speicherhormon Insulin reguliert in erster Linie den Blutzuckerspiegel, sorgt aber auch dafür, dass die aufgenommenen Nährstoffe wie Proteine, Kohlenhydrate und Fette in die Zellen geschleust werden. Gleichzeitig hemmt Insulin die Fettverbrennung im Körper. Solange der Insulinspiegel im Blut erhöht ist, verbrennt unser Körper also kaum Fett. Bei Insulinresistenz (siehe Seite 46) ist der Insulinspiegel sogar ständig erhöht, sodass immerfort Fette in die Fettzellen geschleust werden.

Insulin, unser Feind und Helfer

Dramatisch wird die Situation, wenn der Insulinspiegel stark ansteigt. Das passiert, wenn man viele schnell verwertbare Kohlenhydrate isst. Kohlenhydrate sind im Prinzip nichts anderes als Zucker und unterteilen sich in Einfach-, Zweifach- und Mehrfachzucker. Der Einfachzucker Glukose ist quasi die Universalwährung des Körpers. Mit der Nahrung nehmen wir Zucker in unterschiedlicher Form auf. Haushaltszucker (Saccharose) ist beispielsweise ein Zweifachzucker, dessen Moleküle aus je zwei Glukose-Molekülen bestehen. In Bananen findet man dagegen auch sogenannte Oligosaccharide, also mittellange Zuckerketten, während Vollkornprodukte komplexe Strukturen aufweisen (Polysaccharide oder Stärke).

Durch die Verdauung werden alle aufgenommenen Kohlenhydrate in kleine Zuckermoleküle zerteilt und über den Darm ins Blut aufgenommen. Komplexe Strukturen können die Darmwand nicht passieren, daher müssen nach und nach Glukosemoleküle abgespalten werden. Je komplexer das Nahrungsmittel, desto länger dauert dieser Prozess.

Alle Zuckerarten und vor allem auch Weißmehlprodukte haben dagegen eine sehr einfache Struktur. Nach deren Einnahme steigt der Blutzuckerspiegel sprunghaft an. Darauf reagiert der Körper mit einer genauso sprunghaften Ausschüttung von Insulin, um den Blutzuckerspiegel wieder zu senken. Zunächst wird die Glukose aus dem Blut dahin gebracht, wo Energiebedarf besteht, also beispielsweise in die arbeitende Muskulatur beim Sport oder zum Gehirn. Dann werden die körpereigenen Kohlenhydratspeicher (Glykogen) in Leber und Muskulatur aufgefüllt. Ist der Energiebedarf des Körpers jedoch gestillt und ist darüber hinaus noch überschüssige Kohlenhydratenergie vorhanden, speichert der Körper diese Energie durch den Einfluss von Insulin in Form von Fett! Gleichzeitig findet aber keine Fettverbrennung im Körper statt. Das ist das Dilemma, in dem wir stecken.

Insulin hemmt die Fettverbrennung

Und es kommt noch schlimmer: Der Blutzuckerspiegel steigt zwar nach der Aufnahme von Zucker sprunghaft, sinkt aber auch genauso schnell wieder ab. Denn der Körper kann die Insulinausschüttung nur grob dosieren. Es gibt kein Messgerät, das dem Körper sagt: Da sind gerade 100 Gramm Zucker ins Blut gelangt, schütte bitte eine passende Menge Insulin aus und das Problem ist geregelt. Stattdessen reagiert der Körper vor allem auf die Geschwindigkeit des einströmenden Zuckers. Je schneller Zucker ins Blut gelangt, desto mehr Insulin wird ausgeschüttet, ungeachtet dessen, wie viel Zucker tatsächlich aufgenommen wird. Der Körper kann in dieser Situation aber nicht anders. Er schüttet Insulin in großen Mengen aus, statt langsam auf den Blutzuckeranstieg zu reagieren. Entsprechend wird bei einfachen und schnell verwertbaren Kohlenhydraten mehr Insulin freigesetzt als benötigt. Das führt wiederum dazu, dass der Blutzuckerspiegel schnell wieder absinkt. Es gibt aber kein Signal, das die Insulinwirkung stoppt, sobald wieder der normale Blutzuckerspiegel erreicht ist. Stattdessen wird der Zucker weiter aus dem Blut in die Zellen geschleust. Es kommt zu einer negativen Nachschwankung des Blutzuckers, sodass wir kurzfristig »unterzuckern«, was mit einem erneuten Hungergefühl verbunden ist.

Das ist eine für den Körper gefährliche Situation und deshalb leitet er Gegenmaßnahmen ein. Zwar fällt mit dem Zuckerspiegel auch der Insulinspiegel wieder, allerdings nur sehr langsam. Gleichzeitig bekommen wir durch den Unterzucker Heißhunger. Hunger ist ein Signal des Körpers, dass uns Energie oder Nährstoffe fehlen. In der Regel signalisiert uns der Körper sogar, was er gerade benötigt. Im Falle einer Unterzuckersituation wird schnell Zucker gebraucht, um den Blutzuckerspiegel wieder auf das Normalmaß zu heben. Die meisten Menschen geben diesem Heißhungergefühl nach und essen noch einmal stark kohlenhydrathaltige Lebensmittel, häufig Süßigkeiten oder andere Leckereien. Der Hunger verhindert dabei, dass wir Maß halten, und lässt uns unkontrolliert Süßes verschlingen. Mit den bekannten Folgen. Der Blutzuckerspiegel steigt wieder sprunghaft an, der Körper schüttet wieder mehr Insulin aus, obwohl noch Insulin von der letzten Mahlzeit im Blut

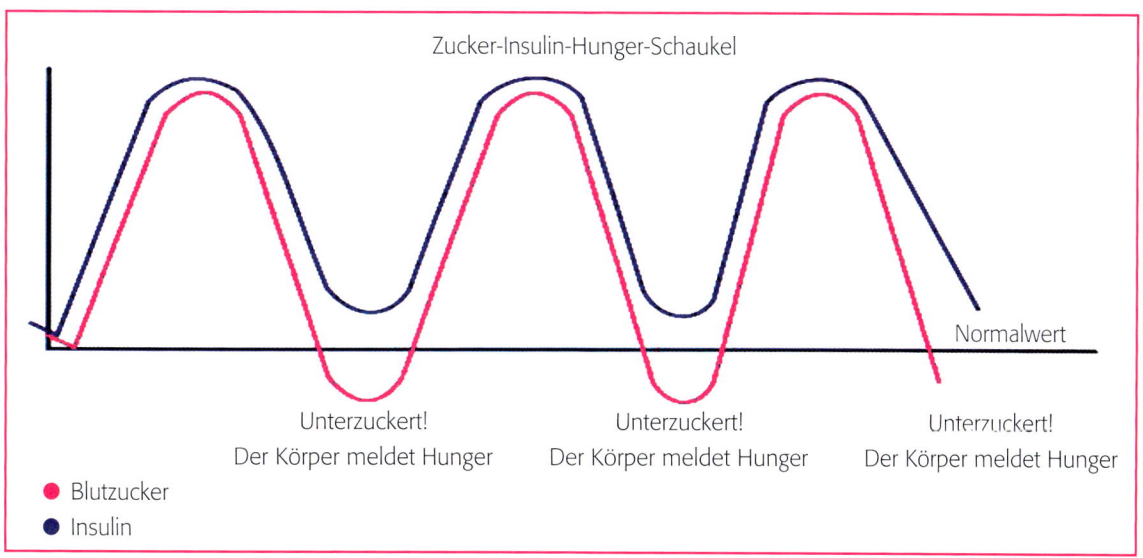

Zu starke Blutzuckerschwankungen führen immer wieder zu Hungerattacken.

antwortlich, die auch beim Orgasmus, bei einem Heroinkick oder im Rausch der Verliebtheit aktiv sind, aber eben auch bei Depressionen, chronischem Stress und Burnout eine entscheidende Rolle spielen. Das erklärt auch, warum viele Menschen vor allem in frustrierenden Situationen zu Frustessen neigen. Essen stimuliert unser Belohnungszentrum. Und auch hier kommen wieder körpereigene Hormone zum Einsatz. Die Botenstoffe

Das Süßigkeitsbedürfnis schwindet mit zunehmendem Trainingszustand … Frustessen ade!

Dopamin und Serotonin verursachen einen wahren Rausch, wenn sie ausgeschüttet werden. Zucker hilft hervorragend, dem erlebten Frust und Stress entgegenzuwirken, weil er zu einer Ausschüttung von Dopamin führt. Meist machen dicke Menschen diese Erfahrung bereits in jungen Jahren und behalten dieses Verhalten unbewusst bei und »fressen« sich so über Jahre hinweg einen richtigen Schutzpanzer an.

Wie wir sehen, gibt es zahlreiche Faktoren die Übergewicht begünstigen können. Nicht nur unser Bewegungs- und Essverhalten hat Einfluss darauf, ob wir zu- oder abnehmen, sondern auch unser Hormonhaushalt. Aus diesem Grund sind auch die meisten Diäten zum Scheitern verurteilt. Statt die Ursachen für unser Verhalten zu ergründen und zu beseitigen, konzentrieren wir uns zu sehr darauf, die Symptome zu bekämpfen. Gegen unsere Hormone kommen wir so aber nicht an. Wer erfolgreich abnehmen will, muss zunächst die Gründe verstehen, warum er überhaupt zugenommen hat. Erst dann kann man eine erfolgreiche Strategie entwickeln, wie man die ungeliebten Fettpolster dauerhaft wieder loswird.

Wie nimmt man denn erfolgreich ab?

Und vor allem, wie hält man das erreichte Wunschgewicht dann nachhaltig? Mit dieser Frage beschäftigen wir uns auf den folgenden Seiten ausführlich. Bei dem, was wir bisher über unseren Körper, seine Gene und Hormone erfahren haben, wird jedoch jetzt schon klar, dass es einer größeren Verhaltensänderung bedarf. Eine Crash-Diät wird uns nicht zum erwünschten Ergebnis führen und ist von vornherein zum Scheitern verurteilt. In diesem Ratgeber geht es daher nicht um eine neue Diät, mit der man in kurzer Zeit viel Gewicht verlieren kann. Vielmehr geht es darum, eine neue Lebensweise kennenzulernen, die Ihnen ermöglicht, Gewicht nachhaltig zu verlieren und das Wunschgewicht dann auch zu halten.

Was ist der Unterschied zwischen dicken und schlanken Menschen?

Die Gene, wird die schnelle Antwort einiger lauten, doch Sie ahnen es vielleicht schon: Disziplin und Kontinuität machen den Unterschied. Wer endlich schlank werden möchte und dies auch bleiben will, der sollte sich regelmäßig bewegen und lernen, wie man sich gesund und figurbewusst ernährt. Welche Lebensmittel dem Körper und der schlanken Linie guttun und welche eher schaden. Strikte Vorgaben und Verbote werden Sie in diesem Buch aber keine finden. Uns geht es vielmehr um ein grundlegendes Verständnis dafür, was in Ihrem Körper vorgeht und wie Sie durch Ihr Verhalten einen positiven Einfluss ausüben können. Wir stellen Ihnen eine Lebensweise vor, die mit dem modernen Alltag kompatibel ist und die sich langfristig umsetzen lässt. Sie werden lernen, wie man richtig abnimmt, die Ernährung umstellt und wie wichtig Bewegung für eine gesunde Lebensweise ist. Motivationstipps, leckere Rezeptideen und Trainingspläne runden das Buch ab. Dabei haben wir Wert darauf gelegt, Ihnen keine strikten Vorgaben zu machen, sondern geben Ihnen eine Anleitung, wie Sie selbst Ihr Training und Ihre Mahlzeiten planen können. Die Trainingspläne im Buch sind als Beispiele zu verstehen, wie man das eigene Training strukturieren kann. Sie können diese gerne ausprobieren und nach eigenem Geschmack variieren. Gleiches gilt für die vorgestellten Rezeptideen. Nachkochen ist erwünscht, aber bitte halten Sie sich nicht sklavisch an diese Vorgaben, sondern mehr an die Grundprinzipien einer gesunden, die Gewichtsabnahme fördernden Ernährung (siehe Seite 54 ff.) und probieren Sie ruhig auch eigene Rezepte aus, die dieser Ernährungsstrategie entsprechen. Die Lektüre dieses Buches wird Ihr Verständnis der komplexen Vorgänge in unserem Körper verbessern. Und Sie werden mit diesem Wissen ganz von selbst neue Gewohnheiten entwickeln.

Zusammenfassung

Genetisch unterscheiden wir uns kaum vom Urmenschen.

Im Vergleich zur Steinzeit hat sich aber unser Ess- und Bewegungsverhalten verändert.

Früher hat sich der Höhlenmensch viel für wenig Nahrung bewegt, heute bewegen wir uns wenig für viel Nahrung.

Unsere Nahrung hat sich ebenfalls verändert. Damals standen natürliche Produkte auf dem Speiseplan. Fleisch, Fisch, Nüsse, Früchte – Dinge, die man selbst jagen und sammeln konnte. Alles wurde frisch zubereitet und verzehrt. Heute ernähren wir uns überwiegend von Fertigprodukten.

Industriell gefertigte Produkte haben eine hohe Energiedichte und liefern gleichzeitig wenige Mikronährstoffe. Bei natürlichen Produkten ist das umgekehrt.

Neben unseren Genen spielen auch unsere Hormone eine entscheidende Rolle dabei, ob wir zu- oder abnehmen.

Insulin ist ein Schlüssel zur Gewichtskontrolle. Solange zu viel Insulin im Blut ist, ist die Fettverbrennung gehemmt.

Stress kann dick machen. Dauerstress hält den Cortisolspiegel im Blut hoch und sorgt so für den Aufbau des gefährlichen inneren Bauchfettes.

Stress kann zum Frustfressen führen. Häufig wird der Grundstein unseres Verhaltens in der Jugend gelegt.

Zucker wirkt ähnlich wie Drogen auf das Belohnungszentrum des Gehirns. Das Hormon Dopamin wird ausgeschüttet und vermittelt uns ein Wohlgefühl.

Wer erfolgreich abnehmen und dauerhaft schlank bleiben will, sollte diese Zusammenhänge verstehen, um eine geeignete Abnehmstrategie entwickeln und umsetzen zu können.

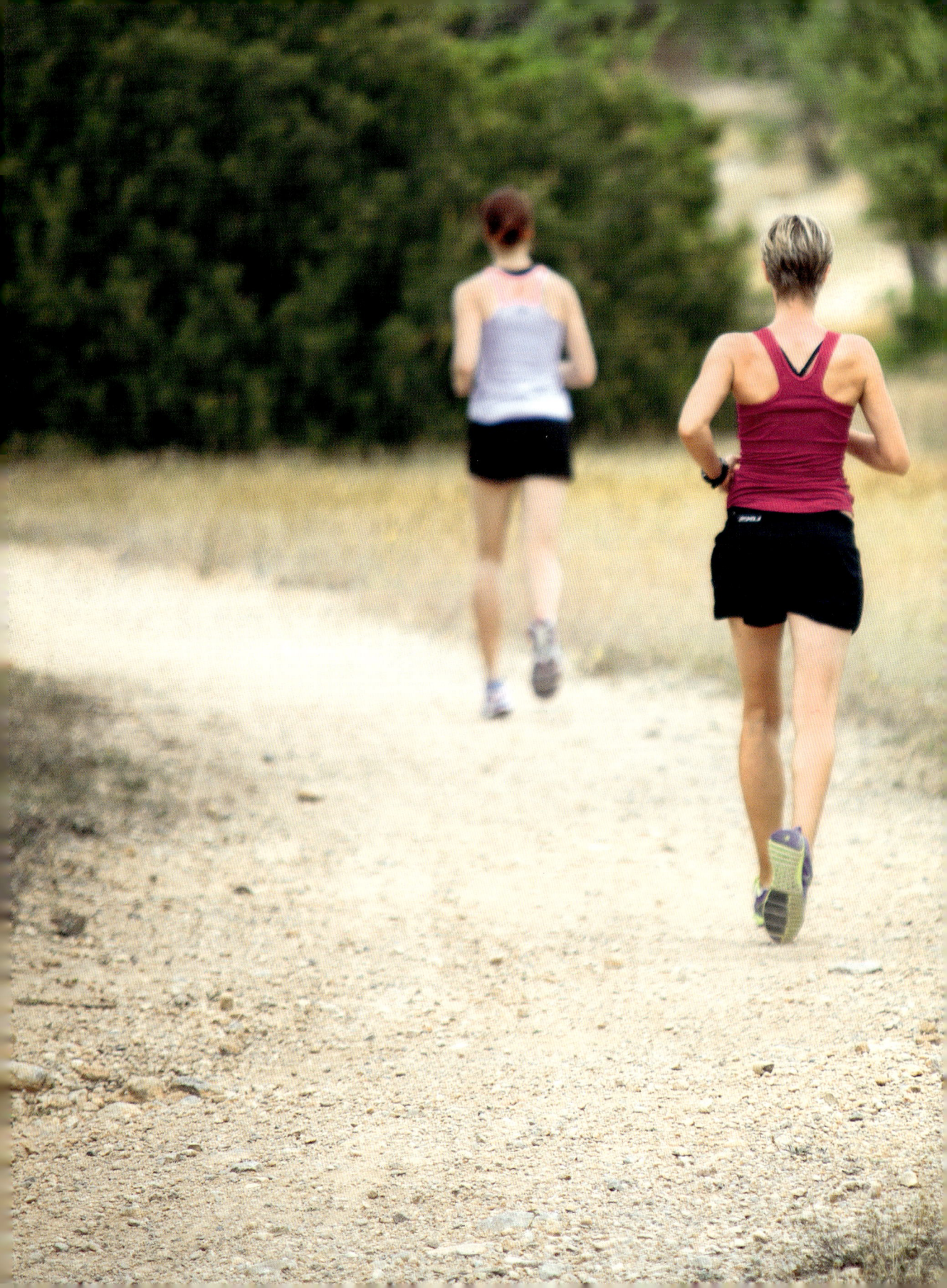

Ein langfristiger Plan

Statt auf Diäten sollten Sie lieber auf mehr Bewegung und Ernährungsumstellung setzen, wenn Sie erfolgreich und vor allem nachhaltig abnehmen
wollen. Wie das genau funktioniert, erfahren Sie in diesem Kapitel.

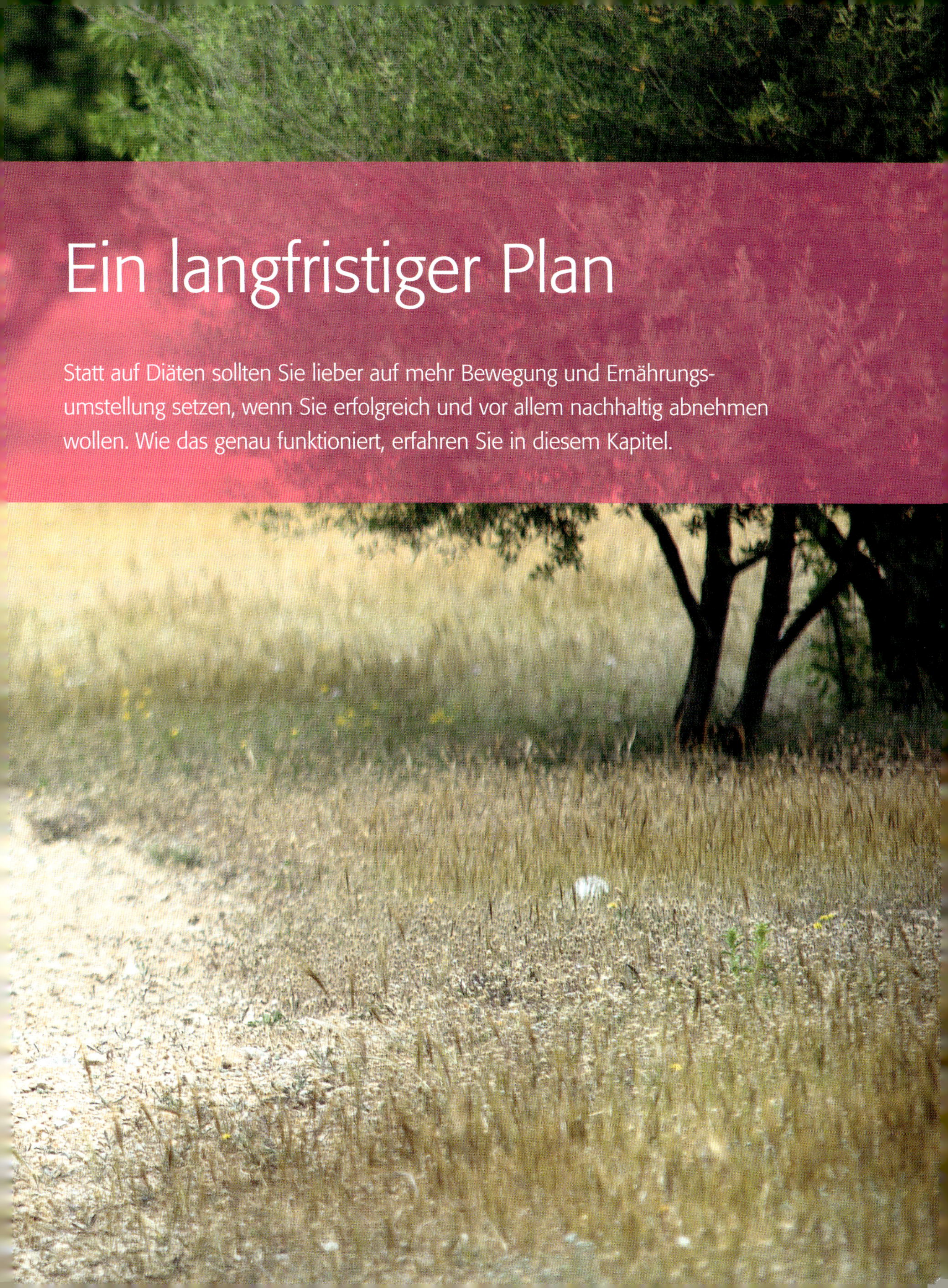

So klappt es mit dem Wunschgewicht

Bisher haben wir einiges über die Zusammenhänge in unserem Körper gelernt und verstehen jetzt, warum wir zu- oder abnehmen und warum Diäten allein bisher immer gescheitert sind. Außerdem wissen wir nun, dass in unserem Körper noch uralte Gene ticken, die mit unserem modernen Bewegungs- und Essverhalten nicht wirklich kompatibel sind.

Früher haben sich die Menschen für wenige Kalorien mehr bewegt. Heute bewegen wir uns durchschnittlich weniger und nehmen dafür viel mehr Kalorien zu uns. Das einfache Rezept für einen schlanken Körper lautet also: mehr Sport und natürlich essen. Vielleicht sind Sie jetzt enttäuscht, weil wir Ihnen doch kein Geheimrezept, keine Crash-Diät oder ein Wundermittel präsentieren, mit dessen Hilfe Sie einfach abnehmen. Solche Mittel gibt es leider nicht. Ohne Veränderungen im Leben ist eine nachhaltige Gewichtsreduktion leider nicht zu schaffen.

Es gibt aber auch eine gute Nachricht: Wir haben eine Strategie entwickelt, mit der Sie nachhaltig abnehmen können – ohne zu hungern, mit Genuss und viel Spaß. Dabei haben wir besonderen Wert darauf gelegt, dass unser Konzept alltagstauglich und für Sie leicht umsetzbar ist; egal ob Sie voll berufstätig sind, eine Familie haben oder aus anderen Gründen zeitlich eingespannt sind.

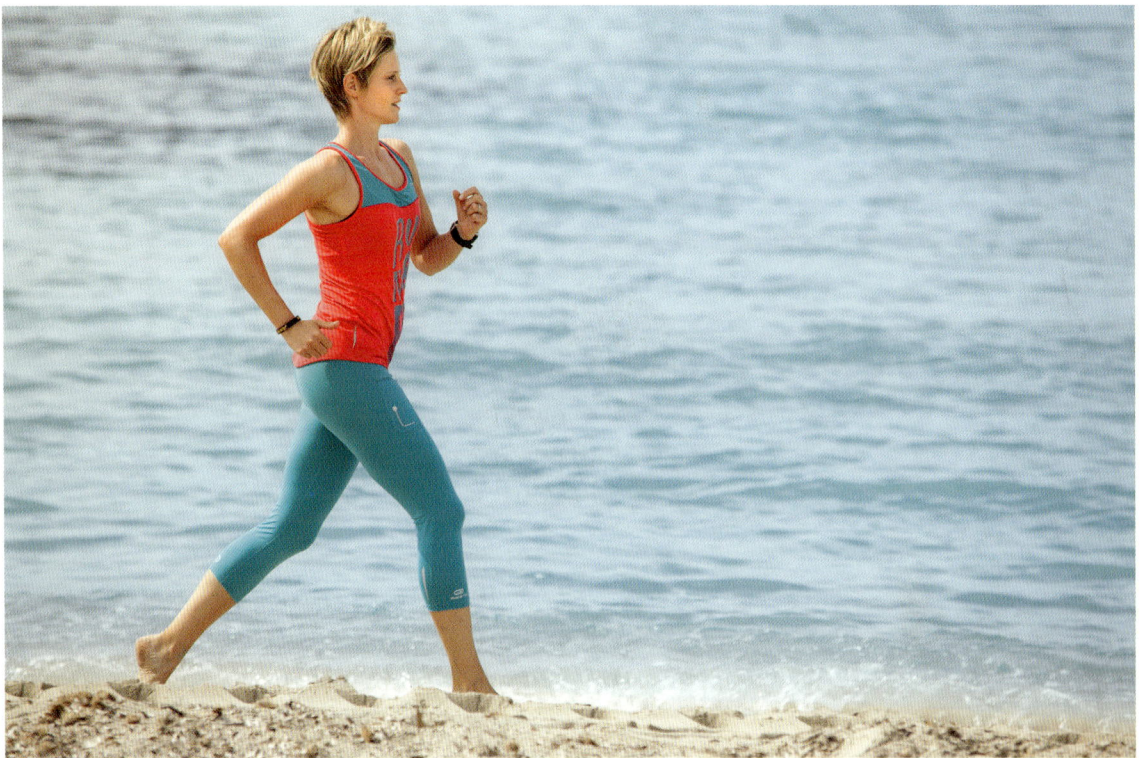

Lockeres Laufen macht Spaß und fördert die Gesundheit auf verschiedenen Ebenen.

Schritt 1: Laufen Sie den Pfunden davon

Abnehmen beginnt mit dem ersten Schritt. Also laufen Sie los, wir begleiten Sie auf dem Weg in ein neues und schlankes Leben. Sie haben gehört, dass sich unsere Vorfahren täglich über weite Strecken bewegt haben. Laufen war und ist unsere natürlichste Fortbewegungsart. Und Laufen ist die optimale Sportart, um die Problemzonen endgültig in den Griff zu bekommen.

Außerdem hat Joggen noch viele weitere Vorteile: Sie können überall trainieren, sind zeitlich ungebunden und brauchen keine teure Ausrüstung. Alles, was Sie für den Einstieg benötigen, ist ein ordentliches Paar Laufschuhe und Sportbekleidung. Der Anfang ist leicht: Ziehen Sie Ihre Schuhe an und gehen Sie raus an die frische Luft.

Dieser Schritt ist wichtig, damit Ihr Wunsch abzunehmen kein guter Vorsatz bleibt, sondern Realität wird. Laufen ist die einfachste und zugleich eine sehr effiziente Form, um mehr Bewegung in Ihr Leben zu bringen und nachhaltig den Kalorienverbrauch zu steigern.

Schritt 2: Essen Sie regelmäßig

Eine der wichtigsten Regeln für Sie lautet: Wer abnehmen will, muss regelmäßig essen. Und zwar mindestens dreimal am Tag. Ja, Sie haben richtig gelesen. Jeder, der Ihnen etwas anderes erzählt, hat grundlegende Dinge des Stoffwechsels nicht verstanden. Also vergessen Sie alles, was Sie in anderen Diätprogrammen gelesen haben. Wenn Sie abnehmen wollen, brauchen Sie nicht zu hungern, keine Kalorien zu zählen oder Mahlzeiten aus-

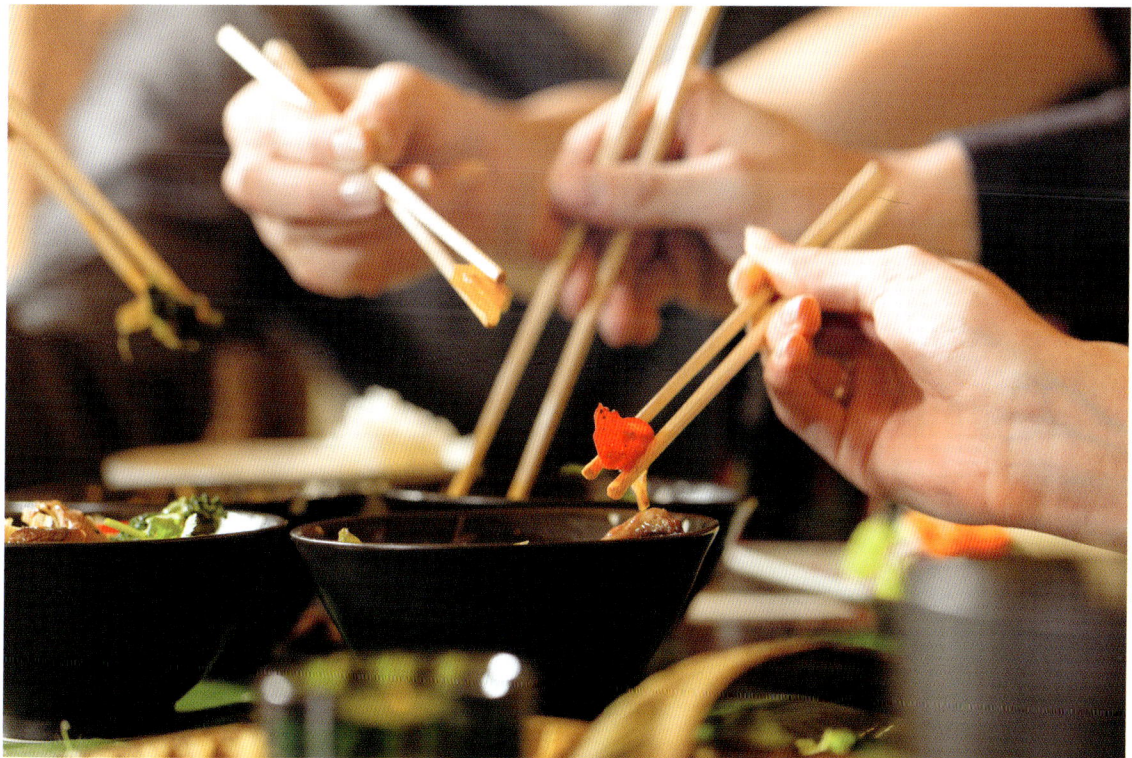

Essen Sie langsam, bewusst – und mit Genuss. Der entsteht im Kreis Ihrer Lieben ganz von selbst.

zulassen. Stattdessen ist es wichtig, dass Sie regelmäßig essen. Nur so ist sichergestellt, dass Ihr Körper genug Nährstoffe und Energie zur Verfügung hat und leistungsfähig bleibt. Das klingt im ersten Moment vielleicht komisch, aber wenn man sich genauer mit dem Stoffwechsel beschäftigt, dann kommt Licht ins Dunkel.

An normalen Arbeitstagen empfehlen wir drei Hauptmahlzeiten. Die Mahlzeiten sollten idealerweise mindestens vier Stunden auseinanderliegen. Das hat folgenden Hintergrund: Wie Sie ja im vorangegangenen Kapitel erfahren haben, reagiert unser Körper mit der Ausschüttung von Insulin auf jede Nahrungsaufnahme. Dabei unterscheidet der Körper nicht zwischen einer kleinen oder einer großen Mahlzeit. Sobald Nährstoffe in den Darm gelangen und dort resorbiert werden, setzt die Bauchspeicheldrüse Insulin frei. Und damit wird die Fettverbrennung ausgebremst. Damit der Körper aber an seine Fettreserven herangeht, muss der Insulinspiegel wieder absinken. Das tut er in den ersten beiden Stunden nach der Nahrungsaufnahme. Sobald der Insulinspiegel wieder abgesunken ist, läuft die Fettverbrennung an, um den Organismus mit Energie zu versorgen. Das bedeutet: Wir nehmen zwischen den Mahlzeiten ab, sofern diese zeitlich weit genug auseinanderliegen. Natürlich ist mit dieser Strategie kein Wunder zu erwarten, aber es sind eben die kleinen Bausteine, die am Ende den Unterschied zwischen einem schlanken und einem dicken Menschen ausmachen.

Drei Mahlzeiten helfen beim Abnehmen

Wenn Sie also darauf achten, dass Sie nur dreimal am Tag zu festen Zeiten essen, verbrennen Sie zwischen den Mahlzeiten Körperfett. Damit dieser Trick funktioniert, dürfen Sie zwischen den Mahlzeiten keine Kalorien mehr zu sich nehmen. Für den Körper ist nämlich jedes noch so kleine Bonbon, ein Glas Cola oder ein Stück Schokolade wie eine weitere Mahlzeit, auf die er mit einer Insulinausschüttung reagiert. Zwischen den Mahlzeiten ist daher nur Wasser, ungesüßter Tee oder schwarzer Kaffee erlaubt. Ein Stück Zucker oder Milch

machen den positiven Effekt wieder zunichte. Besonders aktiv ist die Fettverbrennung übrigens über Nacht. Weil wir nachts in der Regel keine Nahrung mehr zu uns nehmen, deckt der Körper seinen Energiebedarf überwiegend aus den Fettreserven (siehe Seite 67). Wir werden schlank im Schlaf. Falls es Ihnen also schwerfallen sollte, tagsüber die Finger von den Süßigkeiten zu lassen, sollten Sie versuchen, wenigstens nach dem Abendessen auf Naschereien zu verzichten, damit Sie bis zum nächsten Morgen effektiv Fett verbrennen.

Ernährungstipps für Sportler

Ausnahmen von dieser Regel gibt es nur für Sportler. An Tagen, an denen Sie besonders intensive Trainingseinheiten absolvieren wollen, dürfen Sie auch in den beiden Stunden vor und nach dem Sport eine Kleinigkeit essen, damit Ihnen unter Belastung nicht die Energie ausgeht. Ansonsten sollten Sie sich an die drei Hauptmahlzeiten halten.

Alkohol ist der natürliche Feind von Ihrem Sixpack

Sie werden es vielleicht nicht gerne hören, aber auch Alkohol sollten Sie lieber weglassen, wenn Sie abnehmen wollen. Alkohol ist ein Zellgift und kann nicht vom Körper gespeichert werden. Aus diesem Grund wird Alkohol vorrangig abgebaut. Das geschieht in der Leber, wo auch andere Stoffwechselprozesse wie die Fettverbrennung stattfinden. Solange wir Alkohol im Körper haben, kommt die Fettverbrennung zum Erliegen. Stattdessen werden überschüssige Kalorien in dieser Zeit in Fette umgewandelt und direkt auf den Hüften oder im Bauchraum geparkt. Wenn Sie erfolgreich abnehmen wollen, dann sollten Sie daher öfter mal auf Alkohol verzichten. Gegen ein Glas Wein am Wochenende ist nichts einzuwenden, aber regelmäßiger Alkoholkonsum schadet nicht nur der Figur, sondern auch Ihrer Leber und Ihrem Gehirn.

Schritt 3: Kontrollieren Sie den Insulinspiegel

Im nächsten Schritt wollen wir uns damit beschäftigen, was zu welchen Mahlzeiten auf den Teller gehört, wenn es endlich mit der Strandfigur klappen soll.

Die Kontrolle des Insulinspiegels haben wir ja bereits mehrfach als einen Schlüssel zur Gewichtsreduktion bezeichnet. Und genauso wie die Häufigkeit der Mahlzeiten hat auch die Art der Mahlzeiten Auswirkungen auf den Insulinspiegel. Am stärksten reagiert der Insulinspiegel auf Kohlenhydrate. Einfach- und Zweifachzucker, aber auch Weißmehlprodukte sorgen für einen besonders raschen Anstieg des Insulinspiegels. Darüber sollte man sich bewusst sein, bevor man sich für eine Mahlzeit entscheidet. Idealerweise reduzieren Sie also alle schnell verfügbaren Kohlenhydrate (Zucker, Brot, Reis, Pasta, Kartoffeln) und ersetzen diese lieber durch langkettige Kohlenhydrate, wie Sie in Gemüse und Vollkornprodukten vorkommen (siehe Seite 49). Sofern Sie aber nicht komplett auf Zucker und Weißmehl verzichten wollen, sollten Sie diese Produkte zumindest eher tagsüber verzehren und sie abends dafür ganz weglassen. Tagsüber sind Sie sowohl körperlich als auch geistig aktiv und entsprechend ist auch Ihr Energiebedarf höher.

Wenn Sie morgens kohlenhydratreich frühstücken, ist das kein Drama, weil Sie die aufgenommene Energie bei der Arbeit benötigen. Auch zum Mittagessen dürfen durchaus noch Kohlenhydrate auf den Teller, aber zum Abendessen sollten Sie diese möglichst streichen. Dadurch ist gewährleistet, dass der Insulinspiegel sich vor dem Schlafengehen wieder beruhigt und über Nacht die Fettverbrennung auf vollen Touren läuft.

Schritt 4: Essen Sie mehr Proteine

Fleisch, Fisch, Quark, Eier, Nüsse – achten Sie bei jeder Mahlzeit darauf, dass mindestens eine hochwertige Proteinquelle auf dem Teller liegt. Das ist Schritt Num-

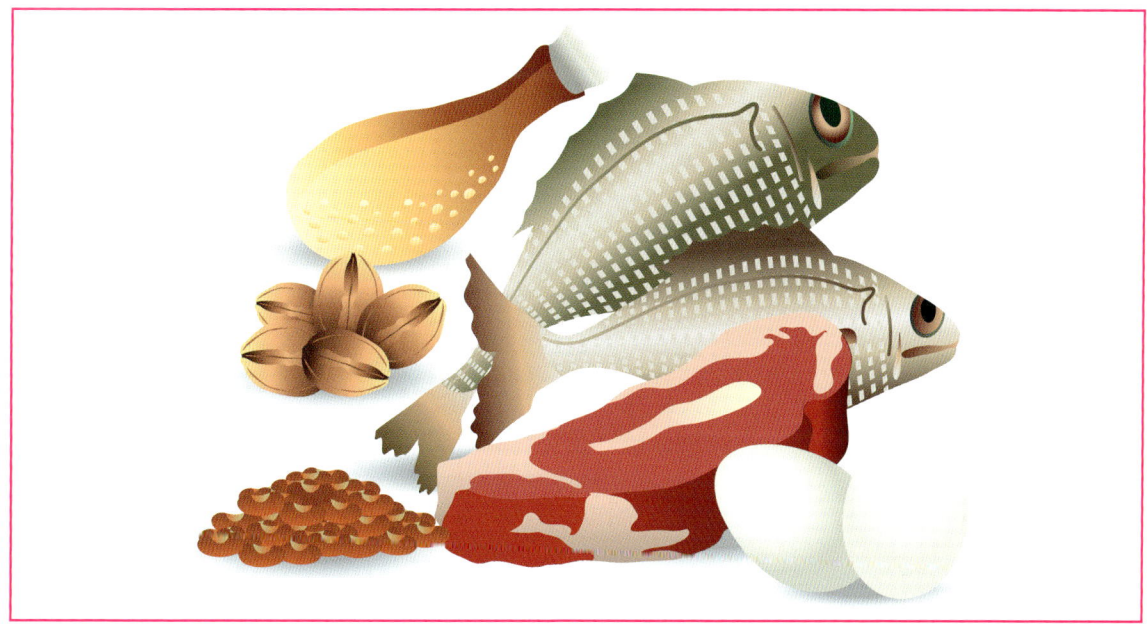

Proteine sind wichtiger als Kohlenhydrate. Sie sind der wichtigste Baustoff des Lebens.

mer vier unserer Strategie. Proteine sind nämlich die Bausteine des Lebens. Das gilt insbesondere für unsere Muskeln. Neben Wasser sind Proteine die Hauptbestandteile jedes Muskels. Und der tägliche Bedarf an hochwertigen Proteinen ist groß, besonders wenn man Sport treibt. Unsere Muskeln unterliegen einem ständigen Auf- und Abbau, wobei der Körper die Muskulatur an die tägliche Anforderung und Belastung anpasst. Wer körperlich arbeitet, benötigt mehr Muskeln als jemand, der am Schreibtisch sitzt. Entsprechend passt sich der

Ab 30 geht's bergab mit dem Körper

Kommt Ihnen dieser Spruch bekannt vor? Dem einen oder anderen mag es auch tatsächlich so vorkommen, dass man ab dem 30. Lebensjahr körperlich langsam abbaut. Gänzlich ausgeliefert ist man dem vermeintlichen Verfall jedoch nicht. Natürlich gibt es unumstößliche Fakten. Mit dem Alter verändert sich der Hormonhaushalt, die Kraft lässt nach und die Zellen altern. Wie schnell und in welchem Maße das passiert, können wir aber durch unser Verhalten und unsere Ernährung durchaus beeinflussen. Es gibt eine Vielzahl an Botenstoffen (Hormonen), die unser Körper produziert und in verschiedenen Situationen ausschüttet. Und alle haben eine Wirkung auf den Körper. Die Hormone Insulin und Cortisol haben wir bereits kennengelernt. Positiven Einfluss auf Muskulatur und unser Gewicht haben auch das männliche Sexualhormon Testosteron und das Wachstumshormon HGH. Beide sorgen im Körper für einen gesteigerten Muskelaufbau und gleichzeitig für einen gesteigerten Fettabbau. Durch kurze und knackige Workouts können Sie Ihren Körper dazu bringen, diese beiden Hormone vermehrt auszuschütten. Und wenn Sie sich außerdem gesund und ausgewogen ernähren, statt Fastfood in sich reinzuschaufeln, werden Sie erstaunt sein, welche positive Entwicklung sich auch in einem über dreißigjährigen Körper abspielen kann.

Körper an die jeweilige Tätigkeit an. Bedauerlicherweise – aus Sicht des Körpers – arbeiten die meisten Menschen heute nicht mehr körperlich, sondern gehen einer sitzenden Tätigkeit nach. Und auch in unserer Freizeit sind wir gerne bequem, lümmeln auf dem Sofa rum, fahren ins Kino oder gehen ins Café. Viel Bewegung kommt dabei nicht zusammen.

Die ausbleibenden Bewegungsreize führen dazu, dass der Körper seine Muskulatur allmählich abbaut. Schließlich gehören unsere Muskeln zu den größten Energieverbrauchern des Körpers. Werden diese nicht gebraucht, reduziert der Körper deren Umfang und Masse. Der Masseverlust passiert schleichend, weswegen vielen Menschen zunächst gar nicht auffällt, dass sie mit den Jahren weniger Muskeln haben. *Statistisch gesehen verlieren wir ab dem 25. Lebensjahr in 10 Jahren etwa 3 Kilogramm Muskelmasse.*

Das passiert anfangs unbemerkt, weil sich die verlorene Muskelmasse mit dem aufgebauten Hüftgold die Waage hält. Doch mit den Jahren werden die Problemzonen immer deutlicher sichtbar. Wo mit zwanzig noch feste Haut und wohlgeformte Arme und Beine waren, fängt es langsam an zu schwabbeln. Dieser Prozess wird durch jede Diät beschleunigt, denn dabei schaltet der Körper auf Sparflamme und baut die Kalorienfresser ab. Die Muskelmasse schwindet also weiter. Mit dramatischen Folgen, denn jedes verlorene Kilogramm Muskelmasse senkt unseren täglichen Grundumsatz um 100 Kilokalorien. Kommen wir auf unsere Statistik zurück: In 10 Jahren verliert jeder Deutsche im Schnitt 3 Kilogramm Muskelmasse. Mit 35 Jahren liegt unser durchschnittlicher Energiebedarf also rund 300 Kilokalorien niedriger, als er noch mit 25 Jahren war. Oder anders ausgedrückt, wir müssen jetzt 300 Kilokalorien am Tag weniger essen, wenn wir nicht zunehmen wollen. Machen wir in der Regel aber nicht, also reichen die gleichen Portionen wie früher jetzt aus, dass wir weiter zulegen. 300 Kilokalorien sind auf lange Sicht übrigens eine ganze Menge. Ein 75 Kilogramm schwerer Mann muss dafür eine halbe Stunde bei moderatem Tempo joggen, um so viele Kalorien zu verbrauchen. Bei Frauen liegt die verbrauchte Energie in derselben Zeitspanne sogar leicht darunter. Gegenüber unserem 25-jährigen Ich haben wir damit aber immer noch keine positive Energiebilanz, denn in jungen Jahren haben wir diese 300 Kilokalorien ja schon verbraucht, ohne etwas dafür zu tun.

Wer mehr Muskeln hat, ist figurtechnisch also klar im Vorteil. Und zwar in mehrfacher Hinsicht. Zum einen sind es unsere Muskeln, die dem Körper seine Form geben. Starke Muskeln bringen Spannkraft in Arme und Beine und lassen die Haut straffer aussehen. Zum anderen verbrauchen sie täglich Energie und halten uns schlank; denn die Muskulatur ist unser größtes Stoffwechselorgan. Es liegt also in unserem eigenen Interesse, den weiteren Muskelabbau zu stoppen. Dafür legen wir mit einer proteinbetonten Ernährung den Grundstein. Denn nur wenn unserem Körper genug Bausteine in Form von Proteinen zur Verfügung stehen, bleiben die Muskeln erhalten. Außerdem benötigen wir ausreichend Proteine, um neue Muskeln aufzubauen. Damit wären wir bei Schritt fünf unseres Plans angelangt.

Schritt 5: Machen Sie Krafttraining

Krafttraining ist eine sinnvolle Ergänzung Ihrer neuen Lebensweise, denn damit setzen Sie positive Reize, auf die der Körper mit dem Aufbau neuer Muskelmasse reagiert. Bitte verstehen Sie das jetzt nicht falsch. Es geht überhaupt nicht darum, dass Sie sich eine Figur wie ein Bodybuilder antrainieren. Bedenken Sie ganz einfach, dass Sie in den letzten Jahren sicherlich schon ein paar Gramm oder sogar Kilos an Muskelmasse eingebüßt haben. Es ist bereits einiges an Arbeit erforderlich, um wieder auf den Stand zu kommen, den Sie im Alter von 20 oder 25 Jahren hatten. Und damals waren Sie vermutlich auch kein Bodybuilder, aber Ihr Körper war straffer als heute. Das ist unser Ziel. Wir holen uns unseren jungen Körper wieder zurück.

Schritt 6: Schlafen Sie mehr

Wer schläft, sündigt nicht. So lautet ein bekanntes Sprichwort, und es liegen gleich zwei Wahrheiten zum Abnehmen darin verborgen. Zum einen nehmen wir keine unnötigen Kalorien zu uns, wenn wir schlafen; und zum anderen ist Schlaf die beste Maßnahme, um Stress zu reduzieren. Stress ist nämlich ein erheblicher Faktor, der es schwierig macht, erfolgreich abzunehmen. Seien Sie sich dessen bewusst und versuchen Sie, mehr Entspannung in Ihr Leben zu bringen. Gehen Sie öfter mal in die Sauna, machen Sie einen Spaziergang, lesen Sie ein Buch, probieren Sie Yoga oder Tai-Chi – alles, was Stress abbaut, hilft Ihnen beim Abnehmen. Wer dauerhaft einen hohen Cortisolspiegel hat, bremst sich auf hormoneller Ebene aus. Sport alleine ist auch in diesem Punkt nicht ausreichend. Zwar kann Bewegung dabei helfen, Stress und damit auch Cortisol abzubauen. Übertriebenes Sporttreiben in ohnehin schon stressigen Zeiten kann jedoch den Cortisolspiegel weiter anheben. Entspannung gehört zu einer ausgeglichenen Work-Life-Balance dazu.

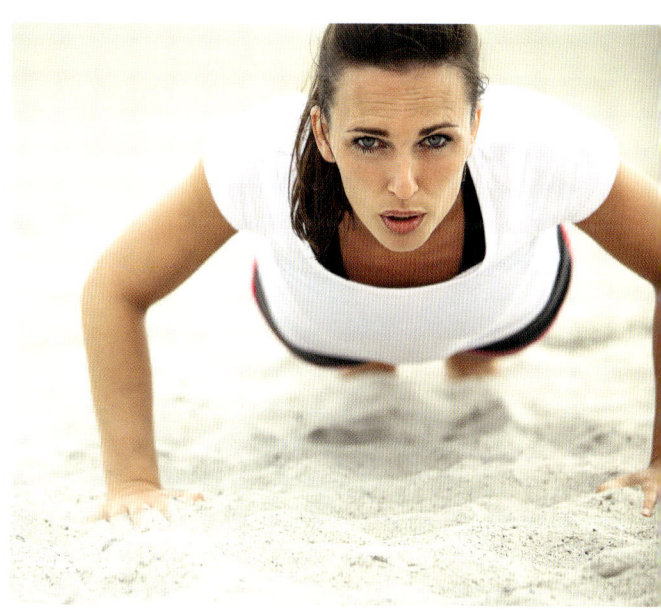

Die Muskulatur ist unser größtes Stoffwechselorgan. Pflegen Sie es durch regelmäßiges Krafttraining.

Schlaf hat übrigens noch weit mehr Einfluss auf unseren Hormonhaushalt. Ghrelin ist nicht der Name eines kleinen Kuschelmonsters, sondern bezeichnet ein Hormon, das für das Hungergefühl verantwortlich ist (Abkürzung für: *Growth Hormone Release Inducing,* heißt so viel wie »Wachstumshormonfreisetzung einleitend«). Vor Mahlzeiten steigt der Ghrelinspiegel an und löst Appetit aus. Nach der Nahrungsaufnahme sinkt der Ghrelinspiegel wieder und gibt uns ein sättigendes Signal. Das ist deshalb so interessant, weil unser Schlaf einen Einfluss auf den Ghrelinspiegel hat. Wer gut und lange schläft, wacht mit einem niedrigeren Ghrelinspiegel auf, während gestresste Menschen mit kurzen Schlafphasen einen deutlich höheren Ghrelinspiegel haben.

Typische Fehler beim Abnehmen vermeiden

Wenig Bewegung und zu viele Kalorien im Essen – den meisten Menschen ist sicherlich bewusst, wieso sich das eine oder andere Kilo auf die Hüften geschlichen oder im Bauchraum angesammelt hat. Es gibt aber auch weniger offensichtliche Fehler, die verhindern können, dass wir erfolgreich abnehmen. Hier sind drei typische Fehler, die Sie vielleicht nicht auf dem Zettel haben.

Fehler 1: Sie verwenden das Wort ABER zu häufig. ABER ist ein Killer-Wort, das häufig mit negativen Gedanken verknüpft ist. Es gehört nämlich zu den größten Herausforderungen beim Abnehmen, dass Sie positiv denken und jegliche negativen Gedanken aus Ihrem Kopf streichen. Jedes Mal, wenn Sie das Wort ABER verwenden, machen Sie die vorangegangene Aussage zunichte. Ein Beispiel gefällig: Diese Woche mache ich mehr Sport, ABER ich weiß noch nicht, wie ich das in meinem vollen Terminplan unterbekomme. Versuchen Sie stattdessen das Wort ABER durch das Wort UND zu ersetzen, dann wird eine völlig andere Aussage daraus und Sie programmieren sich positiv. In unserem Beispiel heißt es dann: Diese Woche mache ich regelmäßig Sport und ich habe einen vollen Terminplan. Das gilt übrigens auch für andere Begriffe, die Zweifel an einer Aussage lassen. Meiden Sie folgende Formulierungen: *Ich könnte…, ich möchte…, ich versuche…, ich würde…* Und treffen stattdessen viel selbstbewusstere Aussagen über sich: *Ich bin…, ich mache…, ich werde…* drückt aus, dass Sie an Ihren Plänen festhalten und keine Zweifel daran aufkommen lassen. Probieren Sie es mal aus. Diese Woche ernähre ich mich gesund. Ich bin diszipliniert. Ich mache mehr Sport. Sobald Sie Ihre Gedanken und Aussagen über sich geändert haben, wird es Ihnen leichter fallen, auf dem eingeschlagenen Kurs zu bleiben.

Fehler 2: Sie achten nicht auf Ihre Gewohnheiten. Häufig ist uns gar nicht bewusst, dass wir etwas tun, was unserem Ziel nicht förderlich ist. Machen Sie sich Ihr Verhalten bewusst. Führen Sie Tagebuch und schreiben Sie auf, was Sie täglich essen, wie viel Sport Sie treiben und was Sie denken. Wer schreibt, gewinnt, heißt es nicht umsonst. Solange Sie aufschreiben, was Sie täglich essen und wie viel Sport Sie treiben, werden Sie viel fokussierter bei der Sache sein. Ein Fitness-Tagebuch motiviert nicht nur, sondern macht auch Ihre Erfolge messbar.

Fehler 3: Sie versuchen alles im Alleingang. Sicherlich ist es besser, das Diätprogramm selbst in die Hand zu nehmen, als darauf zu warten, dass Sie jemand dazu einlädt. Eine US-Studie hat allerdings ergeben, dass diejenigen Teilnehmer in einem Zeitraum von vier Monaten mehr abgenommen haben, die in einer kleinen Gruppe trainiert haben, statt es auf eigene Faust zu versuchen. Durch das soziale Umfeld wächst die Motivation zum Durchhalten. Aktivieren Sie Ihre Freunde und Bekannten zu einem gemeinsamen Abnehmprojekt. Das wird Sie und Ihre Freunde gleichermaßen zufriedener machen. Außerdem ist die Chance größer, dass Sie nachhaltig Gewicht verlieren. Zu diesem Ergebnis kam die US-Studie nämlich ebenfalls.

Zusammenfassung

Wer erfolgreich abnehmen will, braucht eine wirkungsvolle Strategie, die sich einfach in den Alltag integrieren und mühelos umsetzen lässt (siehe Seite 37 ff.). Unser Konzept beinhaltet 5 Schritte, mit denen jeder Gewicht verlieren kann, der die folgenden Tipps beherzigt.

Schritt 1: Mehr **Bewegung** ist das A und O. Unsere Vorfahren haben sich für wenig Nahrung viel bewegt. Im Vergleich dazu bewegt sich der moderne Mensch kaum, aber er konsumiert dafür ein Vielfaches an Kalorien. Wer abnehmen will, sollte den inneren Schweinehund vor die Tür setzen und sich mindestens dreimal pro Woche richtig dosiert bewegen. **Laufen** ist ein idealer Anfang, denn dafür braucht es nicht viel mehr als ein Paar Laufschuhe und Sportbekleidung. Wem das anfangs noch zu hart ist, der kann mit Walken und später mit Joggen und Walken im Wechsel einsteigen (siehe Seite 159 ff.).

Schritt 2: Sport alleine reicht nicht aus, wenn man abnehmen will. Die **richtige Ernährung** macht mindestens 50 Prozent des Erfolgs aus. Allerdings anders, als Sie es erwarten: Statt zu hungern und Kalorien zu zählen, sollten Sie **regelmäßig essen**. Und zwar **dreimal am Tag**. Nur so werden Sie von Ihrem überschüssigen Gewicht runterkommen. Das klingt im ersten Moment vielleicht paradox, aber nur wenn der Körper merkt, dass er täglich ausreichend Energie bekommt, ist er auch dazu bereit, an seine Fettreserven zu gehen und diese zu verkleinern (siehe auch Seite 40 ff.).

Schritt 3: Der Schlüssel zum Abnehmen ist die **Kontrolle über den Insulinspiegel**. Solange Insulin im Blut erhöht ist, ist die Fettverbrennung gehemmt. Auf Kohlenhydrate reagiert der Körper mit einer hohen Insulinausschüttung, deshalb ist es ratsam, die Kohlenhydrataufnahme auf ein gesundes Maß zu reduzieren. Statt Zucker, Weißmehlprodukten, Pasta, Kartoffeln und Reis sollten Sie lieber auf langsamere Kohlenhydratquellen aus Obst und Gemüse setzen (siehe auch Seite 48 ff.).

Schritt 4: In 10 Jahren büßen der Büromensch und seine Verwandten durchschnittlich 3 Kilogramm Muskelmasse ein. Damit einher geht leider auch ein deutlich reduzierter Grundumsatz. Aus diesem Grund ist es entscheidend, einen weiteren Muskelabbau zu stoppen. Proteine sind die Bausteine, aus denen unsere Muskeln hauptsächlich bestehen. Bei jeder Mahlzeit gehört daher unbedingt eine **hochwertige Proteinquelle** auf den Teller (siehe auch Seite 50 ff.).

Schritt 5: Damit nicht genug. Wenn Sie dauerhaft schlank bleiben wollen, sollten Sie versuchen, die verlorene Muskelmasse zurückzugewinnen. **Krafttraining** ist deshalb eine sinnvolle Ergänzung unserer Abnehmstrategie, denn Muskeln brauchen einen Widerstand, um zu wachsen. Bleiben entsprechende Trainingsreize im Alltag aus, baut der Körper die Muskulatur langsam ab. Das ist dramatisch für unsere Figur, denn unsere Muskeln geben unserem Körper nicht nur seine Form, sondern verbrauchen auch jeden Tag eine Menge Energie. Wer mehr Muskulatur hat, dem fällt es leichter, sein Gewicht zu halten.

Schritt 6: Bewegung und Ernährung sind zwei der drei Schlüsselfaktoren, wenn Sie erfolgreich abnehmen wollen. Fast genauso wichtig ist das Thema **Entspannung**. Gönnen Sie sich eine Auszeit aus dem stressigen Alltag und lassen Sie regelmäßig auch mal die Seele baumeln (siehe auch Seite 69). Das senkt den Cortisolspiegel und macht Sie wieder leistungsfähig, wenn es darauf ankommt. Außerdem sollten Sie für ausreichend Schlaf sorgen. Schlafen ist die beste Maßnahme, um Stress erfolgreich zu reduzieren und den Hormonhaushalt unter Kontrolle zu bringen. Zudem laufen im Schlaf alle Regenerationsmaßnahmen auf Hochtouren und der Körper deckt seinen Energiebedarf aus seinen Fettreserven. In diesem Sinne: Schlafen Sie sich doch einfach schlank.

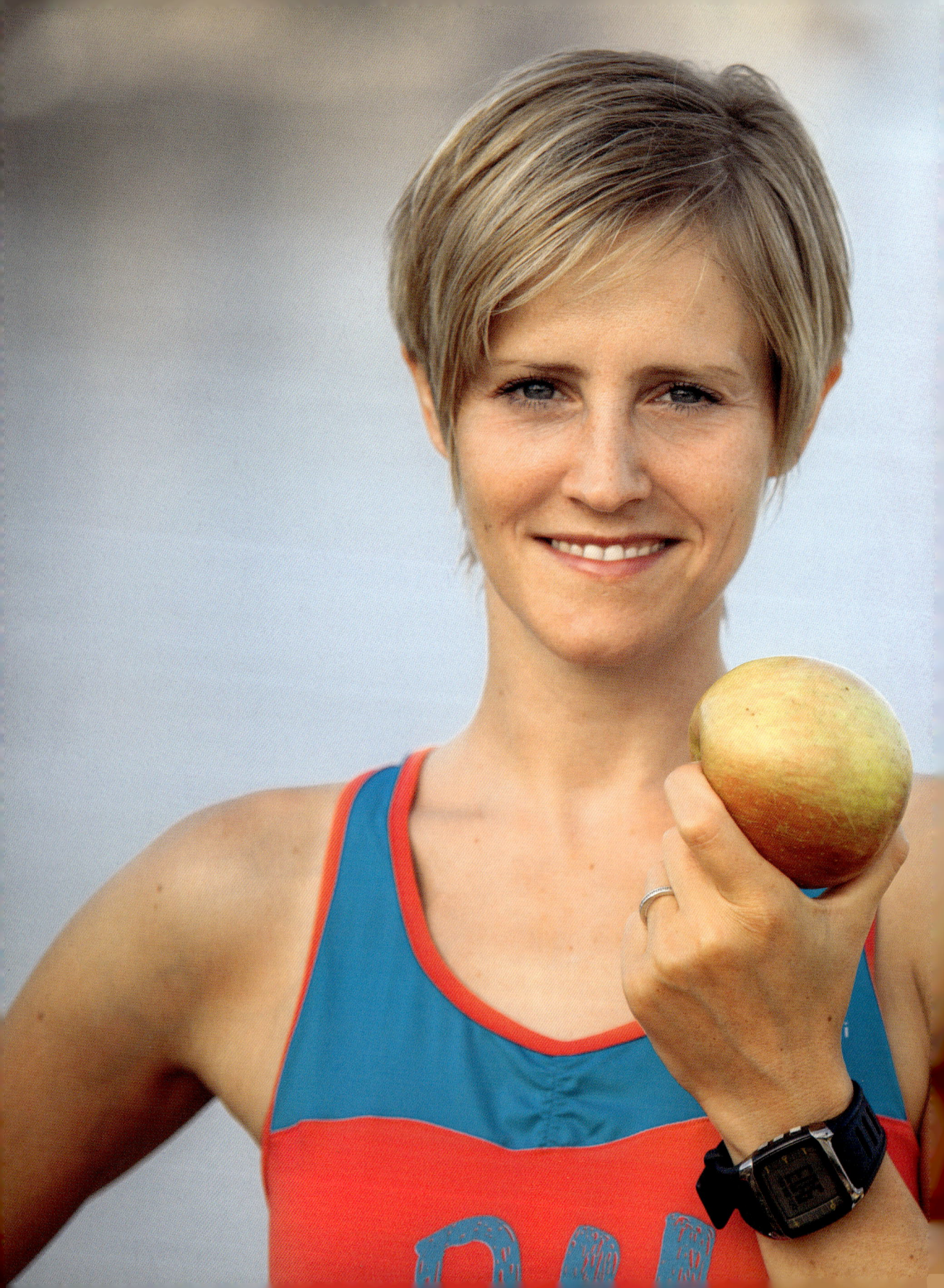

Die Strategie

Wenn Sie Ihr Übergewicht abbauen wollen – und zwar endgültig –, dann brauchen Sie eine langfristige Strategie, die Sie auf natürliche Weise in Ihr Leben einfließen lassen können. Dann werden Sie endlich unabhängig von den immer neuen Ratschlägen zur Gewichtsabnahme. Leben Sie einfach in Einklang mit den Naturgesetzen. Das sind Ihre besten Partner – und sie verändern sich nicht. Es lohnt sich, sie kennenzulernen – denn:

»Wissenschaften entfernen sich im Ganzen immer vom Leben und kehren nur durch einen Umweg wieder dahin zurück.«

Johann Wolfgang von Goethe

Der Weg zum Ziel – Step by Step

Der Mensch versucht immer wieder, die Naturgesetze an sein eigenes Verhalten anzupassen, damit er mit gutem Gewissen so weiterleben kann wie bisher. Doch diese Versuche sind bislang immer gescheitert; denn Naturgesetze lassen sich nicht verändern. Es bleiben nur zwei Möglichkeiten:

■ Man kann sich von den Naturgesetzen »absondern«. Dieser Wortstamm kommt in dem Wort »Sünde« zum Ausdruck. Da der Mensch einen freien Willen hat, kann er das tun – aber er muss dann auch die Folgen tragen. Jeder hat die Freiheit, Fehler zu begehen, aber man sollte im Laufe der Zeit aus ihnen lernen – denn: *»Nur ein Narr möchte alle Fehler selbst machen. Der Weise lernt aus den Fehlern anderer.«*
■ Besser ist es, die zweite Möglichkeit zu wählen, nämlich die Naturgesetze zu verstehen, mit ihnen einverstanden zu sein, sich mit ihnen in Einklang zu bringen – und trotzdem Spaß am Leben zu haben.

Sich mit den Naturgesetzen in Einklang zu bringen ist so wie Auto fahren: Man beachtet die Verkehrsregeln, die nun einmal so sind, wie sie sind, ist mit ihnen einverstanden – und hat trotzdem Spaß am Autofahren.

Auch mit der Ernährung ist es so. Jeder weiß, was »ungesund« ist. Wenn man diese Erkenntnis umdreht, dann weiß eigentlich auch jeder, was eine »gesunde« Ernährung ist. Man möchte aber gerne immer wieder darüber reden, um seine lieb gewonnenen »Ernährungssünden« vor dieser inneren Erkenntnis zu rechtfertigen. Medizinisch gesehen gibt es auch keine Beweise dafür, was gesünder ist: ein »gesundes« Müsli mit Widerwillen hinunterzuwürgen – oder einen »ungesunden« Schweinebraten mit Appetit zu essen. Vielleicht ist das Zweite sogar »gesünder« – aber es gibt noch eine andere Alter-native, nämlich so zu leben, dass einem das Müsli schmeckt!

Das geht aber nicht, wenn man immer nur an der Ernährung »herumdoktert«. Denn die Ernährung ist nicht die *Ursache* des Dilemmas, sondern die *Folge* der Lebensweise. Nicht umsonst kommt unser Wort »Diät« von dem griechischen Wort »diaita«, das eigentlich »Lebensweise« bedeutet; denn die Lebensweise ist das Primäre – und die Ernährung das Sekundäre. Die Ernährung muss sich harmonisch in die Lebensweise integrieren. Das heißt aber auch: Man sollte seine Bestrebungen bei der Gewichtsabnahme nicht auf die Küche beschränken.

Der beste Tipp für eine gesunde Ernährung ist: »Lebe so, dass dir das schmeckt, was gesund ist!«

Deswegen wollen wir uns zuerst damit beschäftigen, Bewusstsein und Lebensweise so zu ändern, dass einem das wirklich schmeckt, was »gesund« ist. Nur dann ist der Erfolg von Dauer.

Step 1: Das richtige Bewusstsein für die Gewichtsabnahme schaffen

---

»Es ist der Geist, der sich den Körper baut.«
Friedrich von Schiller (Wallenstein)

Es ist wie in der Technik: Die feineren Energien durchdringen die gröberen. Röntgenstrahlen gehen durch Wände, Lichtstrahlen nicht. Die feinsten Energien in uns sind die Gedanken und das Bewusstsein, in dem wir leben – und diese feinen Energien strömen durch die

Nerven und durchdringen jede einzelne Körperzelle. Sogar unsere Gene werden von unseren Gedanken beeinflusst, wie die neuere Wissenschaft der Epigenetik nachgewiesen hat. Es ist also ganz entscheidend, was und wie wir denken. Aber noch entscheidender ist, welche Gefühle wir dabei haben; denn Gefühle sind noch stärker als Gedanken.

Man kann zwar nicht den ganzen Tag positiv denken, aber man kann den ganzen Tag optimistisch sein – und Optimismus bereitet automatisch den Boden für gute Gedanken.

Lernen Sie also, den Gedanken an die Gewichtsabnahme zu lieben – und denken Sie auch an das Sprichwort: »*Ein Jagdhund, den man zur Jagd tragen muss, ist zu nichts nütze.*« Ein Jagdhund muss gierig auf die Jagd sein. Auch Sie müssen so gierig wie ein Jagdhund sein, wenn Sie auf die Jagd nach den Pfunden gehen!

Von der Ausgangslage zum Ziel

Das Wichtigste an einer Strategie ist, die Ausgangslage realistisch zu analysieren (daher auch das Ernährungstagebuch auf Seite 170 f.) und von hier aus das Ziel klar zu formulieren – und es dann mit Geduld und Willenskraft anzustreben.

Der Grad des Übergewichts wird meistens mit dem Body-Mass-Index (BMI) ausgedrückt. Um den BMI zu berechnen, nimmt man seine Körpergröße in Metern

(zum Beispiel 1,70 m) und multipliziert sie mit sich selbst (zum Beispiel 1,7 m mal 1,7 m = 2,89 m²). Dann teilt man sein Körpergewicht in Kilogramm (zum Beispiel 80 kg) durch diesen Wert und erhält so einen BMI von 27,68 kg/m². Das wäre dann laut Tabelle (siehe unten) ein ganz »normales« Übergewicht als Ausgangslage.

Nun sollte man sich ein Ziel setzen, das man auch erreichen kann – und das wäre am besten das »Normalgewicht«, denn das hat auch die besten Auswirkungen auf die Gesundheit.

Das Normalgewicht von Frauen liegt etwa bei einem BMI von 20–24, im Mittel bei 22.

Das bedeutet bei unserem Beispiel (Körpergröße 1,70 m):
BMI 24 = 24 × 1,7 × 1,7 = 69,36 kg
BMI 22 = 22 × 1,7 × 1,7 = 63,58 kg
BMI 20 = 20 × 1,7 × 1,7 = 57,80 kg

Ich würde dazu tendieren, den mittleren Wert (BMI 22), also ca. 64 kg, als Zielgewicht ins Auge zu fassen – und zwar so klar, dass dieses Zielgewicht ins Unterbewusstsein hineingebrannt wird. Wenn man dieses Ziel so klar wie möglich, am besten verbunden mit einem starken positiven Gefühl im Unterbewusstsein, verankert, wirkt es von da aus automatisch auf unser gesamtes Verhalten ein – ohne dass man zusätzliche Willenskraft aufwenden muss.

Body-Mass-Index (kg/m²)

16,0–18,5	Untergewicht
18,5–25,0	**Normalgewicht**
25,0–30,0	Übergewicht
30,0–35,0	Adipositas Grad I
35,0–40,0	Adipositas Grad II
über 40,0	Adipositas Grad III

Ziel Normalgewicht – nicht Untergewicht:

Das Ziel sollte ein gesundes und natürliches Normalgewicht sein. Es sollte nicht das Ziel sein, ein Untergewicht (BMI unter 18) anzustreben – auch wenn es von den Medien als modisches Ideal (magere Models) immer wieder vor Augen geführt wird. Ignorieren Sie das; denn es ist eine Scheinwelt, die mit psychophysischer Labilität, Persönlichkeitsstörungen und einem geringen Selbstwertgefühl verbunden ist.

Das Bewusstsein für den Fettstoffwechsel entwickeln

Wenn Sie nun Ihr Ist-Gewicht und Ihr Zielgewicht (Normalgewicht) berechnet haben, zeigt Ihnen die Differenz, wie viele Kilogramm Fett zur Verfügung stehen, um es positiv zu formulieren. Es sind Energiereserven, die für den »Notfall« zur Verfügung stehen würden, wenn er denn käme. In der Steinzeit waren große Fettdepots sinnvoll – aber in der heutigen Zivilisation nicht mehr. Daher sind sie weitgehend überflüssig und man sollte sie bis zu einem vernünftigen Maß (Normalgewicht) abbauen. Und wenn man sie abbauen will, muss man diese Fett-Energie-Depots durch Ausgabe von Energie reduzieren, und zwar für jedes Gramm Fett ca. 7,5 Kilokalorien (kcal). 1 g Fett liefert zwar rein rechnerisch 9,3 kcal, aber wenn man die Energie abzieht, die zum Abbau von Fett aus dem Fettgewebe notwendig ist, kommt man etwa auf diese 7,5 kcal pro Gramm Fett. Das bedeutet in unserem Beispiel:

- 80 → 69 kg = 11 kg Fett = 11.000 g mal 7,5 kcal/g = 82.500 kcal. Das bedeutet aber auch: Wenn man pro Stunde lockeren Laufens ca. 400 kcal »verbrennt«, könnte man mit diesen Energiereserven theoretisch 206 Stunden laufen – ohne zu essen!
- 80 → 64 kg = 16 kg Fett = 16.000 g mal 7,5 kcal/g = 120.000 kcal ≙ 300 Stunden laufen
- 80 → 58 kg = 22 kg Fett = 22.000 g mal 7,5 kcal/g = 175.000 kcal ≙ 412 Stunden laufen

Das heißt: Man kann nicht verhungern, wenn man weniger isst. Es kann überhaupt nichts passieren, wenn man nur genug zu trinken hat.

Die Beispiele zeigen auch, dass man durch Bewegung nicht so viele Kalorien »verbrennt«, wie man allgemein glaubt. Das spricht aber nicht gegen Bewegung, sondern bedeutet, dass Bewegung eine lebenslange begleitende Maßnahme sein sollte, die nebenbei »mitläuft«.

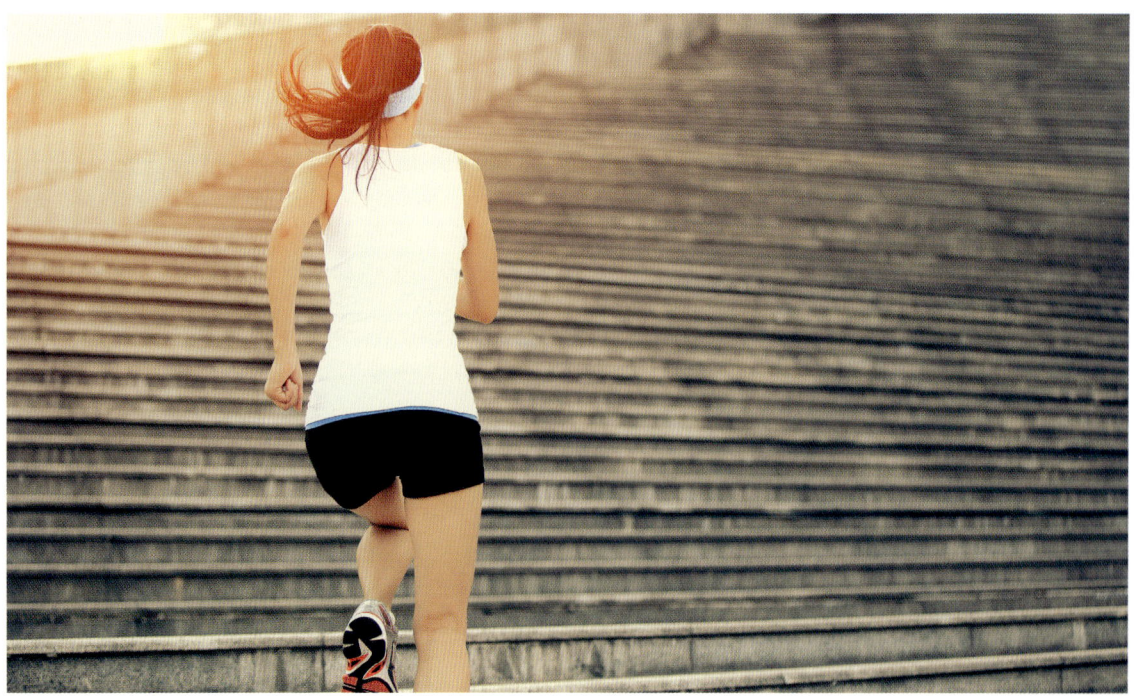

Bewegung ist ein Grundprinzip des Lebens. Nutzen Sie jede Gelegenheit, körperlich aktiv zu sein.

Die Ausgabe von Energie ist nicht die einzige Wirkung von Bewegung bei der Gewichtsabnahme – sondern es sind *mindestens* folgende fünf Faktoren:

- Energieverbrauch
- Steigerung des Grundumsatzes, die auch nach dem Training noch anhält
- Steigerung der Insulinsensitivität (Insulinempfindlichkeit) (siehe Seite 45 ff.)
- Regelung des Appetitverhaltens
- Steigerung von Selbstvertrauen, Disziplin und Willenskraft

Warum der Körper seine Fettreserven nicht gerne hergibt

Gewichtsabnahme erfordert auch deswegen Geduld, Disziplin und Willenskraft, weil der Körper seine Fett-Energie-Reserven nicht so gerne hergibt. Denn die Fettreserven sind für Notzeiten gedacht. Es ist ähnlich wie beim Militär: Notvorräte dürfen nicht schmecken und nicht so leicht zur Verfügung stehen. Sonst vernascht man sie schon vorher – und wenn die Not eintritt, ist nichts mehr da. Derartige Notvorräte mögen in der Frühzeit der Menschheit wichtig und sinnvoll gewesen sein, um zu überleben. Heute aber ist es umgekehrt. Wenn man in der Zivilisation gesund überleben will, muss man seine Fettreserven auf ein vernünftiges Maß reduzieren, um gesund zu überleben. So ändern sich die Zeiten!

Das heißt für uns: Unser Wille muss stärker sein als der Wille des Körpers, an den Fettreserven festzuhalten.

Energetisches Sauerstoffäquivalent

Bei intensiven Belastungen mit hohem Tempo gerät der Körper in Sauerstoffmangel und nimmt sich dann zur Energiegewinnung lieber Kohlenhydrate als Fette; denn Kohlenhydrate bringen Sauerstoffmoleküle mit, Fette jedoch nicht. Das sieht man schon an der Grundformel der Kohlenhydrate, zum Beispiel für Glukose: $C_6H_{12}O_6$. C = Kohlenstoff, H = Wasserstoff, O = Sauerstoff. Jedes

Molekül Glukose bringt also 6 Atome Sauerstoff mit! Fettsäuren dagegen bestehen nur aus Kohlenwasserstoffen – ohne Sauerstoff. Daher ist es kein Wunder, dass der Körper zunächst auf die Kohlenhydrat-Reserven zugreift, vor allem wenn er in Sauerstoffmangel gerät, also bei hochintensiven Belastungen.

Energetische Flussrate

Dazu kommt noch, dass die Energie aus Kohlenhydraten doppelt so schnell freigesetzt werden kann wie aus Fetten. Das heißt: Je größer die Intensität (bzw. das Tempo) der Leistung ist und je schneller die Energie zur Verfügung stehen muss, desto mehr muss die Energiegewinnung aus Kohlenhydraten erfolgen. Das heißt aber auch, wenn man Fette verbrennen will, muss man langsamer laufen.

Energieinhalt pro Gewichtseinheit

Bei gleichem Volumen liefern Fette mehr als 8-mal (!) so viel Energie wie Kohlenhydrate. Das kommt daher, dass 1 Gramm Glykogen (Speicherform der Kohlenhydrate in Muskulatur und Leber) etwa 2,7 Gramm Wasser bindet. Auf das Volumen bezogen, sind also Fette die weitaus konzentrierteste Energiequelle, für deren Speicherung viel weniger Platz gebraucht wird als für die Speicherung von Kohlenhydraten.

Energetisches Sauerstoffäquivalent

pro Liter aufgenommenen Sauerstoffs kann man folgende Energie gewinnen:

- aus Kohlenhydraten 5,05 kcal pro Liter O_2
- aus Fetten 4,65 kcal pro Liter O_2
- aus Eiweiß 4,48 kcal pro Liter O_2

Fette werden nur verbrannt, wenn genügend Sauerstoff zur Verfügung steht.

Merke: Fette verbrennen

- im Muskel und
- im Sauerstoffüberschuss

Wie Zugvögel und Tiere im Winterschlaf beweisen, kann durch den Abbau von Fetten sehr lange Zeit Energie gewonnen werden. Nämlich viele Tage, Wochen oder Monate. Die Kohlenhydratvorräte dagegen sind nach einigen Stunden intensiver Körperarbeit aufgebraucht. Für Eiweiß gibt es gar keine eigentlichen Energiespeicher, nur einen sogenannten Aminosäure-Pool von ca. 500 Gramm, der sich ständig verändert je nach Eiweißzufuhr durch die Nahrung und Verwendung in unserem Organismus (Aufbau von Muskulatur, Zellen und Geweben, Enzymen, Hormonen u. a.).

Welche Wege der Energiefreisetzung unser Körper benutzt, hängt von verschiedenen Faktoren ab:

- Wie plötzlich und intensiv setzt die Belastung ein?
- Wie lange dauert sie?
- Wie ist der Ernährungszustand (Hungerstoffwechsel, Glykogenvorräte)?

Schließlich wird mit zunehmender Intensität der Leistung (Tempo) die maximale Sauerstoffaufnahmefähigkeit (VO_2max) des Organismus zur allein bestimmenden Größe: Je näher die Intensität der Belastung an die maximale Sauerstoffaufnahmefähigkeit des Organismus herangeht, desto mehr müssen Kohlenhydrate zur Energielieferung herangezogen werden, da sie, bezogen auf den Sauerstoffverbrauch, den größten Nutzeffekt bieten.

Merke: Nur wenn genügend Sauerstoff zur Verfügung steht, wird je nach Trainingszustand und Belastungsdauer der Fettstoffwechsel zur Energiegewinnung herangezogen.

Zwei Möglichkeiten, die Fettverbrennung zu steigern

- Der jetzige Trainingszustand ist so, wie er ist. Eine untrainierte Frau hat im Lebensalter von 20–30 Jahren durchschnittlich eine maximale Sauerstoffaufnahmefähigkeit (VO_2max) von ca. 2,2 l/min. Pro Liter Sauerstoff kann sie etwa 5 kcal verbrennen. Wenn sie mit $2/3$ der maximalen Sauerstoffaufnahmefähigkeit (VO_2max) läuft – also mit einer Sauerstoffaufnahme von etwa 1,4 l/min) –, dann kann sie pro Minute etwa 7 kcal verbrennen. Das sind dann pro Stunde etwa 420 kcal, wobei der Fettstoffwechsel etwa 20–50 % beisteuert (also ca. 80–200 kcal Fettenergie).

- Wenn die gleiche Frau ihr Ausdauertraining richtig aufbaut, kann sie in jedem Lebensalter ihre maximale Sauerstoffaufnahmefähigkeit verdoppeln. Das heißt in diesem Beispiel, sie könnte ihre maximale Sauerstoffaufnahmefähigkeit auf 4,4 l/min steigern. Wenn sie dann ebenfalls mit $2/3$ ihrer maximalen Sauerstoffaufnahmefähigkeit läuft – also mit einer Sauerstoffaufnahme von etwa 3 l/min – dann kann sie pro Minute etwa 15 kcal verbrennen. Das wären dann pro Stunde etwa 900 kcal! Davon kann sie wegen ihres Trainingszustands 70–90 % aus dem Fettstoffwechsel beziehen – also ca. 630–810 kcal Fettenergie. Das ist ein Vielfaches an Fettenergie als zu Beginn des Trainings!

Die Intensität der Belastung bestimmt also nicht alleine, ob Fette verbrannt werden oder nicht, sondern es ist auch der Trainingszustand, der berücksichtigt werden muss. Das ist vor allem wichtig, wenn zwei Frauen mit einem unterschiedlichen Trainingszustand zusammen trainieren. Aber egal wie – solange man noch einen mittleren Satz zusammenhängend ohne Atemnot sprechen kann, ist man im sauerstoffreichen Bereich und kann den Fettstoffwechsel nutzen!

Step 2: Richtige Bewegung mit der richtigen Ernährung kombinieren

»Nicht das Essen macht den Meister, sondern der Meister macht sich sein Essen.«
(Alter Trainingsgrundsatz)

Wie aus dem bisher Gesagten hervorgeht, ist es zuerst wichtig, ein »Meister« zu werden, also das Training aufzunehmen (siehe Seite 71 ff.) und den Ausdauertrainingszustand zu verbessern. Dabei ist es wichtig, die Zusammenhänge und Naturgesetze wirklich zu verstehen, um den größten Effekt zu erzielen. Man konnte auch in Studien nachweisen, dass der Trainingseffekt bei gleichem Trainingsumfang um mehr als 20 % größer ist, wenn man weiß, was geschieht, als bei jemand anderem, der das gleiche Training »hirnlos« absolviert.

Daher beachten Sie folgende Zusammenhänge:
»Je länger eine körperliche Belastung andauert, desto größer wird die Bedeutung des Fettstoffwechsels. Bei einer Beanspruchung mit 70 % der maximalen Sauerstoffaufnahmefähigkeit wird der Energiebedarf am Anfang zu etwa 20–30 % von der Fettoxidation gedeckt, beim Training der Grundlagenausdauer (GA 1, siehe Seite 74 ff.) sogar bis zu 50 %. Bei sehr lang andauernder Körperbelastung kann die Deckung des Energiebedarfs durch Fettoxidation auf 70–90 % ansteigen. Je besser der Ausdauertrainingszustand ist, desto stärker steigt der Prozentsatz der Fettsäure-Verbrennung bei der Deckung des Energiebedarfs an.« (Prof. Dr. W. Hollmann)

Wichtig:

- Dieses Buch wendet sich an Menschen, die in der Kategorie »Gesundheits- und Breitensport« durch Laufen mit moderater Intensität den Fettstoffwechsel hochregulieren und dadurch Gewicht abnehmen wollen.
- Der Leistungs- und Hochleistungssport ist eine andere Kategorie mit dem Ziel persönlicher Höchstleistung und Wettkämpfen auf nationaler und internationaler Ebene. Dazu sind hohe Trainingsumfänge mit hoher Trainingsintensität notwendig. Dabei gelten andere Richtlinien.

MERKE
Man sollte nicht den Fehler begehen, die Prinzipien des Leistungs- und Hochleistungssports auf den Breiten- und Gesundheitssport zu übertragen – auch nicht in der Ernährung.

Das Prinzip der Allmählichkeit

Auch ist es wichtig, an das Training behutsam und mit Gefühl nach dem Prinzip der Allmählichkeit heranzugehen. Das beste Beispiel dafür ist Herkules, einer der größten Athleten der Antike. Es wird berichtet, dass er sein Training damit begann, sich ein Kalb um die Schultern zu legen. Dann lief er mit dem Kalb um das Stadion, jeden Tag – bis er schließlich den ausgewachsenen Ochsen um das Stadion tragen konnte. So hat sich sein Trainingszustand ganz allmählich an das zunehmende Gewicht des Ochsen angepasst. Der heutige Mensch möchte aber gleich den ausgewachsenen Ochsen schultern. Das ist aber nicht gesund, weil es nicht den Naturgesetzen entspricht; denn die Natur braucht nach wie vor ihre Zeit. Das hat sich durch die Schnelllebigkeit unserer Zeit auch nicht geändert. Man braucht Geduld und eine gesunde Körperwahrnehmung (ohne MP3-Player im Ohr), um seinen Trainingszustand nach dem Prinzip der Allmählichkeit aufzubauen.

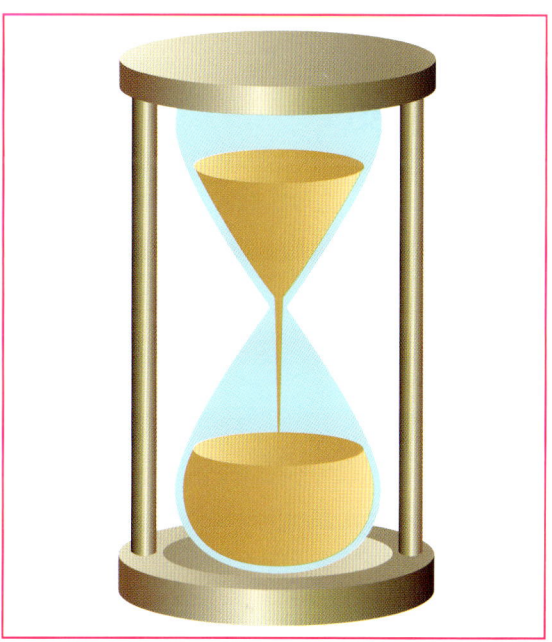

Zeit ist dehnbar: Das Training sollte man nicht zu schnell angehen, sondern dosiert und in Maßen. So bleibt auch der Spaß erhalten.

Dabei geht es nicht nur darum, das Herz-Kreislauf-System zu trainieren, sondern auch darum, den Muskeln, Gelenken, Sehnen und Bändern Zeit zu lassen, sich an die langsam zunehmende Belastung anzupassen. Sonst kommt es zu Verletzungen, Überlastungsschäden und Rückschlägen, die den kontinuierlichen Prozess der Gewichtsabnahme unterbrechen. Nur so kann man sein Bewusstsein von der Konzentration auf die körperliche Belastung immer mehr auf das Gefühl für den Fettstoffwechsel verlagern. Bescheidenheit und Geduld sind besonders am Anfang sehr wichtig.

TIPP Sollte es trotzdem »passieren«, dass Sie bei Beginn Ihres Lauftrainings Sehnen- oder Gelenkbeschwerden bekommen – fahren Sie mit dem Fahrrad, bis alles wieder in Ordnung ist. Dann brauchen Sie Ihr Training nicht zu unterbrechen.

Sind die Gene wirklich so wichtig?

Noch immer meinen viele Menschen, dass Gene Schicksal seien und nicht beeinflusst werden könnten. Daher glauben sie auch, dass es sich nicht lohne, ein Bewegungsprogramm in ihr Leben einzubauen – weil man gegen die Gene ja doch nicht ankommt.

Aber seit vor einigen Jahren verkündet wurde, dass das menschliche Genom nun vollständig entschlüsselt sei, ist es still geworden um diesen Forschungszweig; denn man hat inzwischen gemerkt, dass die Zusammenhänge doch nicht so einfach und zwingend sind. Sicher gibt es Gene, die die Neigung zu bestimmten Krankheiten verstärken. Aber meistens sind es nur Neigungen, die man durch entsprechende geistige Einstellung und Lebensweise in den Griff bekommen kann.

Wie stark sind die Adipositas-Gene?

So ist es auch mit den Adipositas-Genen, von denen man bisher etwa an die 16 identifiziert hat. Doch auch diese bestimmen nur eine Neigung zur Gewichtszu-

nahme, die man aber durch knappe Ernährung und ausreichend Bewegung in den Griff bekommen kann. Wenn man Bilder von Menschen nach dem Zweiten Weltkrieg betrachtet, so wird man feststellen, dass alle dünn waren – auch die Dicken. Also hängt das Körpergewicht doch irgendwie mit Ernährung und Lebensweise zusammen …

Man muss auch wissen, dass nicht gleichzeitig alle Gene im Vordergrund sind. Es ist wie bei einem Auto, das vor der Haustüre steht: Erst wenn man den Schlüssel hineinsteckt, springt es an. So ähnlich ist es auch mit den Genen. Geistige Einstellung und körperliche Aktivität bestimmen, welche Gene in den Vordergrund reguliert werden. Wir haben also alle den Schlüssel für ein besseres und gesünderes Leben in der Hand!

»Die Annahme, dass alle Gene immer angeschaltet sind und das Leben »programmieren«, ist falsch. Epigenetische Faktoren können die Gene an- und ausschalten und die DNA an veränderte Anforderungen anpassen.«

Cell Metabolism, Volume 15, 405–411 (2012)

Eine schwedische Studie konnte beweisen, dass sogar schon ein einmaliges Training von 30–40 Minuten Dauer bisher maskierte Gene aktivieren kann, sodass

Sport verändert Gene

Fahrradergometer
- mit 80 % der maximalen Leistung
- bis 400 Kilokalorien verbraucht waren

Ergebnis: Blockade-Moleküle
- von Genen wurden entfernt,
- sodass sie gezielt »angeschaltet« wurden

Cell Metabolism, Volume 15, 405-411 (2012)

sie wie in vergangenen Zeiten wieder zur Verfügung stehen. Das trifft vor allem auch für den Fettstoffwechsel zu, der durch Bewegungsarmut »eingeschlafen« ist. Durch Bewegung werden über entsprechende Gene wieder die Enzyme hochreguliert, die den Abbau der Fette ermöglichen. Das gelingt allein durch Reduzierung der Kalorien nicht.

Wie der Fettstoffwechsel wirklich funktioniert

Das Problem unserer Zivilisation ist, dass der Fettstoffwechsel nicht mehr benutzt wird und deswegen zum Erliegen kommt. Die Enzyme, die die Fette abbauen, werden heruntergeregelt und »schlafen ein«. Ursachen dafür sind die Bewegungsarmut und die Tatsache, dass wir immer essen, wenn wir Hunger haben. Viele Menschen essen sogar, wenn sie keinen Hunger haben, aus Gewohnheit. Auch die Empfehlung »Sechs kleine Mahlzeiten sind besser als drei große« führte dazu, dass wir in kurzen Abständen immer wieder Nahrung zu uns nehmen.

Wann soll der Körper auf den Fettstoffwechsel zurückgreifen, wenn immer wieder etwas »von oben« kommt? Wie die Grafik zeigt, münden alle drei energieliefernden Makronährstoffe – Kohlenhydrate, Fette, Eiweiße – in einen Kreisprozess, den sogenannten Zitronensäurezyklus, in dem sie zu Kohlendioxid und Wasser plus Energie abgebaut werden. Dieser Zitronensäurezyklus wird vor allem durch Substrate aus dem Kohlenhydratstoffwechsel gespeist und »am Laufen« gehalten. Der Fettstoffwechsel mündet seitlich in diesen Kreisprozess hinein. Ein Minimum an Kohlenhydraten ist also notwendig, um die seitlich einmündeten Fettsäuren in diesen Kreisprozess hineinschleusen und verbrennen zu können.

Daher stammt der Satz: »*Fette verbrennen im Feuer der Kohlenhydrate.*« Man muss aber lernen, diesen Strom der Kohlenhydrate so niedrig wie möglich zu halten, um den Körper gewissermaßen zu zwingen, Fette an der Energiegewinnung zu beteiligen und dazu den Fettstoff-

wechsel wieder in Gang zu bringen. Es besteht also eine Wechselbeziehung zwischen Kohlenhydrat- und Fettstoffwechsel. Tatsache ist:

Das hat auch mit dem Insulin zu tun. Darauf wurde bereits früher hingewiesen (siehe Seite 20 ff.). Aber wir wollen hier noch einmal darauf eingehen und unsere Insulin-Kenntnisse in Bezug auf den Fettstoffwechsel noch etwas erweitern, weil diese Zusammenhänge sehr wichtig für das Verständnis sind.

Insulin, Insulinresistenz und Fettstoffwechsel

Wir haben zwar schon an anderer Stelle (siehe Seite 20 ff.) von der Bedeutung des blutzuckerregulierenden Hormons Insulin – vor allem auch in Zusammenhang mit

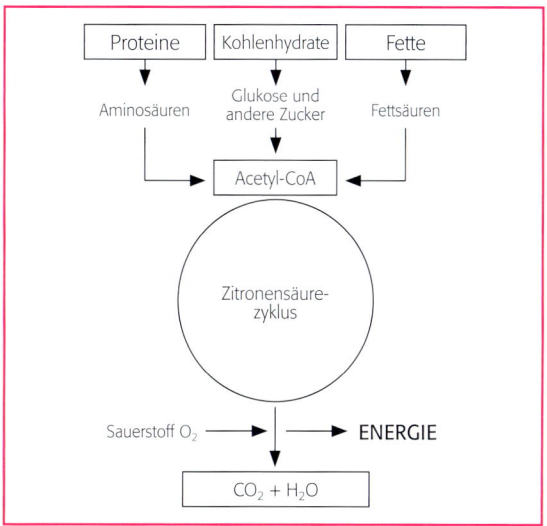

Der Fettstoffwechsel mündet in den Zitronensäurezyklus, der für seine Funktion zumindest ein Minimum an Kohlenhydraten benötigt.

dem Fettstoffwechsel – gesprochen. Allgemein bekannt ist, dass Insulin den Blutzucker reguliert, indem es den Einstrom des Blutzuckers (Glukose) in die Körperzellen (vor allem Muskelzellen) fördert. Weniger bekannt ist aber die Tatsache, dass Insulin auch den Einstrom von Fett in die Fettzellen begünstigt. Mit anderen Worten: Insulin stopft die Fettzellen mit Fett voll! Daher wurde Insulin auch in der Viehzucht als Masthormon verwendet – und Insulin ist auch beim Menschen ein Masthormon!

Daher muss es das Ziel bei der Gewichtsabnahme sein, den Insulinspiegel im Blut so niedrig wie möglich zu halten. Dem wirkt aber sehr häufig noch ein weiterer Faktor entgegen – nämlich die sogenannte Insulinresistenz. Das ist eine Situation, in der die Zellmembranen Widerstand gegen die Wirkung von Insulin leisten, sodass für den gleichen Effekt ein höherer Insulinspiegel notwendig ist, der dann auch dafür verantwortlich ist, dass schon unter normalen Umständen mehr Fette in die Fettzellen hineingeschleust werden.

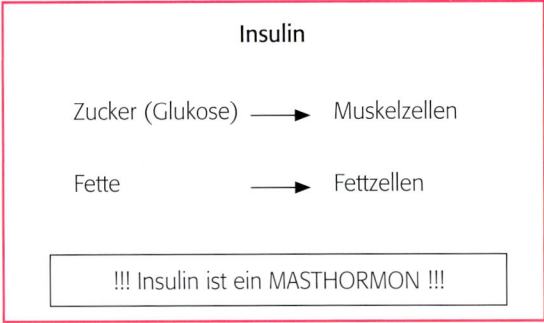

Insulin stopft die Fettzellen mit Fett voll.

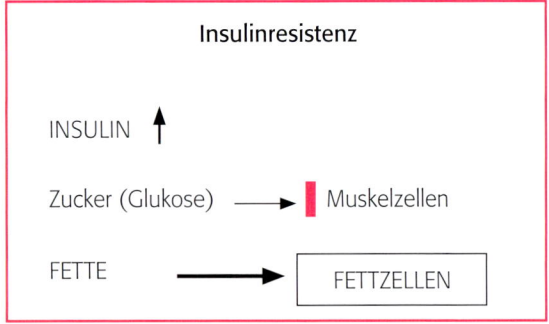

Insulinresistenz steigert den Fettansatz.

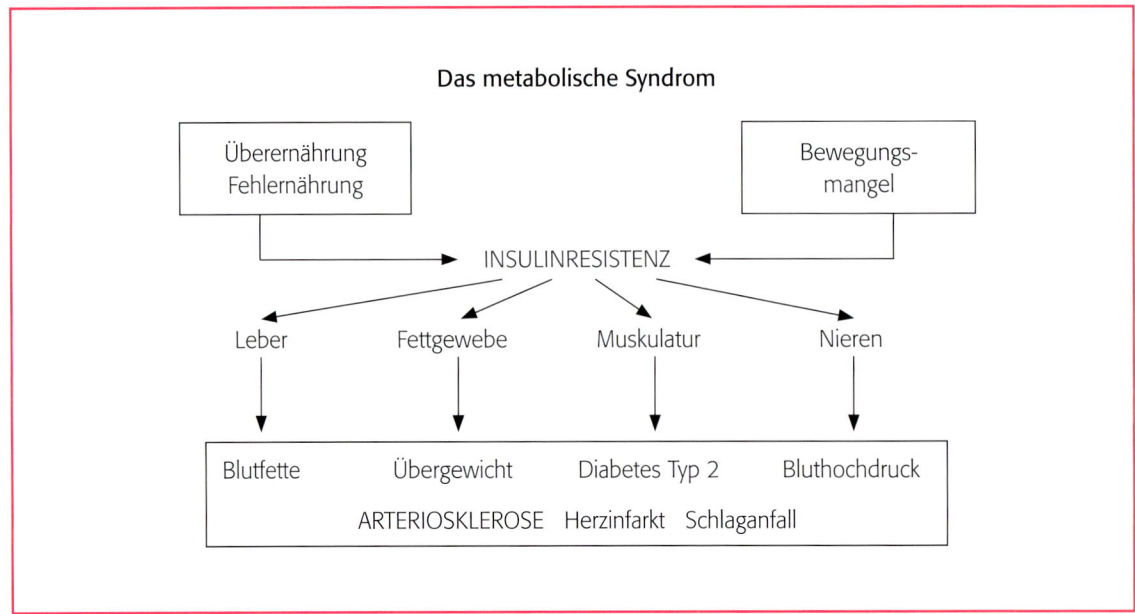

Insulinresistenz führt auf Dauer zum metabolischen Syndrom – einem »tödlichen Quartett«.

Das mag in der Steinzeit ein Vorteil gewesen sein, weil Menschen mit einer Insulinresistenz bei der gleichen Mahlzeit in der Lage sind, größere Fettspeicher anzulegen. Es war damals ein Überlebensvorteil, weil man so ohne Nahrung mit den größeren Fettreserven länger überleben konnte; denn der Zeitpunkt der nächsten Nahrungsaufnahme war ungewiss. Deswegen haben auch die Menschen eher überlebt, bei denen eine gewisse Insulinresistenz vorhanden war. Es gibt daher heute viele Menschen mit dieser Neigung zu Insulinresistenz, die aber in unserer Zeit sinnlos und sogar schädlich ist.

In der heutigen Zivilisation, in der die Nahrungsaufnahme kein Problem mehr darstellt, wird diese Neigung deshalb zum Nachteil, weil sie oft die Hauptursache für Übergewicht, Fettsucht und eine ganze Reihe weiterer Krankheiten ist, die man unter dem Begriff »metabolisches Syndrom« zusammenfasst (siehe Grafik). Diese Neigung zu Insulinresistenz wird auch durch Bewegungsarmut erzeugt und eine vorhandene Neigung wird durch Bewegungsarmut verstärkt. Wenn man mit dieser Insulinresistenz Süßigkeiten oder überhaupt Kohlenhydrate, die schnell ins Blut »schießen« (siehe Seite 49), zu sich nimmt, muss man sich nicht wundern, wenn aufgrund dieser Zusammenhänge der Insulinspiegel überschießend ansteigt, und die Fettzellen immer praller mit Fett gefüllt werden.

Nehmen Sie Beta-Blocker?

Nicht nur Insulin stoppt den Fettstoffwechsel – sondern auch Medikamente wie z. B. Beta-Blocker. Wenn Sie z. B. wegen eines hohen Blutdrucks oder aus anderen Gründen Beta-Blocker einnehmen – fragen Sie Ihren Hausarzt, ob man sie durch ein anderes Medikament ersetzen kann. Dann haben Sie auch einen besseren Zugriff auf den Fettstoffwechsel. Außerdem sinkt erhöhter Blutdruck meist von selbst, wenn man Gewicht abnimmt.

Es gilt also zunächst, die Neigung des Zivilisationsmenschen zu Insulinresistenz durch Erhöhung der Insulinempfindlichkeit abzubauen, und zwar durch folgende Maßnahmen:

- Bewegung erhöht die Insulin-Empfindlichkeit, sodass der Körper mit weniger Insulin auskommt
- Ernährung: Süßigkeiten und Kohlenhydrate, die schnell ins Blut »schießen«, meiden
- Fasten, die Abstände zwischen den Mahlzeiten verlängern, Dinner-Cancelling (siehe Seite 69)

Step 3: Kalorien reduzieren – aber richtig

»Wenn du deinen Gaumen nicht beherrschen kannst, wie willst du dein Leben beherrschen?«
Mahatma Gandhi, indischer Staatsmann und Yogi

Die Wissenschaft liefert Studien am laufenden Band, viele Hunderttausende im Jahr – und nach drei bis vier Jahren ist die Hälfte des Wissens überholt. Man weiß nur nicht, welche Hälfte. Sie dürfen sich dadurch nicht durcheinanderbringen lassen. Nehmen Sie die Studien zur Kenntnis – aber »nur mit einem Auge«. Das andere Auge richten Sie auf die Naturgesetze; denn sie ändern sich nicht.

Pro Tag 500 Kalorien weniger

Wir müssen die neue Leitlinie der Deutschen Adipositas-Gesellschaft (2014) zumindest zur Kenntnis nehmen, die lautet: »Bei der Reduktionskost spielt die Zusammensetzung der Nährstoffe Kohlenhydrate, Fett und Eiweiß keine Rolle, entscheidend ist nur die Gesamtkalorienzahl.« Wie das anzustrebende Defizit von 500 Kilokalorien (kcal) pro Tag zustande komme, ob mit low-carb, low-fat oder eiweißreicher Kost, sei unerheblich.

Richtig ist auf jeden Fall, dass man täglich ca. 500 kcal einsparen sollte, wenn man Gewicht abnehmen will. Das ist die wichtigste Erkenntnis; denn man isst aus Gewohnheit meistens mehr Kalorien, als man glaubt. Deswegen ist auch das Ernährungstagebuch (siehe Seite 170) so wichtig, damit man sich über den Ist-Zustand auch wirklich klarwird. Also: weniger essen!

Nährstoffrelation

Bei einer gesunden Ernährung müssen alle Ernährungs-bilanzen ausgeglichen gestaltet werden, nämlich:

- Energiebilanz
- Bilanz der Makronährstoffe (Kohlenhydrate, Fette, Eiweiß)
- Bilanz der Mikronährstoffe (Vitamine, Mineralstoffe, Spurenelemente, sekundäre Pflanzenstoffe)
- Flüssigkeitsbilanz

Jetzt interessiert uns vor allem die Bilanz der Makronähr-stoffe (Kohlenhydrate, Fette, Eiweiß); denn sie liefern die Energie oder anders ausgedrückt: die Kalorien. Und wenn man täglich 500 Kalorien einsparen will, taucht natürlich die Frage auf: welche?

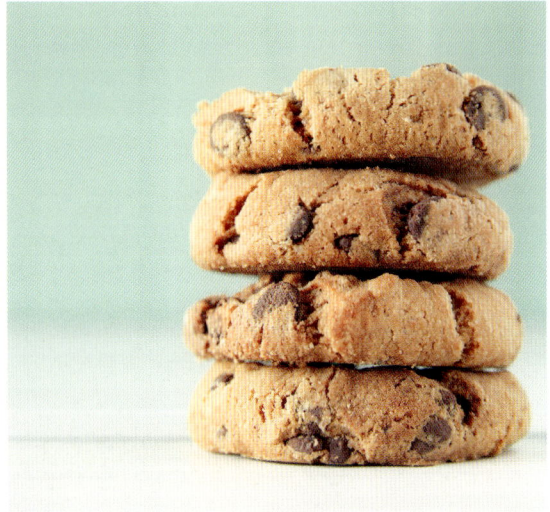

Wenn man Gewicht abnehmen will, sollte man nicht nur die Kalorien, sondern auch die Kohlenhydrate reduzieren.

Tatsache ist, dass die Makronährstoffe pro Gewichtsein-heit folgende Kalorien liefern:

- Kohlenhydrate 4,1 kcal pro Gramm
- Fette 9,3 kcal pro Gramm
- Eiweiß 4,1 kcal pro Gramm

Wenn man das so sieht, möchte man meinen, dass man zuerst an den Fetten sparen sollte, weil sie pro Gramm am meisten Kalorien liefern. Statisch betrachtet wäre das plausibel – funktionell betrachtet aber nicht. Wir wollen uns deshalb die Frage stellen, welche funk-tionellen Eigenschaften und Triggerfunktionen die Makronährstoffe Kohlenhydrate, Fette und Eiweiß aus-üben – in Bezug auf Gesundheit und Gewichtsab-nahme.

Kohlenhydrate

Von Ernährungsgesellschaften wird immer wieder emp-fohlen, viele Kohlenhydrate zu sich zu nehmen. Tatsa-che ist aber, dass durch diese Empfehlungen der Anteil übergewichtiger Menschen immer weiter zugenommen hat. Denn über die Hälfte aller Menschen in der Zivilisa-tion weist Störungen im Stoffwechsel der Kohlenhydrate auf. Das sind vor allem Menschen mit Übergewicht, In-sulinresistenz, hohen Blutfetten und dem gefährlichen Quartett des metabolischen Syndroms (Übergewicht, hoher Blutdruck, hohe Blutfette, Diabetes mellitus Typ 2)

Tatsache ist auch, dass die wissenschaftliche Datenlage bei diesen Personengruppen ganz klar für eine Reduk-tion der Kohlenhydrate zugunsten von mehr Eiweiß und (ungesättigten) Fetten spricht.

Auch ohne Kalorienreduktion führt eine Ernährung mit wenig Kohlenhydraten (low carb) zu einer größeren Gewichtsabnahme als eine fettarme Ernährung (low fat).

Lydia A. Bazzano, Tian Hu et al.: Effects of Low-Carbo-hydrate and Low-Fat Diets. Ann, Intern, Med. 161: 309–318 (2014)

Kohlenhydrate fördern außerdem das Hungergefühl. Denn nach Aufnahme von Kohlenhydraten steigt der Blutzucker und wird durch Ausschüttung von Insulin herunterreguliert, sodass es nach etwa 90 Minuten zu einer negativen Nachschwankung mit niedrigem Blutzucker und dadurch bedingtem erneutem Hungergefühl kommt.

Glykämischer Index

Der glykämische Index (GI) drückt aus, wie stark der Blutzucker ansteigt, wenn man 50 g Kohlenhydrate in einem bestimmten Nahrungsmittel zu sich nimmt. Je stärker der Blutzucker ansteigt, desto mehr Insulin wird benötigt. So braucht der Körper bei der gleichen Menge an Kohlenhydraten aus Weißmehl mehr als doppelt so viel Insulin wie bei der aus Äpfeln, Vollkornprodukten oder Nudeln (»al dente«), um den Blutzucker zu regulieren!

Wenn man die nebenstehende Tabelle studiert, kann man folgende Aussagen treffen:

- Kohlenhydrate mit einem glykämischen Index (GI) über 70 »schießen« ins Blut, zum Beispiel Zucker, Coca-Cola, Limonaden, süße Schokolade, weißer Reis, Kartoffeln, Weißbrot, Kekse, Kuchen, Torte
- Kohlenhydrate mit einem glykämischen Index (GI) von 50 bis 70 »fließen« oder »strömen« ins Blut, zum Beispiel Langkornreis, Nudeln (weich gekocht), Honig, Bananen, Marmelade
- Kohlenhydrate mit einem glykämischen Index (GI) unter 50 »sickern« ins Blut, zum Beispiel Parboiled Reis, Wildreis, Vollkornteigwaren, Pasta al dente, Haferflocken, Müsli, Milchprodukte, Obst, Hülsenfrüchte, Rohkost (zum Beispiel rohe Karotten) und Gemüse.

Glykämische Last (GL)

Beim glykämischen Index (GI) vergleicht man immer die gleiche Menge an Kohlenhydraten (50 g) in den verschiedenen Nahrungsmitteln – im Extremfall 100 g Weißbrot mit 1050 g Magerquark. Das Prinzip des glykämischen Index (GI) ist zwar richtig, aber man muss auch die Nahrungsmengen miteinander vergleichen können,

Glykämischer Index (GI) verschiedener Nahrungsmittel

Traubenzucker (Glukose)	100
Weißbrot	95
Kartoffeln, gekocht	85
Roggenbrot	76
Zucker (Saccharose)	72
Weißer Reis	70
Schokolade	70
Coca Cola, Limonade	70
Pasta, weich gekocht	55
Parboiled Reis	48
Weintrauben	45
Apfelsaft	40
Haferflocken, Müsli	40
Pasta »al dente«	40
Vollkornteigwaren	40
Apfel	38
Wildreis	35
Feigen	35
Bitterschokolade	22

Glykämischer Index (GI) und glykämische Last (GL) verschiedener Nahrungsmittel

Nahrungsmittel	Portion (g)	GI	GL
Parboiled Reis	150	48	7
Langkornreis	150	56	24
Instant-Reis	150	87	36
Pasta	180	44	21
Kartoffeln	150	60	18
Honig	25	55	10
Marmelade	30	51	10
Apfel	120	38	6
Banane	120	52	12
Weintrauben	120	46	8
Orange	120	42	5

die man normalerweise zu sich nimmt. Das ist bei der sogenannten glykämischen Last (GL) der Fall. Denn die tatsächliche Blutzuckerbelastung (glykämische Last (GL)) hängt nicht nur von der Geschwindigkeit ab, mit der Kohlenhydrate freigesetzt werden, sondern auch von der Zubereitung (roh oder gekocht) und auch von den anderen Nahrungsmitteln. So verzögert zum Beispiel ein erhöhter Fettanteil die Aufnahme von Kohlenhydraten.

In der obigen Tabelle sieht man einen Vergleich zwischen glykämischem Index (GI) und glykämischer Last (GL) ausgewählter Nahrungsmittel. In Bezug auf die glykämische Last (GL) schneiden Parboiled Reis und Obst (Äpfel, Bananen, Weintrauben und Orangen) am besten ab. Prinzipiell ändert das aber nichts an der Empfehlung, Kohlenhydrate nur in geringer Menge zu sich zu nehmen und dabei jene mit niedrigem glykämischem Index (GI) zu bevorzugen, weil sie langsam ins Blut »sickern« und deswegen keinen oder nur einen geringen Anstieg des Insulinspiegels zur Folge haben.

Allgemeine Empfehlung nach aktueller wissenschaftlicher Datenlage: **weniger Kohlenhydrate!!!**
Vor allem weniger Süßigkeiten und Süßgetränke, aber auch weniger Brot, Nudeln, Kartoffeln, Gebäck und Reis, dafür mehr stärkearmes Gemüse, Pilze, Beeren und Früchte – sowie Kohlenhydrate mit niedrigem glykämischem Index (GI) (ca. 25–35 Prozent der Kalorien).

Ballaststoffe

Auch Ballaststoffe sind Kohlenhydrate. Allerdings gewinnt der Körper aus ihnen keine Energie, weil sie unverdaulich sind. Sie sind aber deswegen kein »Ballast«, sondern sehr wichtige Nahrungsstoffe:

- sie nehmen Flüssigkeit und Giftstoffe im Darm auf (z. B. Cholesterin und krebserzeugende Stoffe)
- sie regulieren die Darmtätigkeit
- sie verlangsamen die Aufnahme von Kohlenhydraten aus dem Darm und helfen dadurch, Insulin zu sparen

Es wird empfohlen, dass in der täglichen Nahrungsmenge etwa 30 g Ballaststoffe enthalten sind.

Ballaststoffe sind vor allem enthalten in
- naturbelassenen Kohlenhydraten (Vollkornprodukte)
- Obst und Gemüsen
- Trockenobst, Beeren, Äpfeln, Pflaumen
- Sellerie, Fenchel, Kohlsorten
- Hülsenfrüchte (Erbsen, Bohnen, Linsen)

Eiweiß (Protein)

Das Wort »Protein« kommt von dem griechischen Wort »protos« – was so viel heißt wie »das Erste«, »das Wichtigste«. Denn Eiweiß ist der wichtigste Baustoff unseres Körpers und hat vor allem folgende Funktionen:
- Aufbau aller Körperzellen
- Aufbau von Enzymen und Hormonen
- Aufbau und Unterstützung des Immunsystems

Eiweiß dient nur im Hungerzustand der Energielieferung, ansonsten steht seine Funktion als Baustoff im Vordergrund. Da im Sport eiweißhaltige Strukturen – Muskelfasern, Enzyme, Hormone – immer wieder neu aufgebaut werden müssen, ist die Zufuhr von ausreichend biologisch hochwertigem Eiweiß besonders wichtig. Normalerweise wird das Eiweißoptimum für den nicht-sporttreibenden Menschen mit 0,8–1 g pro Kilogramm Körpergewicht angegeben. Dieser Bedarf steigt je nach Sportart und Kategorie der sportlichen Betätigung bis auf 1,2, 1,5 oder 2,0 g pro Kilogramm Körpergewicht – oder auch mehr. Da wir uns in diesem Buch jedoch auf den Breiten- und Gesundheitssport beschränken, dürfte die Zufuhr von 1,0–1,2 g Eiweiß pro Kilogramm Körpergewicht die bedarfsgerechte Zufuhr sein.

Obwohl diese Verhältnisse relativ klar sind, gibt es bei der Angabe des Eiweißbedarfs immer wieder »Streit«, weil man den Bedarf an Eiweiß auch in Prozent der zugeführten Kalorien angibt. Meistens wird ein Eiweißanteil von 10–15 % der Kalorien empfohlen. Alles, was darüber ist, wird als zu viel verteufelt. Wenn man aber bei einem sporttreibenden Menschen von 70 kg eine Eiweißzufuhr von 1,2 g pro Kilogramm Körpergewicht akzeptiert – dann sind das etwa 300 kcal, was bei einer Kalorienreduktion auf 1500 kcal etwa 20 % der Gesamt-kalorienmenge bedeutet.

Außerdem dient eine erhöhte Eiweißzufuhr der schnel-leren Regeneration nach Belastungen (siehe Seite 69), sie erhöht den Grundumsatz und erzeugt ein länger an-dauerndes Sättigungsgefühl.

Allgemeine Empfehlung nach aktueller wissenschaft-licher Datenlage: **mehr** (mageres) **Eiweiß!!**
In Form von Fisch (Hering, Lachs, Makrele), Meeres-früchten, Fleisch, Geflügel, Ei, Hülsenfrüchten, Milch, Quark, Hüttenkäse, Käse (ca. 20–30 Prozent der Kalo-rien).

Biologische Wertigkeit der Proteine

Das Eiweiß (Protein) in der Nahrung dient dazu, die richtigen Eiweißbausteine (Aminosäuren) zu liefern, damit der Körper seine eigenen Eiweißstoffe aufbauen kann. Daher ist es eigentlich nicht ganz richtig, wenn man von einem minimalen oder optimalen Eiweiß-bedarf spricht, da es nicht auf den Bedarf an Eiweiß an-kommt, sondern auf die Zufuhr von Eiweißbausteinen (Aminosäuren), die der Körper selbst nicht herstellen kann (essenzielle Aminosäuren). Die Qualität der Nah-rungseiweiße (Proteine) liegt darin, wie viel von den essenziellen Aminosäuren sie enthalten, die der Orga-nismus benötigt. Für sich allein betrachtet sind tierische Proteine für den Menschen biologisch hochwertiger als pflanzliche (siehe Tabelle).

Bezeichnend für die Wissenschaft sind vor allem immer wieder diese beiden Sätze:

- »Man ist wieder davon abgekommen« und
- »Es braucht alles seine Zeit«

So ist es auch bei der biologischen Wertigkeit der Pro-teine. Jahrzehntelang hat man diese Tabelle zum Aus-gangspunkt genommen, um tierische Eiweiße als wert-voller für die Ernährung zu empfehlen – bis man darauf kam, dass ja kein Mensch sich ausschließlich immer nur von einer Eiweißart ernährt. Bei jeder Mahlzeit werden verschiedene Eiweißarten miteinander gemischt und kombiniert. Für eine optimale Ernährung äußerst wichtig ist die Erkenntnis, dass sich die Eiweißbausteine (Amino-säuren) verschiedener Eiweißlieferanten in ihrem Ami-nosäurespektrum gegenseitig ergänzen und aufwerten können, sodass durch geeignete Mischung der richtigen Eiweißspender eine viel höhere biologische Wertigkeit erzielt werden kann, als das durch tierisches Eiweiß alleine möglich wäre (siehe Tabelle).

Biologische Wertigkeit tierischer und pflanzlicher Proteine

Eiweiß	biologische Wertigkeit
Tierisches Eiweiß	
Vollei	100
Fleisch	92–96
Fisch	94
Milch	88
Käse	84
Pflanzliches Eiweiß	
Soja	84
Grünalgen	81
Roggen	76
Bohnen	72
Reis	70
Kartoffel	70
Brot	70
Linsen	60
Weizen	56
Erbsen	56
Mais	54

Günstige Nahrungsmittelkombinationen mit Ergänzungswert für Eiweiß (nach M. Hamm)

Getreide mit Milch

Reis, Weizen, Buchweizen, Hafer, Gerste, Roggen, Hirse **kombinieren mit**

Milch, Käse, Quark, Hüttenkäse, Joghurt, Dickmilch

Beispiele
■ Vollkorn- oder Buchweizenpfannkuchen mit Milch
■ Müsli mit Milch oder Joghurt
■ Vollkornbrot mit Käse

Getreide mit Hülsenfrüchten

Reis, Weizen, Buchweizen, Hafer, Gerste, Roggen, Hirse **kombinieren mit**

Bohnen, Sojabohnen, Kichererbsen, Erbsen, Linsen

Beispiele
■ Bohnensuppe mit Reis
■ Hirse mit Kichererbsen

Getreide mit Eiern

Reis, Weizen, Buchweizen, Hafer, Gerste, Roggen, Hirse **kombinieren mit** Ei

Beispiele
■ Buchweizenpfannkuchen mit Ei
■ Rührei mit Vollkornbrot

Kartoffeln mit Ei oder Milch

Kartoffeln **kombinieren mit**

Ei, Milch, Quark, Hüttenkäse, Joghurt, Dickmilch, Käse

Beispiele
■ Pellkartoffeln mit Quark oder Hüttenkäse
■ Kartoffeln mit Käse überbacken

Biologische Wertigkeit verschiedener Proteingemische für den Menschen

Proteingemisch	biologische Wertigkeit
Bohnen und Mais	101
Milch und Weizen	105
Vollei und Weizen	118
Vollei und Milch	122
Vollei und Kartoffeln	137

Wie wichtig diese gegenseitige Aufwertung der in den Nahrungsmitteln enthaltenen Eiweißbausteine (Aminosäuren) ist, sieht man auch aus folgender Tatsache: Menschen in armen Entwicklungsländern, die kein tierisches Eiweiß zur Verfügung hatten und sich überwiegend von Mais ernährten, litten oftmals unter sogenannten Eiweißmangelödemen. Das sind Wassereinlagerungen im gesamten Körper, vor allem auch im Bauchraum. Wie man aus obiger Tabelle sieht, hat Mais-Eiweiß für sich allein eine biologische Wertigkeit von 54. Wenn man aber Mais mit Bohnen kombiniert – erhält man eine biologische Wertigkeit von 101(!), mehr als Vollei! Man empfahl also diesen Völkern, neben dem Mais auch Bohnen anzubauen – und die Eiweißmangelödeme verschwanden.

Die höchste biologische Wertigkeit erreicht man durch eine Mischung von 36 % Eiprotein und 64 % Kartoffelprotein, die eine biologische Wertigkeit von 137 (!) aufweist und die biologische Wertigkeit des Eiereiweißes alleine bei Weitem übertrifft. Außerdem ist es eine preiswerte Möglichkeit, sich vollwertig mit einer hochwertigen Eiweißmischung zu ernähren. Schließlich ist es durch kluge und richtige Eiweißmischungen möglich, sich auch ohne Fleisch mit genügend biologisch hochwertigem Eiweiß zu versorgen, wie das zum Beispiel bei der laktovegetabilen Ernährung (= vegetarische Ernährung kombiniert mit Milchprodukten) der Fall ist. Wenn mit der Nahrung nicht genügend Eiweiße (Proteine) zugeführt werden, werden körpereigene Eiweiße abge-

MERKE

Die Ergänzungswertigkeit der Eiweißbausteine (Aminosäuren) reicht über 4–6 Stunden, sodass man günstige Eiweißkombinationen nicht gleichzeitig zu sich nehmen muss, sondern über diesen Zeitraum verteilen kann.

baut, um den Stoffwechsel und den ständig stattfindenden Eiweißumsatz aufrechterhalten zu können. Dieser Gesichtspunkt ist bei der Gewichtsabnahme und der dazu erforderlichen Verminderung der Nahrungsmenge sehr wichtig. Man muss vor allem bei der Gewichtsabnahme auf eine ausreichende Zufuhr biologisch hochwertiger Proteine achten. Dazu ist die Kenntnis günstiger Nahrungsmittelkombinationen mit Ergänzungswert für Eiweiß eine große Hilfe (siehe Tabelle).

Fette

Auch bei den Fetten gibt es viel »Streit« oder, vornehmer ausgedrückt, kontroverse Ansichten. Tatsache ist aber, dass zahlreiche präventive Studien nachgewiesen haben, dass Fette nicht so »gefährlich« sind, wie es bisher verkündet wurde. Vor allem wird immer wieder vor »tierischen« Fetten gewarnt und mit dem Finger auf das Cholesterin gezeigt. Einig ist man sich aber auch darüber, dass die »Cholesterinfrage« noch lange nicht gelöst ist. Tatsache ist auch, dass beim gesunden Menschen die Zufuhr von Cholesterin durch die Nahrung keinen wesentlichen Einfluss auf den Cholesterinspiegel im Blut hat. Schließlich ist Cholesterin sogar für den Aufbau von Zellmembranen und bestimmten Hormonen lebensnotwendig.

Gefährlich ist nur das oxidierte Cholesterin (zum Beispiel in Milch- und Eipulver oder Sprühfetten), weil es chemisch verändert und kein vollwertiger Baustoff ist, sodass die Zellen, die dieses oxidierte Cholesterin in ihre Zellmembran einbauen, nicht stabil sind und zerfallen, vor allem in den Wänden der Arterien. Daher sollte man das Augenmerk nicht so sehr auf das Cholesterin lenken – sondern eher darauf, wie man die Oxidation des Cholesterins verhindern kann, nämlich durch Antioxidantien und sekundäre Pflanzenstoffe (viel Obst und »farbiges« Gemüse).

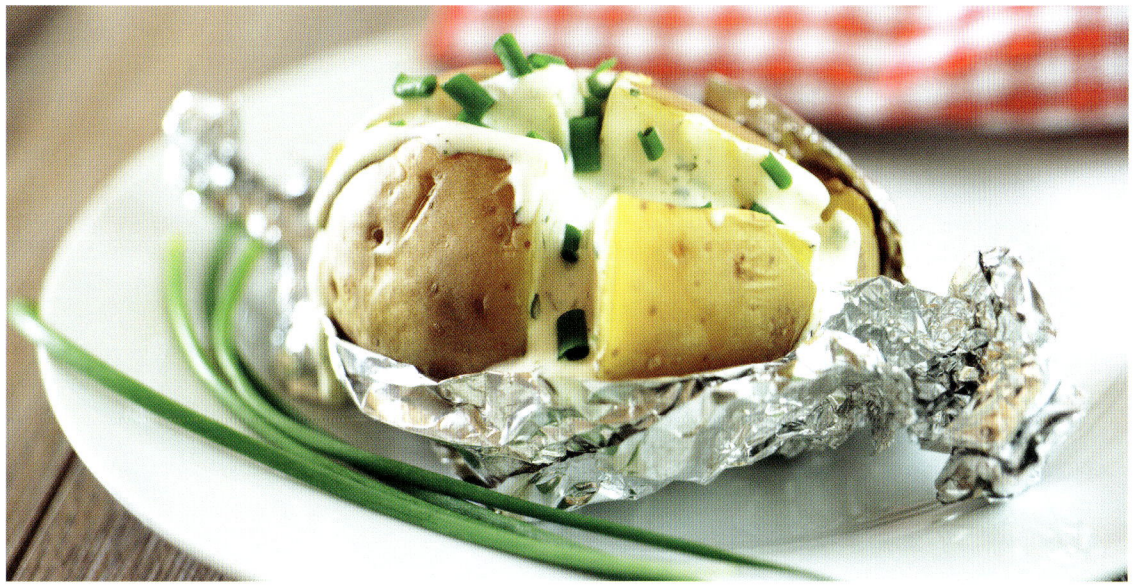

Man muss nicht immer auf die höchste Magerstufe achten …

Daher haben sich Fette als »gesund« erwiesen, die neben den Fettsäuren auch sekundäre Pflanzenstoffe mitliefern, die die Oxidation (das »Ranzigwerden«) der Fettsäuren verhindern (Olivenöl, Rapsöl u. a.).

Die Omega-3-Fettsäuren in Fischölen (zum Beispiel Makrelen, Lachs, Hering) sind außerdem wichtig als Bestandteil der Phospholipide in Gehirn und Nervensystem, für die Funktion des Immunsystems und für den Schutz von Gelenken, Sehnen und Bändern.

Fette liefern zwar pro Gramm doppelt so viele Kalorien wie Kohlenhydrate, führen aber bei mäßigem Gebrauch nicht zur Gewichtszunahme, weil sie insulinneutral sind und für längere Zeit ein Sättigungsgefühl erzeugen.

Allgemeine Empfehlung nach aktueller wissenschaftlicher Datenlage: **mehr** (gesundes) **Fett!**
Vor allem in Form von ungesättigten Fettsäuren wie in Oliven- und Rapsöl, Walnuss- oder Leinöl, Avocados, Nüssen und Samen (ca. 40–50 Prozent der Kalorien).

Step 4: Die Qualität der Ernährung optimieren

Es ist logisch: Wenn Kalorienreduktion die Voraussetzung für die Gewichtsabnahme ist, wenn also die Quantität der Nahrung weniger wird – dann muss ihre Qualität ansteigen, damit kein Mangel entsteht. Denn Mangelzustände sind für die Gesundheit nicht förderlich und erzeugen immer wieder Hungergefühle, weil der Körper diese Mangelzustände durch Nahrungsaufnahme ausgleichen möchte. Deswegen sollte man nicht nur seinen Gaumen beherrschen und weniger Kalorien zu sich nehmen, sondern auch darauf achten, dass die Nahrungsmittel, die man zu sich nimmt, von höchster Qualität sind. Als Grundgerüst unserer systematischen Überlegungen wollen wir die 10 Regeln der Deutschen Gesellschaft für Ernährung (DGE) heranziehen, die schon an die 50 Jahre immer wieder neu an den aktuellen Stand der Wissen-

schaften angepasst werden. Wir wollen aber dabei nicht unser Ziel aus den Augen verlieren – nämlich:

- Gewichtsabnahme bis zum Normalgewicht mit
- Breiten- und Gesundheitssport und
- Kalorienreduktion bei gleichzeitiger Optimierung der Ernährung

Daraus, wie wir diese Regeln für unsere Ziele modifizieren, kann man gleichzeitig lernen, dass Leitlinien immer nur Leitlinien sind (gleichgültig in welchem Fachgebiet), die man an die individuelle Situation anpassen muss – aber ohne den Boden der Realität zu verlassen.

10 Regeln der Deutschen Gesellschaft für Ernährung (DGE)

»Vollwertig essen hält gesund, fördert Leistung und Wohlbefinden und unterstützt einen nachhaltigen Ernährungsstil. Die Deutsche Gesellschaft für Ernährung (DGE) hat auf der Basis aktueller wissenschaftlicher Erkenntnisse 10 Regeln formuliert, die Ihnen helfen, genussvoll und gesund erhaltend zu essen.« (DGE)

Regel Nr. 1: Die Lebensmittelvielfalt genießen

Normalerweise wandern wir von einer Mahlzeit zur anderen von einem Mangel zum anderen; denn keine Mahlzeit enthält alle Nährstoffe gleichzeitig, die man braucht. Das ist auch nicht notwendig. Aber langfristig sollten diese Mangelzustände doch ausgeglichen werden. Das geht aber nur, wenn man nicht immer das Gleiche zu sich nimmt, wie es viele Menschen aus Gewohnheit tun. Es ist notwendig, die Vielfalt der Nahrungsmittel zu erkennen, im Auge zu behalten und sich möglichst abwechslungsreich zu ernähren. Dabei ist es wichtig, Nahrungsmittel, die zwar kalorienarm sind, aber eine große Nährstoffdichte aufweisen, zu bevorzugen und sinnvoll miteinander zu kombinieren. *»Wählen Sie überwiegend pflanzliche Lebensmittel. Diese haben eine gesundheitsfördernde Wirkung und unterstützen eine nachhaltige Ernährungsweise.«* (DGE)

Regel Nr. 3: Gemüse und Obst – Nimm »5 am Tag«

»Genießen Sie 5 Portionen Gemüse und Obst am Tag, möglichst frisch, nur kurz gegart oder gelegentlich auch als Saft oder Smoothie – zu jeder Hauptmahlzeit und als Zwischenmahlzeit: Damit werden Sie reichlich mit Vitaminen, Mineralstoffen sowie Ballaststoffen und sekundären Pflanzenstoffen versorgt und verringern das Risiko für ernährungsmitbedingte Krankheiten. Bevorzugen Sie saisonale Produkte.«

Regel Nr. 4: Milch und Milchprodukte täglich, Fisch ein- bis zweimal in der Woche, Fleisch, Wurstwaren sowie Eier in Maßen

»Diese Lebensmittel enthalten wertvolle Nährstoffe, wie z. B. Calcium in Milch, Jod, Selen und Omega-3-Fettsäuren in Seefisch. Entscheiden Sie sich bei Fisch für Produkte mit anerkannt nachhaltiger Herkunft. Im Rahmen einer vollwertigen Ernährung sollten Sie nicht mehr als 300–600 g Fleisch und Wurst pro Woche essen. Fleisch ist Lieferant von Mineralstoffen und Vitaminen (B_1, B_6 und B_{12}). Weißes Fleisch (Geflügel) ist unter gesundheitlichen Gesichtspunkten günstiger zu bewerten als rotes Fleisch (Rind, Schwein). Bevorzugen Sie fettarme Produkte, vor allem bei Fleischerzeugnissen und Milchprodukten.«

Wie wir bereits ausgeführt haben (siehe Seite 50 ff.), sind bei der optimalen Versorgung mit Eiweiß folgende beiden Gesichtspunkte wichtig:

- Tierisches Eiweiß ist für sich allein gesehen höherwertiger als pflanzliches Eiweiß.
- Günstige Eiweißmischungen aus tierischem und pflanzlichem Eiweiß führen zu einer Aufwertung der in ihnen enthaltenen Eiweißbausteine (Aminosäuren).

Außerdem wird bei dieser Ernährungsregel der DGE schon etwas auf die Schwachpunkte der Zivilisationskost in Bezug auf Mikronährstoffe (Jod, Selen, Omega-3-Fettsäuren, B-Vitamine) hingewiesen.

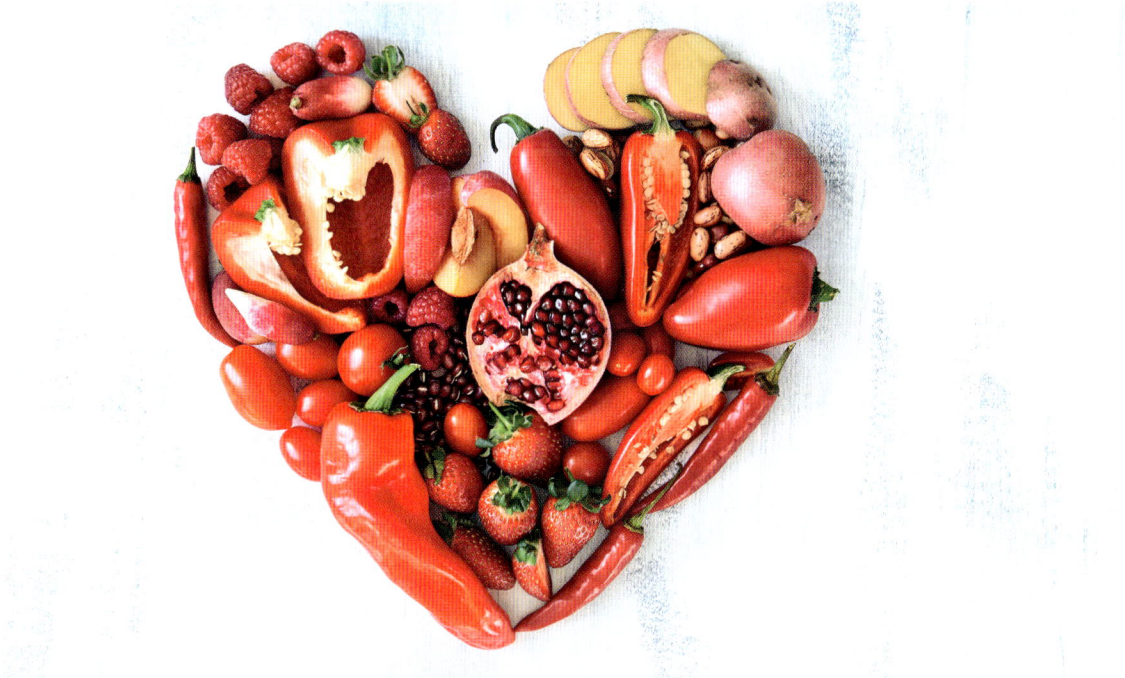

Achten Sie auf eine vielfarbige Auswahl von Obst und Gemüse – wegen der Vielzahl der sekundären Pflanzenstoffe.

Regel Nr. 7: Reichlich Flüssigkeit

»*Wasser ist lebensnotwendig. Trinken Sie rund 1,5 Liter Flüssigkeit jeden Tag. Bevorzugen Sie Wasser – ohne oder mit Kohlensäure – und energiearme Getränke. Trinken Sie zuckergesüßte Getränke nur selten. Diese sind energiereich und können bei gesteigerter Zufuhr die Entstehung von Übergewicht fördern. Alkoholische Getränke sollten wegen der damit verbundenen gesundheitlichen Risiken nur gelegentlich und nur in kleinen Mengen konsumiert werden.*«

Für die Gewichtsabnahme könnte man es noch einfacher und strikter formulieren: Trinken Sie nur kalorienfreie Flüssigkeiten wie Wasser, Tee und Kaffee ohne Zucker. Trinken Sie auch keine sogenannten Light-Produkte; denn sie fördern das Süßigkeitsbedürfnis – und das wollen wir gerade abbauen. Außerdem suggerieren Light-Produkte dem Körper: »Du hast jetzt gerade Kalorien gespart. Du kannst dir jetzt etwas gönnen.« Und schon löst sich der Effekt der Kalorienersparnis in Luft auf. Also trinken Sie Wasser – sonst nichts. Und wenn Sie sich etwas gönnen wollen, trinken Sie ab und zu ein Gläschen Rotwein – aber nur eines!

Regel Nr. 8: Schonend zubereiten

»*Garen Sie die Lebensmittel bei möglichst niedrigen Temperaturen, soweit es geht, kurz, mit wenig Wasser und wenig Fett – das erhält den natürlichen Geschmack, schont die Nährstoffe und verhindert die Bildung schädlicher Verbindungen. Verwenden Sie möglichst frische Zutaten. So reduzieren Sie überflüssige Verpackungsabfälle.*«

Regel Nr. 9: Sich Zeit nehmen und genießen

»*Gönnen Sie sich eine Pause für Ihre Mahlzeiten und essen Sie nicht nebenbei. Lassen Sie sich Zeit, das fördert Ihr Sättigungsempfinden.*«

Man sollte niemals irgendetwas in Eile hinunterschlingen – sondern man sollte immer ruhig, langsam und bewusst essen.

Regel Nr. 10: Auf das Gewicht achten und in Bewegung bleiben

Auch mit dieser Regel stimmen wir vollkommen überein; denn sie ist das Thema unseres Buches.

Aber wo sind die Regeln 2, 5 und 6?

Sie folgen jetzt, aber etwas modifiziert; denn wir müssen sie etwas an unsere Ziele anpassen – und hoffen, dass die Deutsche Gesellschaft für Ernährung (DGE) uns diese Freiheit erlaubt; denn wir bemühen uns, trotzdem auf dem Boden der Wissenschaft zu bleiben – so wie es der französische Physiker und Mathematiker André Marie Ampère einst empfohlen hat:
»*Studiere die Dinge dieser Welt, es ist die Pflicht deines Berufes; aber schau sie nur mit einem Auge an, dein anderes Auge auf das Leben gerichtet! Höre die Gelehrten, aber nur mit einem Ohr!*«

Regel Nr. 2: Reichlich Getreideprodukte sowie Kartoffeln

Brot, Getreideflocken, Nudeln, Reis und Kartoffeln enthalten zwar Vitamine, Mineralstoffe sowie Ballaststoffe und sekundäre Pflanzenstoffe – aber nicht primär, sondern eher sekundär als Beigaben. Primäre Lieferanten für diese Mikronährstoffe sind Obst und Gemüse (siehe Regel Nr. 5). Die Hauptinhaltsstoffe sind aber Kohlenhydrate, die wir bei der Gewichtsabnahme nicht brauchen können, weil sie den Fettstoffwechsel mehr oder minder stark blockieren. Für unsere Ziele sollte man die empfohlene Kohlenhydratmenge von 50–60 Prozent der Kalorien (kcal%) auf 30–35 kcal% reduzieren und dabei nur Kohlenhydrate auswählen, die langsam ins Blut »sickern« (siehe Seite 49), wie Parboiled Reis, Wildreis, Vollkornteigwaren, Pasta al dente, Haferflocken, Müsli, Milchprodukte, Obst, Hülsenfrüchte, Rohkost (z. B. rohe Karotten) und Gemüse.

Regel Nr. 5: Wenig Fett und fettreiche Lebensmittel

Richtig ist: »*Fett liefert lebensnotwendige (essenzielle) Fettsäuren und fetthaltige Lebensmittel enthalten auch fettlösliche Vitamine … Bevorzugen Sie pflanzliche Öle*

und Fette (z. B. Raps- und Sojaöl und daraus herge-
stellte Streichfette). Achten Sie auf unsichtbares Fett,
das in Fleischerzeugnissen, Milchprodukten, Gebäck
und Süßwaren sowie in Fast-Food und Fertigprodukten
meist enthalten ist.«

Allerdings hat sich »low fat« bei der Gewichtsabnahme
nicht bewährt, weil man dabei mehr Kohlenhydrate zu
sich nimmt, dadurch Insulin lockt – und Fett einlagert.
Besser ist es, »moderate fat« mit »low carb« zu kombinieren.

Regel Nr. 6: Zucker und Salz in Maßen

Unsere Devise heißt: kein Zucker; denn wenn man
Zucker »in Maßen« erlaubt, wird es doch mehr (Folge:
Insulin, Fette in die Fettzellen).

Zum Salz: Neuere medizinische Studien haben ergeben,
dass die strenge Salzrestriktion nicht so wichtig ist. Studien in der Sportmedizin weisen sogar auf die Gefahr
des Kochsalzmangels im Blut (Hyponatriämie) von
sportlich aktiven Menschen hin, der durch Schweißver-
luste und zu geringe Kochsalzzufuhr bedingt ist.

So ist eben das Leben …

Nahrung und Ernährung

Die Nahrung ist das Angebot und ist für alle Menschen
etwa gleich. Die Ernährung ist das, was der Mensch aus
dem Angebot macht – und das ist bei jedem Menschen
anders. Wenn jeder weiß, was ungesund ist, dann weiß er
automatisch auch, was gesund – wäre. Warum richtet er
sich dann nicht danach? Weil der Appetit durch Lebensweise und geistige Einstellung reguliert wird. Dadurch entwickelt man eine Antenne für bestimmte Nahrungsmittel.
Das ist so ähnlich wie Sympathie und Antipathie. Man
kann sie oft auch nicht begründen. Es entwickeln sich immer wieder neue Neigungen und Trends. Aber die Natur
bleibt immer gleich – und gesund bleibt immer gesund.
Tatsache ist, dass der Mensch am besten beraten ist,
wenn er sich nach der Natur richtet und sich möglichst

natürliche Nahrungsmittel auswählt. Doch hat man heute
die Zeit dazu?

Fast food und Fertiggerichte – ja oder nein?

Es gibt inzwischen genügend Berichte darüber, dass
»fast food« Übergewicht erzeugt, wegen der starken
Betonung von Kohlenhydraten und Zucker (z. B. Coca-
Cola, Ketchup u. a.), Geschmacksverstärkern und anderen nicht immer definierbaren Begleitstoffen.

Daneben sind Fertiggerichte immer mehr im Trend.
Sie werden als »convenience food« bezeichnet. »Convenience« heißt so viel wie »Annehmlichkeit« oder
»Bequemlichkeit«. Sicher gibt es eine ganze Reihe
»gesunder« Fertigprodukte – aber wissen Sie wirklich
genau, was darin enthalten ist? Prinzipiell gilt: Je mehr
die Fertigprodukte verarbeitet sind, desto mehr Begleitstoffe müssen sie enthalten (Konservierungsstoffe,
Aromastoffe, Geschmacksverstärker u. a.).

Wenn man sich z. B. ein Müsli ganz einfach selbst aus
Haferflocken, Rosinen, Nüssen und Weizenkeimen
zusammenstellen kann – wozu braucht man da ein
»Fertigmüsli« (mit Zucker und anderen Zusätzen)?

Gleichgültig, ob Sie sich für »fast food« und /oder »convenience food« entscheiden, weil Sie keine Zeit haben,
sich eine Mahlzeit aus natürlichen Nahrungsmitteln
selbst zusammenzustellen, lassen wir den berühmten
Pfarrer Sebastian Kneipp darauf antworten:

»Wer heute keine Zeit für seine Gesundheit hat, wird
morgen viel Zeit für seine Krankheit brauchen.«

Natürliche und »lebendige« Nahrungsmittel bevorzugen

Ein alter Spruch im Yoga heißt: »Aus toter Nahrung kann
man kein Leben gewinnen.« Im Prinzip ist Ernährung
die Umwandlung einer Lebensform in eine andere.
Der westliche Mensch denkt analytisch und zerlegt die
Nahrung in ihre Bestandteile – und vergisst dabei das

Leben. Außerdem betonen Wissenschaftler immer, dass sie nicht definieren können, was »Leben« ist. Wenn man die Qualität seiner Nahrung optimieren will, sollte man nicht nur darauf achten, natürliche Nahrungsmittel mit hoher Nährstoffdichte zu sich zu nehmen, sondern zu einem gewissen Anteil auch Nahrungsmittel, die noch wirkliche »Lebensmittel« sind und noch Leben in irgendeiner Form enthalten.

»Lebendige Nahrung«

Pferdezüchter geben ihren Pferden Hafer, damit sie richtig »lebendig« werden und ein glänzendes Fell bekommen. Das drückt auch das Sprichwort aus: »Ihn sticht der Hafer!« Pferde werden durch den Hafer so »lebendig«, dass sie täglich ausgeritten werden müssen. Wenn dies aber nicht möglich ist, stellen Pferdezüchter die Ernährung auf den sogenannten Quetschhafer um. Der Hafer wird gemahlen (»gequetscht«) und dann einige Tage an der Luft stehen gelassen. Wenn man dann diesen Quatschhafer verfüttert, muss man die Pferde nicht mehr täglich ausreiten. Sie werden müder und bekommen ein mattes Fell. Dabei sind die Inhaltsstoffe im Hafen nicht verändert worden – aber die lebendige Einheit der Haferkörner wurde zerstört, ohne dass man das wissenschaftlich messen könnte. Es ist »nur« eine Erfahrung – aber auch die Erfahrung liefert Erkenntnisse, die meist erst später wissenschaftlich bewiesen werden.

Interessant ist auch, dass sich Ausdauersportler instinktiv zu »lebendigen« Nahrungsmitteln hingezogen fühlen. Sie entwickeln zum Beispiel richtigen Appetit auf Hafer. Und es gibt auch kaum Hochgebirgsexpeditionen, die ohne Hafer auskommen. Das mag an den vielfältigen leistungsfördernden Eigenschaften des Hafers liegen, die inzwischen auch wissenschaftlich nachgewiesen wurden, nämlich eine psychotrope, stimulierende Wirkung, die zu einer anhaltend gehobenen heiteren und unternehmungslustigen Stimmungslage führt, einen erhöhten Aktivitätsdrang erzeugt und sogar antidepressive Wirkungen zeigt.

»Lebendige Nahrungsmittel«

- frisches Obst, frisches Gemüse, frisch gepresste Obst- und Gemüsesäfte, frische Salate
- Getreidekörner, Getreideflocken, Weizenkeime
- Milch, Käse (Camembert, Brie, Roquefort)
- Joghurt, Kefir
- Hefe
- Sojabohnen
- Nüsse
- Honig, Blütenpollen
- Obstessig, Knoblauch

Vielleicht ist das »Leben« in der Nahrung wichtiger, als wir heute glauben, weil wir Leben noch nicht messen können. Wenn sich Menschen zu einer bestimmten Ernährungsweise hingezogen fühlen, sollte man das nicht gleich mit dem Wort »Außenseiterdiäten« abtun. Denn gerade Sportler entwickeln durch ihre im Trainingsprozess zunehmende »Körperintelligenz« (somatische Intelligenz) ein ganz gutes Gespür für Trainings- und Ernährungsweisen, die ihre Leistung fördern. Der französische Physiologe Claude Bernard hat es so ausgedrückt: »*Man sollte nicht die praktischen Erfahrungen an die Theorie anpassen, sondern umgekehrt die Theorie an die praktischen Erfahrungen.*«

Die »besten« Nahrungsmittel

Die »besten« Nahrungsmittel sind lebendige, vollwertige Nahrungsmittel mit hoher Nährstoffdichte und/oder hohem Anteil an Antioxidantien und sekundären Pflanzenstoffen für eine gesunde und leistungsfördernde Ernährung.

Natürlich ist die Aufzählung dieser »besten« Nahrungsmittel auch immer etwas subjektiv, aber sie beruht doch auf den objektiven Kriterien mit dem Schwerpunkt auf »Lebendigkeit« und Nährstoffdichte. Nehmen Sie diese Zusammenstellung als Einkaufsliste, gehen Sie in einen

»Bio-Laden« oder ein Reformhaus und »schwelgen« Sie in dieser gesunden Lebensmittelvielfalt (entsprechend Ernährungsregel Nr. 1 der DGE).

Obst, Beeren und Nüsse:
- Acerola-Kirschen, Zitrusfrüchte (Zitronen, Orangen etc.)
- Beeren (Heidel-, Preisel-, Sanddorn-, schwarze Johannisbeeren, Erdbeeren, Weintrauben)
- Kiwi, Melonen, Mango, Papaya
- ungeschwefelte (!) Trockenfrüchte (Aprikosen, Feigen, Rosinen)
- Äpfel, Bananen u. a.
- Pinienkerne, Pistazien, Sonnenblumenkerne, Sesam, Cashewkerne, Haselnüsse, Mandeln, Walnüsse, Kürbiskerne u. a.

Gemüse und Salate:
- Karotten, Tomaten
- Brokkoli, Endiviensalat, Feldsalat, Mangold, Kopfsalat, Spinat
- Blumenkohl, Grünkohl, Rosenkohl, Kohlrabi, Fenchel
- Hülsenfrüchte (Erbsen, Bohnen, Linsen), Sojabohnen
- Paprika, Kürbis, Sellerie, Spargel, Petersilie, Schnittlauch u. a.

Milch und Milchprodukte:
- Milch, Buttermilch, Milchprodukte (Quark, Hüttenkäse, Joghurt, Kefir)
- magere Käsesorten (v. a. Bergkäse, Hartkäse u. a.)

Fleisch, Fisch und Eier:
- Seelachs, Kabeljau, Scholle, Seezunge, Tintenfisch, Meeresfrüchte
- Makrele, Lachs, Hering
- mageres Fleisch, Geflugel, Wild
- Eier

Fette und Öle:
- pflanzliche Öle (v. a. Olivenöl, Rapsöl, Weizenkeimöl; Walnussöl)
- Butter
- Omega-3-Fettsäuren aus Fischölen, Krill-Öl

Getreide, Reis und Kartoffeln:
- Getreide (Hafer, Dinkel, Weizen, Hirse), Buchweizen
- Getreideflocken (Hafer-, Dinkel-, Weizen-, Hirseflocken)
- Vollkornprodukte (Vollkornbrot, Vollkornteigwaren, Vollkornkekse, z. B. Haferkekse), Müsli (ohne Zucker)
- Naturreis, Wildreis, Parboiled Reis
- Pellkartoffeln, Folienkartoffeln

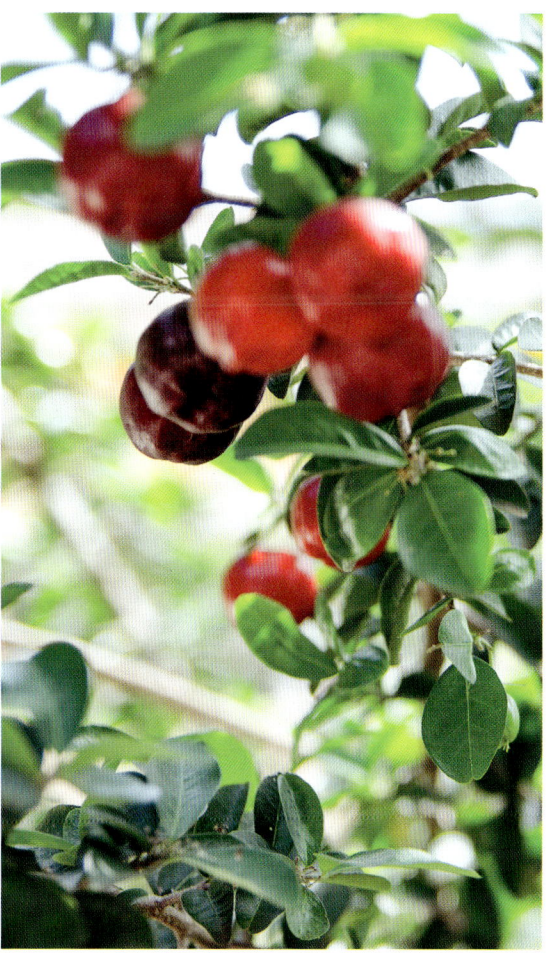

Beeren weisen eine große Nährstoffdichte von Vitaminen und Mineralstoffen auf.

Getränke:
- Frische Obst-, Frucht-, Gemüsesäfte
- Tee (schwarzer Tee, grüner Tee, Früchtetee)

Richtlinie Mittelmeerkost

In vielen medizinischen Präventionsstudien wird festgestellt, dass die Mittelmeerkost oder mediterrane Kost eine der gesündesten Ernährungsweisen darstellt. Allerdings ist der Begriff »Mittelmeerkost« nicht ganz eindeutig definiert, und man bekommt auch beim »Italiener« nicht immer das, was in diesen Studien mit »Mittelmeerkost« gemeint ist. Dieser Begriff wird als Oberbegriff für die verschiedenen Landesküchen der Mittelmeerländer gebraucht, deren Grundelemente sind:

- frisches Obst und Gemüse wie Tomaten, Auberginen, Paprika, Zucchini
- Fisch und Meeresfrüchte
- Olivenöl und Oliven
- Knoblauch, Lauch, Zwiebel
- Kräuter und Gewürze wie Thymian, Rosmarin, Koriander, Salbei, Fenchel, Kümmel, Anis, Oregano und Basilikum
- Brot, Nudeln und Reis nur als Beigaben
- manchmal ein Gläschen Rotwein zum Essen

Genauso wichtig bei der Mittelmeerkost ist die Tatsache, dass sie
- mit Liebe zubereitet und
- ruhig und bewusst gegessen wird.

Braucht man Nahrungsergänzungen?

Das ist eine Gretchenfrage in der Ernährungslehre: Hat eine gesunde Ernährung Schwachpunkte, die man ausgleichen muss, um die Ernährung insgesamt optimal zu gestalten? Die Antwort muss immer lauten: eigentlich nicht; denn normalerweise reicht eine gesunde Mischkost mit reichlich Obst und Gemüse aus, um den Menschen mit allen notwendigen Nährstoffen zu versorgen. Die Betonung liegt hier auf »eigentlich« und »normalerweise«; denn eigentlich gilt das aber nur für junge, ge-

sunde Menschen, die meist am Schreibtisch sitzen, keinen Sport betreiben, nicht schwanger sind, keine Medikamente nehmen – und auch nicht älter werden.

Sondersituationen und bestimmte Anforderungen schaffen jedoch zusätzliche Bedürfnisse, die auch durch eine gesunde Mischkost nicht mehr gedeckt werden können – zum Beispiel:

- Sportler brauchen zusätzlich bestimmte Mineralstoffe (z. B. Magnesium), Spurenelemente (z. B. Selen, Zink), Vitamine (z. B. B-Komplex, C, E) und Makronährstoffe (z. B. Eiweiß).
- Auch in der Schwangerschaft gibt es trotz gesunder Mischkost oft einen Mangel an Vitamin B_{12}, Folsäure und Eisen, die zusätzlich zugeführt werden müssen.
- Auch Medikamente führen oft zu Mangelzuständen an Mikronährstoffen, wie z. B. bestimmte Cholesterinsenker (»Statine«) einen Mangel an Coenzym Q10 hervorrufen.

Wussten Sie, dass durch die Einnahme von Ovulationshemmern (»Pille«) ein Mangel an Vitamin B_2, B_6, B_{12}, Folsäure, Vitamin C sowie an Magnesium und Zink hervorgerufen werden kann?

Es gibt kontroverse Ansichten über den Einsatz von Supplementen (Nahrungsergänzungen) – aber es gibt keine Diskussion darüber, dass es wichtig ist, Mangelzustände auszugleichen. Wenn man im Zweifel darüber ist, ob man Mikronährstoffe zusätzlich zuführen sollte oder nicht – dann lassen Sie sie messen, beim Hausarzt oder im Labor.

Wenn man genügend Hinweise auf einen Mangel an Mikronährstoffen hat, sollte man folgende Punkte beachten:

- Nahrungsergänzung heißt deswegen Nahrungsergänzung, weil sie die gesunde Nahrung ergänzen und nicht ersetzen soll.

- Auch eine noch so gute Nahrungsergänzung kann eine natürliche, gesunde und ausgewogene Ernährung mit viel Obst und Gemüse nicht ersetzen.
- Eine Nahrungsergänzung sollte nur dazu dienen, Mangelzustände auszugleichen, um das innere Gleichgewicht (Homöostase) wiederherzustellen.
- Eine vernünftig eingesetzte Nahrungsergänzung sollte nach den Prinzipien der orthomolekularen Medizin oder Mikronährstoff-Medizin zusammengesetzt und aus möglichst hochwertigen natürlichen Grundstoffen hergestellt sein.

Beispiel Selen

Es ist schon lange bekannt, dass Europa (und vor allem auch Deutschland) ein Selen-Mangelgebiet ist, wobei es ein Nord-Süd-Gefälle gibt (ähnlich wie beim Jod). In einem wissenschaftlichen Artikel der renommierten Zeitschrift *Lancet* wird sogar »Germany (Bavaria)« mit einer täglichen niedrigen Selenaufnahme von 35 µg ausdrücklich erwähnt. Bei niedrigen Selenspiegeln findet man eine höhere Sterblichkeit, eine höhere Krebshäufigkeit und eine höhere Zahl von Autoimmunerkrankungen (vor allem der Schilddrüse). Wie kommt es zu einem Mangel an Selen?

Als Hauptquelle für Selen gilt – neben Seefischen und Meeresfrüchten – vor allem Vollkorngetreide. Wenn man nun der Meinung ist, dass man genügend Selen aufnimmt, wenn man sich mit Vollkornprodukten ernährt, liegt man aber oft falsch! Vollkorn heißt zwar »volles Korn« – aber was ist mit dem Keim? Die meisten Bäcker beziehen ihr Vollkornmehl vom Müller – der allerdings den Keim entfernt, weil das Mehl sonst ranzig wird. Das heißt: Das, was wir in gutem Glauben als »Vollkorn« verzehren, ist zwar ein volles Korn, jedoch ohne Keim. Aber die Hauptmenge von Selen befindet sich im Keim (siehe Tabelle). Nur »Bio-Bäcker«, die ihr Getreide mit Keim selbst mahlen, erzeugen »Vollkornbrot« im eigentlichen Sinn. Eine andere Möglichkeit ist natürlich, sein Vollkornbrot (mit Keim) selbst zu backen – oder Weizenkeime über das Müsli zu streuen.

Weizenkeime – Inhaltsstoffe

	pro 100 g
Eiweiß	**28 g**
Kohlenhydrate	32 g
Fett	10 g
Ballaststoffe	16 g
Vitamin E	**28 mg**
Folsäure	**500 µg**
Zink	**14 mg**
Selen	**100 µg**
Chrom	**70 µg**
Mangan	15 mg
Kupfer	1,0 mg
Molybdän	100 µg

Wenn man diese Tabelle aufmerksam betrachtet, sieht man, dass Weizenkeime (die man im Reformhaus kaufen kann) eine hochwertige natürliche Nahrungsergänzung sind, die außer dem Selen auch reichlich Zink, Chrom, Folsäure und andere wichtige Mikronährstoffe sowie auch einen hohen Anteil von Eiweiß (28 %) enthalten.

Ein weiterer Grund für den Mangel an Selen wäre die Annahme, dass unsere Böden »ausgelaugt« sind, was aber von der Deutschen Gesellschaft für Ernährung (DGE) und von den Ministerien weit von der Hand gewiesen wird. Die Frage ist aber dann, woran es liegt, dass zum Beispiel der kanadische Weizen bis zu siebenmal mehr (!) Selen enthält als der in Deutschland. Einen weiteren Hinweis in diese Richtung gibt noch ein weiteres Beispiel:

Beispiel Tomate

Pflanzliche Heilmittel haben den Nachteil, dass ihr Wirkstoffgehalt stark schwankt – je nach Anbaugebiet, Bodenbeschaffenheit und Jahreszeit. Warum sollte das bei den pflanzlichen Nahrungsmitteln anders sein? Tatsache ist, dass die Inhaltsstoffe verschiedener Nahrungsmittel nicht mehr die gleichen sind wie etwa vor 50 Jahren. Das möge ein Beispiel zeigen, das den Mikronährstoffgehalt einer Tomate in den Jahren 1954 und 2003 vergleicht:

Tomate: Gehalt wichtiger Vitamine und Mineralstoffe, Vergleich 1954 und 2003

	1954	2003	Gehalt
Kalium	315	235	−25 %
Magnesium	51	11	−88 %
Kalzium	43	10	−87 %
Vitamin B1	120	37	−69 %
Vitamin B2	219	19	−90 %
Vitamin C	50	13	−74 %
Vitamin A	550	42	−90 %
Vitamin E	1200	540	−55 %

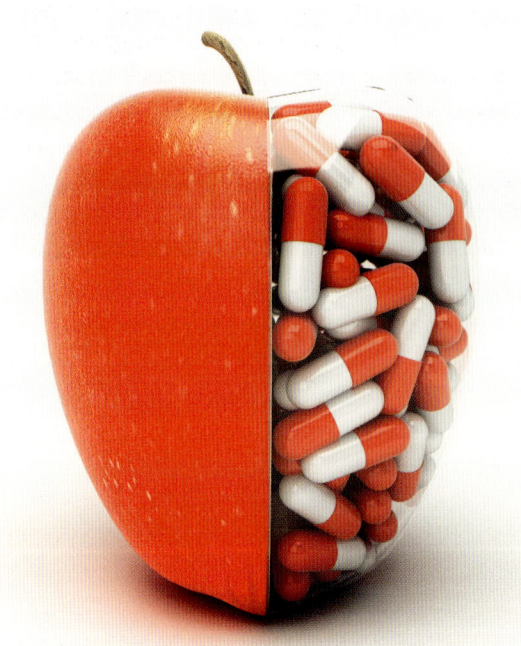

Wenn Früchte langsam gewachsen sind, müssen sie nicht durch Mikronährstoffe ergänzt werden.

TIPP Wählen Sie vor allem Obst- und Gemüsearten aus, die unter natürlichen Bedingungen in natürlicher Geschwindigkeit gewachsen sind; denn sie enthalten die meisten Mikronährstoffe.

Pflanzliche Nahrungsmittel brauchen ihre Zeit, um zu wachsen und ausreichend Mikronährstoffe anreichern zu können. Wenn man dieses Wachstum durch Überdüngung zu stark beschleunigt, ist das Wachstum zu schnell. Die Früchte sind zwar größer – aber Ihre Inhaltsstoffe sind geringer.

Die Nahrung natürlich aufwerten

Verwenden Sie am besten folgende natürliche Nahrungsmittel zur Nahrungsaufwertung und solche, die besonders viele Mikronährstoffe enthalten, bei denen Mangelzustände auftreten könnten.

Zur Nahrungsaufwertung:
- Weizenkeime, Weizenkeimextrakt, Weizenkeimöl
- Hefeflocken, Enzym-Hefezellen
- Kakaopulver
- Honig und Blütenpollen
- Keime und Sprossen

Nahrungsmittel mit hoher Nährstoffdichte an wichtigen Mikronährstoffen

Vitamin C:
- Acerola-Kirschen (Acerola-Taler)
- Hagebutten
- Orangen, Zitronen, Grapefruit, Mandarinen, Kiwi
- Schwarze Johannisbeeren, Sanddornbeeren, Erdbeeren
- Obst und Obstsäfte: Zitrussäfte, schwarzer Johannisbeersaft, Traubensaft, Apfelsaft
- Gemüse: Brokkoli, Grünkohl, Paprika u. a. Frische Blattsalate. Kartoffeln. Petersilie, Meerrettich u. a.

Funktionen:

Wichtiges wasserlösliches Antioxidans; Abbau von Cholesterin; Entgiftung der Leber und Ausscheidung von Medikamenten und Chemikalien; Förderung der Eisenaufnahme; Unterstützung der Hormonproduktion (Schilddrüsenhormone, Adrenalin, Noradrenalin); Unterstützung der Produktion von Carnitin, das für den Fettstoffwechsel notwendig ist; stärkt Bindegewebe in Haut, Gelenken, Muskeln, Knochen und Gefäßen (Kollagene); Unterstützung der Produktion von Nervenbotenstoffen (Neurotransmitter) im Gehirn (Noradrenalin, Serotonin).

Vitamin E:

- pflanzliche Öle: Weizenkeimöl, Olivenöl, Rapsöl; Maiskeimöl, Sonnenblumenöl, Safloröl (Distelöl), Sojaöl
- Weizenkeime
- Sojabohnen, Erbsen
- Nüsse: Haselnüsse, Mandeln, Sonnenblumenkerne, Erdnüsse, Walnüsse
- Getreidevollkorn und Vollkornprodukte, Getreideflocken. Naturreis und Parboiled Reis.

Funktionen:

Wichtiges fettlösliches Antioxidans, schützt oxidationsempfindliche Stoffe und Strukturen im Körper wie mehrfach ungesättigte Fettsäuren, Hormone der Hirnanhangsdrüse (Hypophyse), der Nebennieren und der Geschlechtshormone; schützt vor Sauerstoffmangel und »verdünnt« das Blut, indem es die Neigung der Blutplättchen, in den Adern zu verklumpen, vermindert.

Vitamin D:

- Milch, Milchprodukte
- Fische (Lachs, Thunfisch)
- Eier
- Käse
- Butter

Funktionen:

Wichtig für gesunde Knochen und Zähne; Immunsystem: unterstützt Aktivierung und Funktion der weißen Blutkör-

MERKE Vitamin D ist ein »Sonnenvitamin«. Etwa 90 % des vom Organismus benötigten Vitamin D kann in der Haut unter Einwirkung von Sonnenlicht gebildet werden: *»Wir wissen heute, dass in den meisten Regionen kurzzeitige und begrenzte Sonnenlichtexposition genügt, um ausreichende Vitamin-D-Spiegel zu erzielen. Die Exposition des Körpers in Badekleidung mit einer minimalen Erythemdosis (MED) Sonnenlicht entspricht in etwa der oralen Einnahme von mindestens 10.000 I. E. Vitamin D. Deshalb wurde von einigen Autoren die Exposition von weniger als 18 % der Körperoberfläche (z. B. Hände, Arme und Gesicht) 2–3-mal pro Woche mit einer Dosis von bis zu oder ½ MED im Frühjahr, Sommer und Herbst als ausreichend angesehen.«*
Reichrath J, Reichrath S: Die Haut als endokrines Organ OM – Zschr. f. Orthomol. Med. 2: 10–12 (2013)

perchen bei Infektionen; Zellwachstum und Entwicklung: wichtige Kontrollfunktion bei der Entwicklung von Zellen und Geweben, verhindert unkontrolliertes Wachstum von abnormalen Zellen (krebsprotektive Wirkung) und ermöglicht die Entwicklung von gesunden, funktionstüchtigen, reifen Zellen; wichtig für Gehirnfunktion.

Omega-3-Fettsäuren:

- Fischöle, Krillöl; Leinöl
- »Fettfische« (Makrele, Lachs, Hering, Thunfisch)
- Heilbutt, Bachforellen
- Garnelen, Hummer

Funktionen:

Bestandteile der Zellmembranen, vor allem auch im Gehirn (Phospholipide); Regulierung des Zellwachstums, der Blutfette (Triglyzeride), des Cholesterins, des Blutdrucks; Förderung der Fließfähigkeit des Blutes (Hemmung der Verklumpung der Blutplättchen); Unterstützung des Immunsystems; Verminderung von Entzündungen; Verbesserung der Sehkraft; Erhaltung geistiger Funktionen

Karotinoide, Flavone, Flavonoide und andere sekundäre Pflanzenstoffe:

- alle dunkelgrünen und gelborangefarbenen Gemüse und Früchte: z. B. Karotten, Tomaten, Aprikosen
- Endivien, Spinat, Rote Beete, Süßkartoffeln
- Melonen, Papaya, Mango
- Minze, Petersilie, Kresse
- alle roten und gelben Gemüse- und Fruchtsäfte: z. B. Karottensaft, Tomatensaft, roter Traubensaft, Rotwein u. a.
- verschiedene Teesorten, z. B. schwarzer Tee, grüner Tee, Früchtetee

Funktionen:
Äußerst vielfältige Wirkungen, vor allem Schutz gegen freie Radikale, vielseitige Antioxidantien, Schutz des Cholesterins vor Oxidation, entzündungshemmend, Unterstützung des Immunsystems, Hemmung von Alterungsprozessen, krebsprotektive Wirkung u. a.

Magnesium:

- Weizenkeime
- Kakaopulver
- Nüsse: Sonnenblumenkerne, Walnüsse, Haselnüsse, Erdnüsse, Cashewnüsse, Mandeln
- Hülsenfrüchte: Sojabohnen, Erbsen
- Naturreis, Parboiled Reis
- Getreidevollkorn und Vollkornprodukte, Getreideflocken (v. a. Haferflocken); Weizenkeime
- Fisch: Seezunge, Forelle, Makrele u. a.
- Fleisch, Fleischextrakt
- Käse: Edamer, Gouda u. a.

Funktionen:
Wichtiger Mineralstoff für den Energiestoffwechsel (Beteiligung bei der ATP-Bildung), wichtig für den Eiweißstoffwechsel; wichtiger Wirkstoff für den Herzmuskel, wirkt gegen Herzrhythmusstörungen; Beteiligung am Aufbau von Knochen und Zähnen (neben Kalzium und Phosphor); regelt die Durchlässigkeit der Zellmembranen; reguliert die Funktion der Muskulatur (wirkt gegen Muskelkrämpfe) sowie die normale Funktion des zentralen Nervensystems (»Salz der inneren Ruhe«).

Selen:

- Getreidevollkorn: Gerste, Weizen, Hafer
- Weizenkeime
- Sesam
- Seefische, Meeresfrüchte
- Rotbarsch
- Nüsse (Paranuss)
- Spargel, Petersilie
- Datteln
- Eigelb

Funktionen:
Vielfache antioxidative und immunmodulierende Eigenschaften; wirkt selbst als Antioxidans und ist Bestandteil der antioxidativen Schutzsysteme des Körpers; unterstützt das Immunsystem auf vielfältige Weise; wichtig für den Stoffwechsel der Schilddrüsenhormone; wirkt gegen Entzündungen; Entgiftung von krebserzeugenden Stoffen und Schwermetallen.

Zink:

- Weizenkeime
- Hafer, Haferflocken. Getreidevollkorn
- Hefe, Bierhefe
- Fleisch
- Käse
- Nüsse
- Soja, Erbsen, Bohnen

Funktionen:
Reguliert als Cofaktor bei über 300 Enzymen den Stoffwechsel von Kohlenhydraten, Fetten, Proteinen und Nukleinsäuren (DNS, RNS); wichtig für Bindegewebe und Wundheilung; unentbehrlich für die Immunkompetenz und die Produktion von Thymushormonen; Antioxidans und Bestandteil antioxidativer Schutzsysteme; wichtiger Bestandteil von Neurotransmittern (Nerven-

botenstoffen); Hormonstoffwechsel (Insulin, Schilddrüsenhormone, Sexualhormone, Wachstumshormon);
Entgiftung von Schwermetallen u. a.

Chrom:
- Vollkornprodukte, Weizenkeime
- Hühnerfleisch
- Hefe, Bierhefe
- Linsen

Funktionen:
Wichtigste Funktion ist die Wirkung auf den sogenannten Glukose-Toleranzfaktor (GTF), der den Zuckerstoff-
wechsel und die Insulinwirkung reguliert. Dadurch
können eine Insulinresistenz und eine Neigung zum
Diabetes abgebaut werden. Außerdem Wirkung auf den
Fettstoffwechsel: Senkung der Blutfette (Triglyzeride)
und des Cholesterins, Förderung der Gewichtsabnahme.
Im Proteinstoffwechsel Förderung des Einbaus bestimm-
ter Aminosäuren in das Herzgewebe.

Protein-Shakes – ja oder nein?
Normalerweise reicht eine optimale Eiweißversorgung
durch hochwertige Eiweißlieferanten mit hoher biologi-
scher Wertigkeit (siehe Seite 51) aus, zumal wenn man
sie richtig miteinander kombiniert (siehe Seite 52). In
der Sporternährung hat sich der Einsatz von Eiweißkon-
zentraten in folgenden Situationen bewährt:

- bei Krafttraining mit hoher Intensität
- bei Ausdauertraining mit hoher Intensität
- bei Appetitmangel und gleichzeitig hoher Trainingsintensität
- bei Gewichtsabnahme zur Förderung des Abbaus
  von Fettgewebe ohne Abbau von Muskulatur
- Verhinderung von Muskelschwund im Alter

Durch Eiweißkonzentrate kann man reines Eiweiß zuführen, ohne die bei den Eiweißlieferanten in der Nahrung oft vorhandenen unerwünschten Begleitstoffe
(Fette, Cholesterin, Harnsäure).

Die verwendeten Eiweißkonzentrate (Protein-Shakes)
sollten alle essenziellen Aminosäuren im richtigen
Verhältnis enthalten, sodass sie eine hohe biologische
Wertigkeit aufweisen. Bewährt hat sich vor allem der
Einsatz von Molkeneiweiß (Whey Protein) und Sojaeiweiß. Der Nutzeffekt von Molkeneiweiß (Whey Protein)
ist gegenüber dem Sojaeiweiß jedoch um etwa 30 %
höher. Der limitierende Faktor für die biologische Wertigkeit von Sojaeiweiß ist der geringe Anteil an der Amino-
säure Methionin. Dies kann man aber ausgleichen,
indem man das Sojaeiweiß mit Carnitin kombiniert.
Carnitin fördert den Fettstoffwechsel und besteht aus
den Aminosäuren Methionin und Lysin.

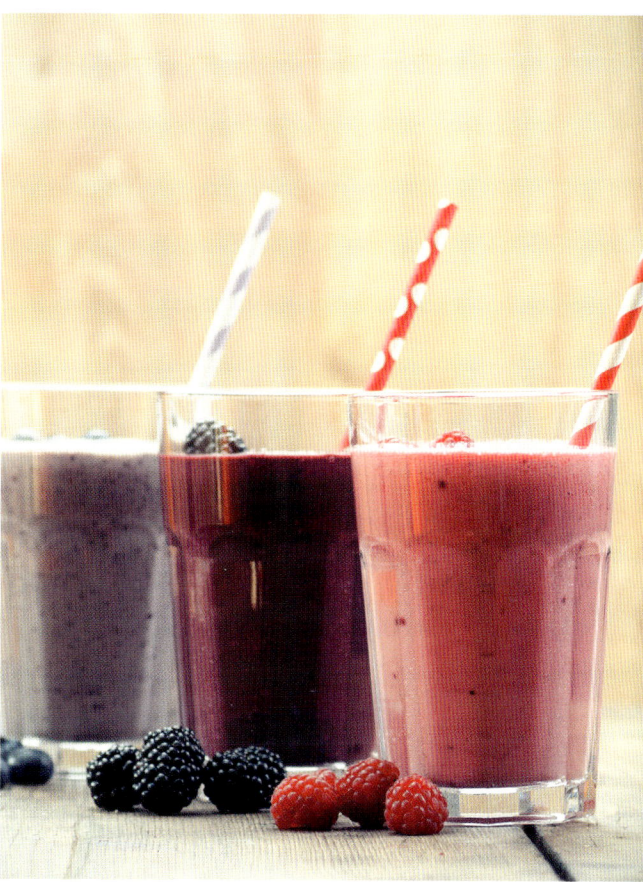

**Protein-Shakes sind appetitlich, schmecken gut und
fördern die Gewichtsabnahme.**

TIPP Man kann auch ab und zu das Mittagessen durch einen Protein-Shake ersetzen und dazu einen Apfel (oder anderes Obst) essen.

Da es für Proteine (Aminosäuren) keine Speicher im Körper gibt – sondern nur einen sogenannten Aminosäurepool –, sollte man Protein-Shakes (mit jeweils etwa 20 g Eiweiß) in Nachbarschaft zum Training zuführen. Am besten direkt nach dem Training (oder bis zu zwei bis drei Stunden danach). Man kann auch etwa ein bis zwei Stunden vor dem Training einen Protein-Shake trinken, um dann das Training etwas intensiver zu gestalten und dann nach Art einer »Lenkmethode« die Eiweißbausteine durch das Training in die Zellen hineinlenken.

Studien haben gezeigt, dass ältere Menschen durch die Zufuhr von ein bis zwei Protein-Shakes pro Tag mit jeweils 20 g Eiweiß den durch den Alterungsprozess bedingten Muskelschwund aufhalten können, vor allem wenn sie diese Maßnahme mit einem altersgerechten Krafttraining kombinieren.

Step 5: Optimales Nährstoff-Timing

Mentale Formel für die Gewichtsabnahme:
»Ich brauche das jetzt nicht.«

Unterschied zwischen Nulldiät und Fasten

Menschen, die Nulldiät machen, denken ständig: »Ich darf nichts essen.« Dabei denken sie ständig an das Essen und verdrängen ständig diesen Gedanken. Man kann aber auf Dauer nicht verdrängen – und man kann auch nicht »nicht an etwas denken«. Machen Sie doch die bekannte Konzentrationsübung: Setzen Sie sich hin, schließen Sie die Augen und denken Sie fünf Minuten lang **nicht** an einen grünen Elefanten. Sie haben bestimmt noch nie an einen grünen Elefanten gedacht.

Aber wenn Sie ihn verdrängen sollen, geht er ihnen nicht mehr aus dem Kopf.

Bei der Verdrängung kommt es schließlich zur »Explosion«: Man wartet auf den Zeitpunkt, an dem die Nulldiät zu Ende ist – und schlägt dann wieder zu, meistens mehr als vorher. Das ist ein Hauptgrund für den Jo-Jo-Effekt.

Beim Fasten dagegen entschließt man sich, die Nahrung loszulassen, sich der Nahrung zu enthalten. Durch Loslassen verschwindet das Hungergefühl. Ein Sprichwort heißt: »Essen und Trinken hält Leib und Seele zusammen!« Wenn man dieses Sprichwort umkehrt und sich der Nahrung enthält wie beim Fasten – dann wird die Seele frei. Und dann genießt man die innere Freiheit, die sich einstellt, wenn man sich unabhängig von der Nahrung fühlt.

Daher unser Slogan: »Ich brauche das *jetzt* nicht.« Die Betonung liegt auf dem »jetzt«, was bedeutet, dass Sie nicht endgültig verzichten, sondern sich die Möglichkeit für später offen lassen. Das fördert die innere Loslösung. Denn unser Problem ist die Identifizierung mit dem Verlangen nach Nahrung. Die Loslösung von dieser Identifizierung bringt uns innere Freiheit. Und die brauchen wir; wenn wir weniger essen, die Abstände zwischen den Mahlzeiten verlängern – und trotzdem unsere Lebensfreude behalten wollen.

Wie viele Mahlzeiten?

Früher sagte man: »Sechs kleine Mahlzeiten sind besser als drei große.« Das stimmt auch heute noch – aber die intelligentere (und gesündere) Alternative ist: »Drei kleine Mahlzeiten sind noch besser als sechs kleine.« Wir müssen bei der Gewichtsabnahme Kalorien einsparen, also wenig essen, und die Abstände zwischen den Mahlzeiten verlängern, damit der Körper in diesen Zeiten der Nahrungskarenz immer wieder auf den Fettstoffwechsel zurückgreift. Dadurch werden die Enzyme, die das Körperfett abbauen (lipolytische Enzyme), die wegen Nichtbenutzung »eingeschlafen« sind, wieder geweckt und hochreguliert. Wir haben bereits dargestellt (siehe Seite 40), dass wir eigentlich überhaupt nichts mehr essen müssten, weil wir genügend Fettreserven haben. Es kann also nichts passieren, wenn wir weniger essen und die Zwischenmahlzeiten ausfallen lassen.

Der Körper lernt wieder, auf die Fettreserven zuzugreifen,
- wenn wir weniger essen und die Abstände zwischen den Mahlzeiten verlängern.
- wenn wir uns regelmäßig körperlich bewegen (z.B. Lauftraining).
- wenn wir ab und zu fasten (siehe auch »Dinner-Cancelling« weiter unten).

Das heißt also: Wir entscheiden uns (freiwillig) für drei kleine Mahlzeiten. Wenn wir täglich zur Gewichtsabnahme 500 Kilokalorien (kcal) einsparen wollen, uns auf 1200–1500 kcal pro Tag beschränken – so wären das (nur) 400–500 kcal pro Mahlzeit. Wenn wir uns dann noch an das Sprichwort erinnern, das besagt, dass man früh wie ein Kaiser, mittags wie ein Edelmann und abends wie ein Bettelmann essen sollte – dann werden wir den Schwerpunkt auf das Frühstück legen und uns abends in Richtung Dinner-Cancelling bewegen.

Wenn Sie zwischendurch Hunger oder gar Heißhunger bekommen, dann können Sie zumindest am Anfang einen kleinen Snack zu sich nehmen, wie er im Rezeptteil (siehe Seite 123) empfohlen ist. Oder trinken Sie ein Glas Wasser – und denken Sie immer wieder an den Slogan »Ich brauche das jetzt nicht.«

Was ist »Dinner-Cancelling«?

Dieses Wort kommt aus dem Englischen und bedeutet »das Abendessen ausfallen lassen«. Es wird auch manchmal als Abendfasten bezeichnet, weil man darauf verzichtet, spätabends noch etwas zu essen, um dem Körper mindestens 14 Stunden Zeit zu geben, ohne Nahrungsaufnahme auszukommen. Das heißt aber

auch, dass man nicht unbedingt die Abendmahlzeit ausfallen lassen muss, sondern dass man sie so weit vorverlegt, dass dem Körper diese 14 Stunden bleiben.

Wenn man üblicherweise um acht Uhr frühstückt, dann genügt es, ab 18 Uhr nichts mehr zu essen, um die Bedingung des Dinner-Cancellings zu erfüllen. Das heißt aber auch: bis 18 Uhr kann man seine (kleine) Abendmahlzeit einnehmen.

Neben dem »Abendfasten«, das den Körper für den Fettstoffwechsel sensibilisiert, ist dabei noch ein weiterer Gesichtspunkt wichtig. Man sollte mit einem niedrigen Insulinspiegel ins Bett gehen; denn über Nacht bildet der Körper Wachstumshormon, das den Körper jung erhält, die Muskelfunktion verbessert und die Fettspeicher abbaut. Ein hoher Insulinspiegel würde diesen Vorgang blockieren.

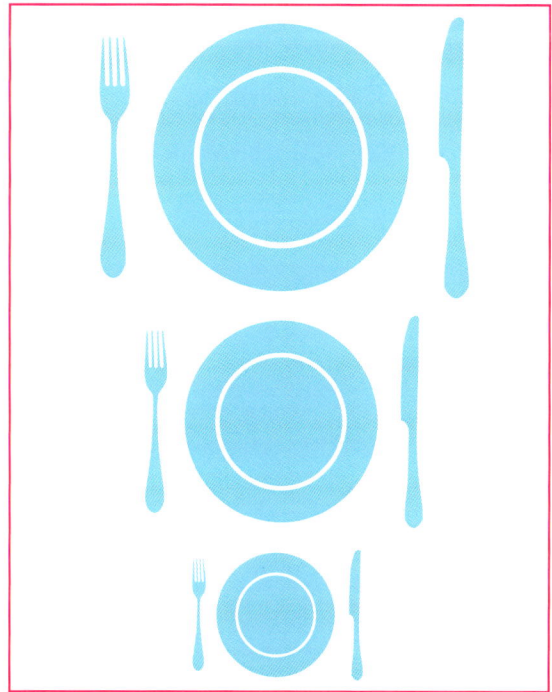

Frühstücken wie ein Kaiser, Mittagessen wie ein Edelmann, Abendessen wie ein Bettelmann – gilt heute noch.

Wann trainieren?

Dazu gibt es keine strikte Vorschrift. Die brauchen Sie auch nicht; denn sie würde Ihren individuellen Tagesablauf beeinträchtigen. Laufen Sie, wann Sie wollen, aber möglichst immer um die gleiche Zeit. Zuerst brauchen Sie Willenskraft, um mit dem Lauftraining zu beginnen. Wenn das Lauftraining immer zur gleichen Tageszeit zur Gewohnheit geworden ist, wird es der Körper sein, der Sie daran erinnert. Das spart Willenskraft.

Jeder hat seine Tageszeit, an der er die beste Möglichkeit und die größte Lust hat zu laufen. Wenn Sie Lust haben, können Sie auch vor dem Frühstück laufen. Nüchtern trainieren fördert den Fettstoffwechsel ganz besonders. Wenn das zu Ihrer Persönlichkeit und zu Ihrem Tagesablauf passt, dann machen Sie es.

Oft wird der am besten mögliche Trainingszeitpunkt am späten Nachmittag liegen, wenn der Arbeitstag vorbei ist, wenn man abschalten und die Freiheit des Laufens genießen kann.

Ernährungstechnisch müssen Sie sich auf Ihren Lauf nicht vorbereiten; denn Sie haben durch Ihre Fettreserven immer genügend Energie bei sich. Für den Trainingsumfang und die Trainingsintensität im Rahmen des Gesundheits- und Breitensports genügt das vollständig. Einzige Voraussetzung ist, dass der Magen weitgehend leer sein sollte. Das ist dann der Fall, wenn die letzte Mahlzeit 2–3 Stunden zurückliegt.

Es könnte aber sein, dass Sie, zumindest am Anfang, vor dem Training ein leichtes Gefühl des Unterzuckers haben (das später mit zunehmendem Trainingszustand nicht mehr auftritt). Wenn das aber am Anfang so sein sollte, gibt es zwei einfache Tipps:

- Essen Sie eine Trockenfeige und kauen Sie sie gut und genüsslich – und/oder:
- Trinken Sie einen Espresso (mit wenig Zucker); denn Koffein aktiviert fettabbauende Enzyme, sodass der Fettstoffwechsel besser funktioniert.

Step 6: Regeneration

Jede körperliche Belastung verändert das innere Gleichgewicht (Homöostase) des Organismus auf verschiedenen Ebenen. Diese Störung der inneren Regulationssysteme äußert sich subjektiv als Ermüdung. Danach schließt sich eine Phase der Erholung (Regeneration) an, die zu dem sogenannten Zustand der Superkompensation (Überkompensation) führt: der Körper baut ein höheres Leistungsniveau auf als vorher, um für die nächste Belastung besser gewappnet zu sein. Der regelmäßige Wechsel von Belastung, Ermüdung, Erholung und Überkompensation, der sogenannte Zyklus der Überkompensation (Superkompensation), ist die biologische Grundlage jeder Leistungssteigerung.

Um sich von den Trainingsbelastungen möglichst schnell zu erholen, ist es wichtig, das gesamte Netz regenerativer Maßnahmen zu beachten:
- Trainingsaufbau
- Ernährung
- physikalische Maßnahmen
- Entspannung

Trainingsaufbau

Die Regeneration (Erholung) von der Trainingseinheit beginnt bereits während des Trainings, nämlich im Ausklang einer Trainingseinheit. Darauf sollte die Trainingseinheit abgestimmt sein. Auch sollte der Trainingsaufbau so geplant sein, dass man immer erst nach ausreichender Erholung den nächsten Trainingsreiz setzt; denn nur dann ist er wirksam. Im Sport heißt es: »Nur der Mittelmäßige kann ständig in Höchstform sein.«

Auch für den leistungsbetonten Freizeitsportler muss der richtige Trainingsaufbau (siehe Seite 158 ff.) die erste Stelle bei den regenerativen Maßnahmen einnehmen. Vor allem sollten Sie auf das Prinzip der Allmählichkeit (siehe Seite 43) achten, um vor allem den Gelenken, Sehnen und Bändern Zeit zu geben, sich allmählich an die bisher ungewohnte Belastung anzupassen.

Ernährung mit Eiweißzulagen

Die Ernährung folgt erst an zweiter Stelle; sie ist also nicht der einzige Faktor im Netz der regenerativen Maßnahmen. Die Ernährung hat die Aufgabe, den durch die Belastung entstandenen Nährstoffbedarf bedarfsgerecht zu decken. Da der Nährstoffbedarf im Breiten- und Gesundheitssport im moderaten Bereich ist, reicht die Basisernährung dafür vollkommen aus.

Physikalische Maßnahmen

Ebenso wichtig sind auch physikalische Maßnahmen wie Massagen, Bäder, Sauna – um Muskulatur, Gelenke, Sehnen und Bänder zu pflegen. Leistungsfördernd haben sich auch Klimawechsel oder Höhenaufenthalte erwiesen. Wichtig ist schließlich auch eine ausreichende Entspannung im Schlaf, gefördert durch autogenes Training, Yoga oder andere Methoden der Entspannung.

Kombinieren Sie diese Maßnahmen miteinander und wenden Sie sie gleichzeitig an, um nach jedem

TIPP Zur schnelleren und nachhaltigeren Regeneration und zur Verbesserung der Gewichtsabnahme empfiehlt es sich, direkt nach dem Training einen Protein-Shake (siehe oben) mit 20 g Molkeneiweiß (Whey Protein) oder Sojaprotein (mit Carnitin) zu sich zu nehmen.

Training eine optimale Regeneration zu erreichen. Nur dann kann man auf Dauer den Trainingsprozess ohne Unterbrechung durch Verletzungen oder Erschöpfung langfristig mit dem größten Nutzeffekt fortsetzen.

MERKE Man sollte im Sport nicht nur die Leistung – sondern auch die Fähigkeit zur Regeneration (Erholung) ganz bewusst trainieren.

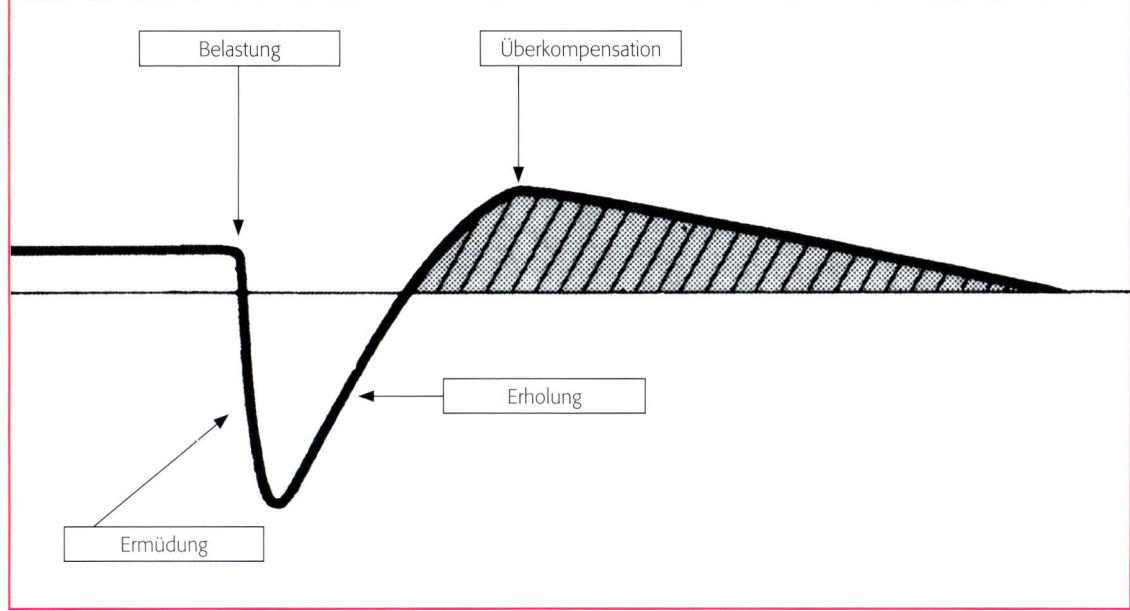

Der Zyklus der Superkompensation (Überkompensation) ist die Grundlage jeder Leistungssteigerung.

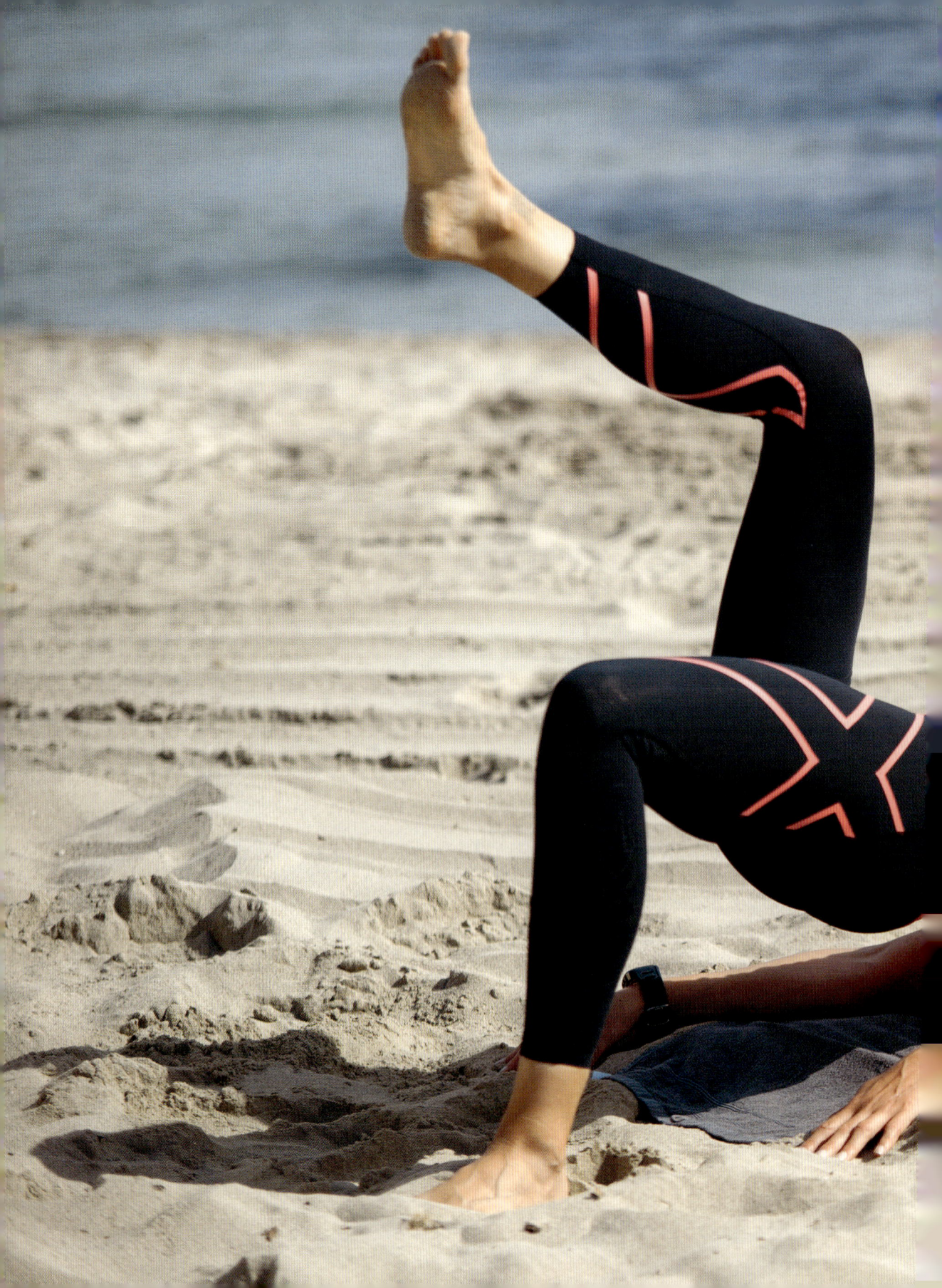

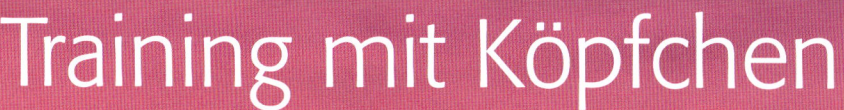

Training mit Köpfchen

Es bringt mehr, zunächst ein wenig Zeit dafür aufzuwenden, über seine Ziele nachzudenken und passende Pläne zu schmieden, statt einfach draufloszutrainieren. In diesem Kapitel erfahren Sie, wie Sie Ihr Training richtig steuern, um effizient ans Ziel zu gelangen.

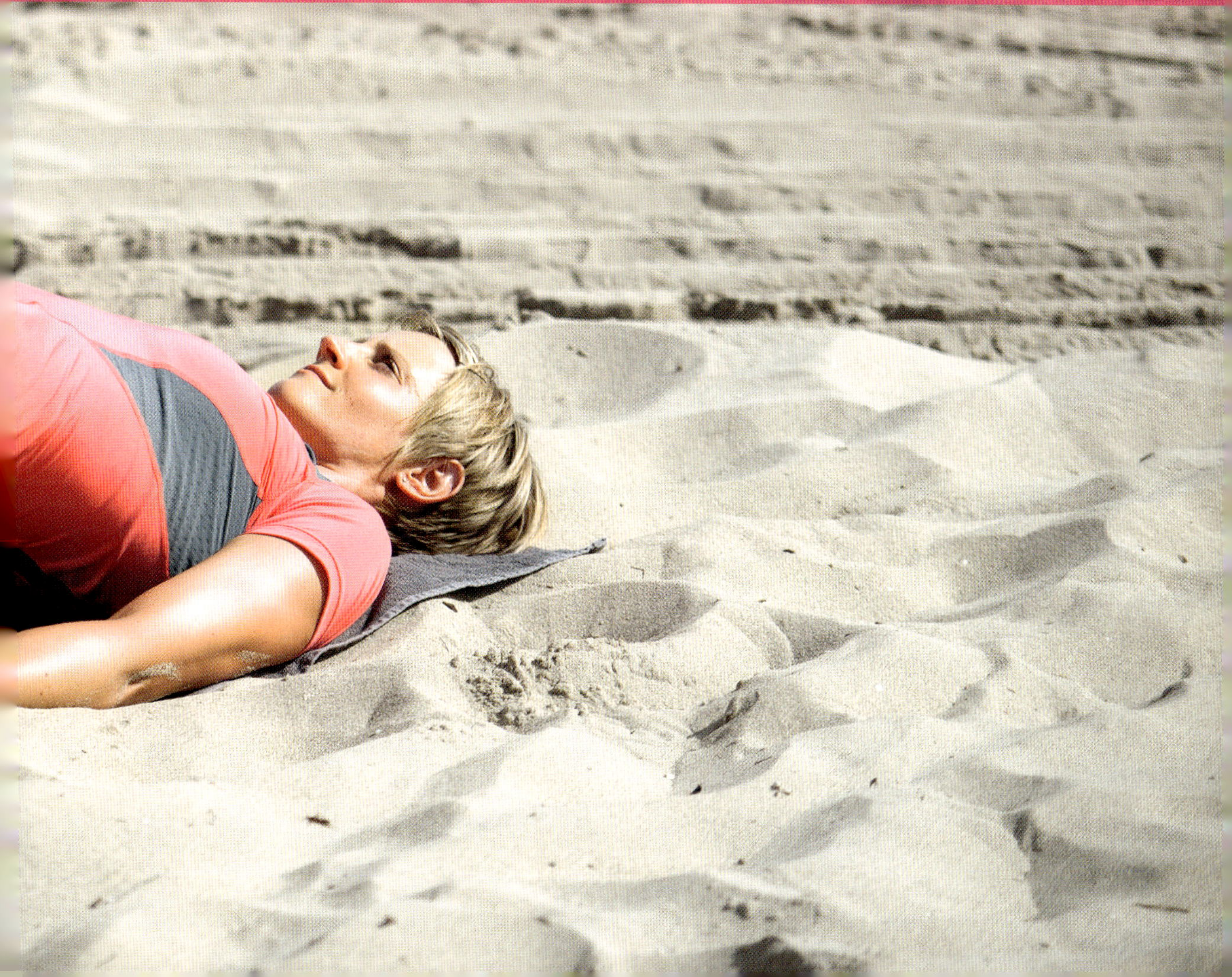

Unser Trainingssystem

Ein Ziel ohne Plan ist eigentlich ein Wunsch. Das klingt vielleicht nach einer Binsenweisheit, enthält jedoch einen wahren Kern. Oder anders ausgedrückt: Jedes planlose Vorgehen ist zum Scheitern verurteilt. Mit dem Kauf dieses Buches haben Sie bereits eine Entscheidung getroffen. Eine Entscheidung für mehr Bewegung und ein schlankeres Leben. In diesem Kapitel werden Sie den Weg kennenlernen, der zu Ihrem Traumkörper führt.

Alles eine Frage der Zielsetzung

Training ist eine höchst individuelle Angelegenheit. Faktoren wie Alter, Fitnesszustand, Geschlecht, Vorerkrankungen oder die Tagesform haben Einfluss auf die sportliche Leistungsfähigkeit und sollten bei der Trainingsplanung berücksichtigt werden. Und nicht zuletzt bestimmen auch Ihre sportlichen Ziele, welche Trainingsmethode für Sie geeignet ist. In diesem Kapitel führen wir Sie in unser Trainingssystem ein und vermitteln Ihnen die Grundlagen der Trainingsplanung. Ob Abnehmen, Bodyforming oder vielleicht sogar eine erste Wettkampfteilnahme – mit dem hier vorgestellten System werden Sie in der Lage sein, sich selbst abwechslungsreiche Trainingspläne zu erstellen und zielgerichtet zu trainieren. Oder Sie greifen auf einen der vielen Beispieltrainingspläne (ab Seite 159), die wir Ihnen anbieten, zurück, wenn Sie sich mal weniger mit dem Thema beschäftigen wollen. Die Beispielpläne dienen dabei sowohl als konkrete Anweisung als auch als Vorlage und dürfen gerne nach persönlichen Vorlieben abgewandelt werden. Diese Flexibilität halten wir für notwendig, damit Sie auch langfristig mit Spaß bei der Sache bleiben.

Zunächst heißt es aber, die Marschroute festzulegen. Dafür sollten Sie zunächst Ihre persönlichen Ziele definieren. Wo wollen Sie hin? In welchem Zeitraum wollen Sie Ihr Ziel erreichen? Wie viel Zeit haben Sie wöchentlich? Je mehr Fragen Sie für sich beantworten, desto klarer können Sie Ihre Ziele festlegen. *Ich will abnehmen* ist beispielsweise sehr schwammig formuliert. Besser ist es, wenn Sie konkret festhalten, in welchem Zeitraum Sie wie viel Gewicht verlieren wollen. Bleiben Sie dabei unbedingt realistisch, sonst kommt schnell Frust auf. In 4 Wochen 5 Kilogramm Körperfett abzunehmen ist zwar schon ambitioniert, aber machbar. Dieselbe Leistung in einer Woche ist quasi unmöglich. Damit ist sicherlich auch klar, dass Sie sich rechtzeitig auf den Weg zur Strandfigur begeben sollten. Eine Woche vor Abflug in den Urlaub lässt sich nämlich nicht mehr viel machen. Von solch kurzfristigen Plänen sollten Sie ohnehin Abstand nehmen, denn auf diese Weise lassen sich keine nachhaltigen Ergebnisse erzielen. Eine Ausnahme stellen beispielsweise organisierte Fitnesscamps oder Fitnesswochen dar, die Sie als Initialzündung für eine Umstellung Ihrer Angewohnheiten nutzen können.

Ansonsten ist es ratsam, sich kurz-, mittel- und langfristige Ziele zu überlegen. Das entsprechende Ausgangsgewicht vorausgesetzt, ist es zwar durchaus realistisch, in zwei Jahren 50 Kilogramm abzunehmen, aber der Zeitraum ist kaum zu überschauen. Da kann einem unterwegs schnell mal die Motivation ausbleiben. In diesem Fall ist es sinnvoll, Meilensteine auf dem Weg zum großen Ziel zu definieren. Zu kurzfristig braucht man aber auch nicht zu planen, denn kleinere Schwankungen beim Abnehmen gehören genauso dazu wie gelegentliche Rückschläge. Wer dennoch täglich auf die Waage steigt, macht sich damit nur verrückt.

Unser Tipp: Verstauen Sie die Waage im Schrank und steigen Sie nur alle zwei bis drei Monate darauf. Das reicht aus, um den Fortschritt auch in Zahlen zu dokumentieren. Erste Veränderungen werden Sie ohnehin recht schnell im Spiegel entdecken.

Je nachdem, wie groß der Leidensdruck ist, kann der Wunsch nach einer schlanken Figur eine große Eigenmotivation in Gang setzen. Manchmal ist es aber auch sinnvoll, sich andere Ziele zu stecken, die nicht direkt mit dem Abnehmen zu tun haben. Wettkämpfe sind eine tolle Sache, um sich läuferisch weiterzuentwickeln. Die schlanke Taille kommt dann ganz von selbst. Selbstverständlich fängt man nicht gleich mit einem Marathon an. Ein 5-Kilometer-Volkslauf kann durchaus eine schöne Herausforderung sein. Während für Laufanfänger vielleicht ankommen schon als Ziel ausreicht, kann sich ein Fortgeschrittener auch an einer neuen Bestzeit versuchen oder die Distanz erweitern. So ergeben sich immer neue Ziele, wenn das ursprüngliche Ziel bereits erreicht wurde.

Welche körperlichen Voraussetzungen gibt es?

Grundsätzlich brauchen Sie keine besonderen körperlichen Voraussetzungen mitzubringen. Laufen kann jeder und auch die dargestellten Kraftübungen sind für jeden gesunden Menschen machbar. Im Zweifel sollten Sie vor Trainingsbeginn Ihre Sporttauglichkeit untersuchen lassen. Für Wiedereinsteiger in den Sport und insbesondere für Menschen jenseits der 30 Jahre ist eine sportmedizinische Untersuchung unbedingt zu empfehlen. Machen Sie in diesem Fall direkt beim Sportmediziner Ihres Vertrauens einen Termin, wenn Sie zeitnah mit dem Training beginnen wollen. Sofern Sie uneingeschränkt sporttauglich sind, steht dem Einstieg nichts mehr im Wege. Andernfalls wird Ihnen Ihr Arzt sicherlich genau sagen können, was für Sie sportlich zu empfehlen ist und wo möglicherweise Grenzen sind.

Wie viel Zeit sollte man einplanen?

Zeit haben wir in unserer Gesellschaft zu einem äußerst knappen Gut gemacht. Das bekommen vor allem Berufstätige mit Familie zu spüren. Job, Kinder, Freunde und

Was ist für Einsteiger machbar?

Im Internet oder in so mancher Zeitschrift liest man immer wieder mal von Menschen, die in kürzester Zeit schier unglaubliche Leistungen vollbracht haben sollen. Auch das Thema *Vom Couchpotatoe zum Marathoni* wird von vielen Redaktionen immer wieder gerne aufgegriffen. Mit der entsprechenden Vorerfahrung ist ein Marathon auch bei kurzer Vorbereitungsphase zu schaffen. Zumindest muskulär. Grundsätzlich ist einem Anfänger aber davon abzuraten. Selbst eine zwölfmonatige Vorbereitungsphase ist für absolute Einsteiger zu kurz. Das soll jetzt nicht heißen, dass man mit dem entsprechenden Training die 42 Kilometer nicht schaffen würde. Muskulär passt sich der Körper schnell an und Ihre Beine würden Sie auch ins Ziel tragen. Weniger schnell verläuft dagegen die Anpassung des passiven Bewegungsapparates. Ihre Sehnen, Bänder und vor allem Gelenkknorpel brauchen mitunter Jahre, um sich an die zyklische Stoßbelastung beim Laufen zu gewöhnen. Kurze Strecken bis 10 Kilometer sind in den ersten zwei Jahren nach Laufeinstieg gar kein Problem und selbst ein Halbmarathon sollte dann machbar sein. Einen Marathon sollten Sie aber frühestens nach mehreren Jahren Lauferfahrung in Angriff nehmen. Ansonsten können Verletzungen Ihren Trainingsprozess unterbrechen. Knorpelprobleme lassen sich dann vermeiden, wenn man die Umfänge langsam steigert und dem eigenen Körper ausreichend Zeit lässt, um sich an die Belastung anzupassen. Ironischerweise entwickeln dennoch viele Hobbyläufer eine Ganz-oder-garnicht-Mentalität. Ganz nach dem Motto: Entweder laufe ich einen Marathon oder ich mache keine Wettkämpfe. Alles andere ist Firlefanz. Bevor Sie also auf die Idee kommen, dass nur extrem lange Läufe zählen, probieren Sie einfach mal, den nächsten 5-Kilometer-Lauf eine Minute schneller zu laufen als den vorherigen.

Hobbys unter einen Hut zu bekommen ist nicht ganz so einfach. Da wird die Zeit für Sport gerne mal aus dem vollen Terminplaner gestrichen. Wie viel Zeit Sie für Ihr Training einplanen sollten, hängt ebenfalls von verschiedenen Faktoren ab. Welche Ziele haben Sie sich vorgenommen? In welchem Zeitraum wollen Sie was erreichen? Wie viel Zeit bleibt Ihnen in der Woche für Ihr Training? Sprechen Sie Ihre Ziele mit Ihrer Familie ab und versuchen Sie dann, geeignete Zeiträume in Ihrem Wochenplan zu finden. Insgesamt drei Stunden Sport pro Woche sollten Sie für eine gesunde Lebensführung schon einplanen. Wie Sie das aufteilen, hängt von Ihren Trainingszielen ab. Grundsätzlich ist es für Berufstätige sinnvoll, morgens vor der Arbeit kurz zu trainieren, weil danach nicht mehr viel dazwischenkommen kann. Und für längere Trainingseinheiten bieten sich die Wochenenden an.

Unsere Trainingsempfehlung lautet: 3 Laufeinheiten und 2 Krafteinheiten pro Woche. Das heißt jetzt nicht

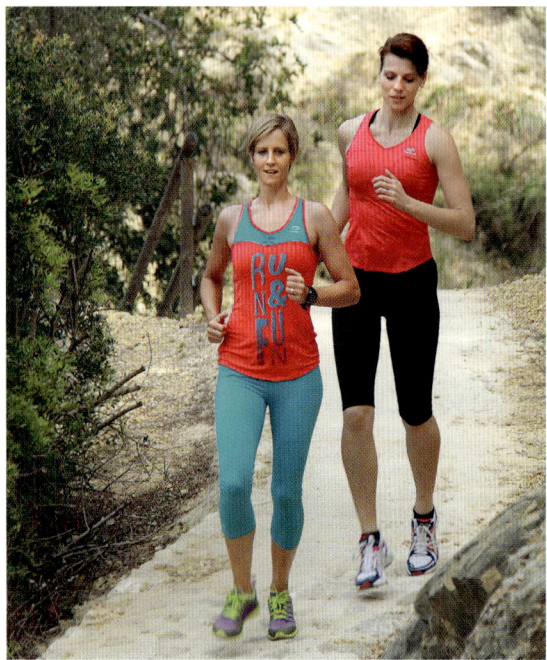

Am Anfang ist das Tempo richtig, wenn man sich beim Laufen noch gut unterhalten kann.

unbedingt, dass Sie an fünf Tagen Sport treiben sollen. Sie können Kraft- und Ausdauertraining auch miteinander kombinieren oder die Einheiten direkt hintereinander absolvieren. Idealerweise absolvieren Sie zuerst die Krafteinheit, weil Sie dann noch volle Energiespeicher haben, und laufen anschließend bei ruhigem Tempo, um den Stoffwechsel noch ein wenig in Gang zu halten. Wenn Sie es nur einmal schaffen zu trainieren, werden Sie sich kaum verbessern können. Zweimal pro Woche, besser dreimal sollten Sie einen Trainingsreiz setzen, wenn Sie Ergebnisse sehen und spüren wollen. Glauben Sie keinem, der Ihnen etwas anderes erzählt.

Welche Trainingsbereiche gibt es?

Vereinfacht kann man sagen: Wer im Training immer das Gleiche macht, der tritt irgendwann auf der Stelle. Egal, ob Sie abnehmen oder eine längere Strecke am Stück laufen wollen, Abwechslung bringt nicht nur mehr Spaß ins Training, sondern steigert auch den Trainingserfolg. Dementsprechend sollten Sie Ihr Training regelmäßig variieren. Will man jedoch möglichst schnell Gewicht verlieren, dann kommen dieselben Mechanismen zum Tragen. Von daher lohnt es sich für jeden, auch die vorgeschlagenen intensiven Einheiten durchzuführen und sich nicht nur an den lockeren Trainingseinheiten zu versuchen.

Das richtige Tempo finden

Ob Laufanfänger oder alter Hase – immer wieder stellt sich die Frage, welches Tempo eigentlich das richtige ist fürs eigene Training. Sie ahnen es vielleicht schon, die Frage wird deswegen so oft gestellt, weil es keine einfache Antwort darauf gibt. Das Lauftempo oder besser gesagt die jeweilige Trainingsintensität hängt ebenfalls von Ihren Zielen und der Trainingsplanung ab. Es gibt nicht das richtige Tempo, sondern das ideale Tempo für den Moment. Vor jeder Trainingseinheit sollten Sie sich daher Gedanken machen, was Sie damit eigentlich bezwecken. Und daraus ergibt sich dann, welches Tempo oder welche Intensität gerade richtig ist. Die meisten Hobbysportler machen das eher nicht oder verschätzen die gewählte Intensität.

Je nach Trainingsziel gibt es verschiedene Tempi, von denen drei Bereiche für Sie besonders relevant sind. Vereinfacht gesagt, handelt es sich um den **Grundlagenbereich**, den **Schwellenbereich** und den **Tempobereich**. Diese Bezeichnungen weichen bewusst von den Trainingsbereichen in der klassischen Trainingslehre ab, um Ihnen die Trainingsplanung zu vereinfachen. In anderen Fachbüchern werden Sie sicherlich eine Einteilung in die Grundlagenausdauerbereiche 1 und 2, manchmal auch 1 bis 2 als Zwischenbereich, Schwellenbereich, Entwicklungsbereich und wettkampfspezifische Ausdauer finden. Die feine Abstufung ist für Spitzensportler sinnvoll, aber für den Hobbybereich nicht notwendig. Zumal sich die besten Trainingsergebnisse in drei Trainingszonen erzielen lassen. Ein Großteil des Lauftrainings sollte im Grundlagenbereich (GA) absolviert werden. Mit langen und extensiven Läufen bauen Sie eine aerobe Basis auf und verbessern Ihren Fettstoffwechsel. Durch Training im Schwellenbereich (SB), unterhalb der sogenannten Laktatschwelle, werden Sie Ihre Kondition verbessern und Ihr Lauftempo kontinuierlich steigern. Das ist deshalb sinnvoll, weil Sie bei höherem Tempo einfach mehr Kalorien verbrauchen. Die dritte Zone ist der Tempobereich (TB). Da die Intensität in einem sehr hohen Bereich liegt, sollten Sie damit nur kurze Strecken absolvieren (Tempointervalle). Im Tempobereich sind die besten Trainingsergebnisse zu erzielen, das heißt, Sie werden schneller, fitter, schlanker und ausdauernder. Aufgrund der hohen Trainingsintensität ist es jedoch nicht zu empfehlen, täglich in diesem Bereich zu trainieren.

Jedes Training stellt einen Reiz dar, auf den Ihr Körper mit einer Anpassung reagiert. Dafür brauchen wir aber eine angemessene Erholungszeit. Den eigentlichen Trainingseffekt erzielen wir gewissermaßen in der Regenerationsphase und nicht im Training selbst (siehe Kasten Superkompensation). Je intensiver ein Training war, desto länger braucht Ihr Körper, um sich davon zu erholen. Erst dann sollten Sie wieder trainieren. Andernfalls kann es passieren, dass Sie in eine Übertrainingssituation geraten. Statt fitter zu werden, fühlen Sie sich müde, abgeschlagen und weniger leistungsfähig. Das ist der Grund, weshalb Sie nicht jede Trainingseinheit im Tempobereich absolvieren sollten. Wechseln Sie stattdessen zwischen den einzelnen Trainingsbereichen, werden Sie langfristig mehr Erfolg haben.

Superkompensation

Jedes Training führt zu einer Beanspruchung der Körperstrukturen und bis zu einem gewissen Grad auch zur Erschöpfung. Je intensiver, desto müder werden wir. Diese Ermüdung stellt einen Reiz für den Organismus dar, auf die er mit einer Anpassung reagiert. Gönnen wir uns ausreichend Ruhe und versorgen den Körper mit den richtigen Nährstoffen, kompensiert er die Belastung und schafft neue Reserven. Wir erreichen nach einer gewissen Zeit ein höheres Ausgangsniveau als vor dem Training. Dieses Zusammenspiel aus dem Setzen eines Reizes und der Verbesserung des Systems nennt man Superkompensation. Stimmt das Timing, werden Sie schneller und ausdauernder. Warten Sie zu lange mit der nächsten Einheit, verpufft der Effekt. Gleiches geschieht aber auch, wenn Sie dem Körper zu wenig Zeit zur Regeneration geben. Dann sind Sie übertrainiert und werden vermutlich sogar einen Formabfall bei sich feststellen. Die Kunst besteht darin, den richtigen Moment abzupassen. Da können Ihnen nur Ihre Erfahrung und Ihr Gefühl weiterhelfen. Wenn Sie beispielsweise tagelang Muskelkater haben, haben Sie Ihr Training überzogen. Folglich braucht Ihr Körper auch umso länger, sich zu regenerieren. Mit einer gesunden Selbsteinschätzung und kontinuierlich steigenden Anforderungen lässt sich Übertraining aber meist vermeiden.

Was bedeutet das für die Praxis?

Viele Laufkilometer verpuffen wirkungslos, weil die gewählte Intensität falsch gewählt wurde. Nehmen wir unsere drei Trainingsbereiche als Beispiel: Etwa 80 bis 90 Prozent der Trainingszeit sollten Sie im Grundlagenbereich laufen, also betont langsam. Lediglich 10 bis 20 Prozent der Trainingszeit sollte hart trainiert werden. Die meisten Läufer absolvieren ihre Grundlagenläufe aber zu schnell und gehen die Tempointervalle zu langsam an. Das klingt vielleicht nicht dramatisch, führt aber auf lange Sicht dazu, dass Sie nach anfänglichen Erfolgen auf einem Niveau stagnieren oder sogar an Form einbüßen werden. Statt also alle Läufe im nahezu selben Tempo zu absolvieren, sollte es deutlich messbare Unterschiede im Tempo geben.

Eine **einfache Wocheneinteilung** könnte so aussehen:

- Montag: 20 min Dauerlauf, wenn nötig, mit Gehpausen, (GA) mit 15 min Krafttraining
- Dienstag: Ruhetag
- Mittwoch: 30 min mit 4 × 1 min Intervallen im SB
- Donnerstag: Ruhetag
- Freitag: 30 min Krafttraining
- Samstag: 40 min lockerer Dauerlauf
- Sonntag: Ruhetag (z. B. Sauna)

Entscheidend für den langfristigen Formzuwachs ist die Kombination von drei Laufeinheiten. Eine Trainingseinheit davon sollte ein langer Dauerlauf zur Verbesserung der aeroben Ausdauer und des Fettstoffwechsels sein, während die beiden kürzeren Einheiten eher intensive Reize setzen.

Mythos Fettverbrennungspuls

Beim Thema Fettverbrennung ist es an der Zeit, mit einem Mythos aufzuräumen, der seit Jahren durch deutsche Fitnessstudios geistert.

Relativ locker trainieren und trotzdem optimale Ergebnisse erzielen? Was sich anhört wie ein Werbeslogan für ein dubioses Fitnessgerät, ist in Wirklichkeit eine leider immer noch verbreitete Interpretation des Wortes »Fettverbrennungspuls«. Vermutlich haben Sie auch schon einmal davon gehört. Der Begriff suggeriert, dass man bei einer Trainingsintensität von rund 60 bis 70 Prozent seiner maximalen Herzfrequenz am meisten Fett verbrenne. Dementsprechend müssten die Abnehmerfolge bei einer Herzfrequenz von beispielsweise 120 größer sein als bei einem Trainingspuls von 160 Schlägen/min. Da müsste eigentlich jeder stutzig werden – und zwar mit Recht. Dass der Mythos »Fettverbrennungspuls« überhaupt erst entstehen konnte, hängt mit einer fehlerhaften Gleichsetzung zusammen. Fettverbrennung bedeutet nämlich nicht, dass der Körper die ungeliebten Fettpolster abbaut. Vielmehr heißt es, dass er zur Energiegewinnung auf die Fettreserven zurückgreift.

Es gibt einen feinen Unterschied zwischen »relativ« und »absolut«

In der Tat ist es so, dass der Körper seine Energie in der Zone des sogenannten Fettverbrennungspulses mehrheitlich aus den Fettreserven bezieht. Bei einer Intensität von rund 60 Prozent der maximalen Herzfrequenz geht man von zwei Dritteln bis drei Vierteln Fett aus, die restliche Energie holt sich der Körper aus den Kohlenhydratreserven. Dieses Verhältnis verschiebt sich allerdings bei zunehmender Intensität: Wenn Sie sich stärker belasten, zapft der Körper vermehrt die Kohlenhydratspeicher an, weil diese ihm die Energie schneller zur Verfügung stellen können. Um abzunehmen, ist es aber letztlich unerheblich, aus welchen Quellen der Körper seine Energie bezieht. Entscheidend ist allein, dass Sie am Ende eines Tages mehr Kalorien verbraucht haben, als Sie zu sich genommen haben. Und der Kalorienverbrauch ist nun einmal während eines intensiven Trainings deutlich höher als beim lockeren Joggen mit »Fettverbrennungspuls«. Wer der Empfehlung folgt, immer nur mit verhältnismäßig niedriger Herzfrequenz zu trainieren, verpasst die Chance, mehr Kalorien zu verbrennen, weil der Körper bei dieser Art der Belastung einfach nicht viel Energie benötigt.

Warum man trotzdem in der Fettverbrennungszone trainieren sollte

An dieser Stelle muss man differenzieren: Wem es allein um effektives Abnehmen in kurzer Zeit geht, der sollte öfter Intervalle laufen. Dabei sind Puls und Energieverbrauch nämlich deutlich höher als bei den lockeren Läufen. Ergänzend ist und bleibt es dennoch sinnvoll, auch ruhige Dauerläufe mit moderater Intensität zu absolvieren. Bei den niedrigen und mittleren Intensitäten lernt der Körper nämlich, ökonomischer mit seinen begrenzten Kohlenhydratreserven umzugehen. Dafür sind betont lockere Läufe sinnvoll. Je mehr Fett der Körper zur Energiegewinnung heranzieht, desto länger halten die Glykogenspeicher und desto länger kann in einem Wettkampf ein höheres Tempo gelaufen werden. Das ist beispielsweise für Marathonläufer sehr entscheidend, damit einem auf dem Weg ins Ziel nicht die Energie ausgeht. Ein gezieltes Fettstoffwechseltraining bleibt vom Kalorienverbrauch aber relativ niedrig und ist wesentlich zeitintensiver. Es macht erst bei Läufen von 60 bis 120 Minuten Dauer wirklich Sinn. Dabei stellt sich als Nebeneffekt der erwünschte Gewichtsverlust ein, weil über die lange Trainingsdauer trotz der relativ geringen Intensität einige Kalorien verbrannt werden.

Unser Tipp: Machen Sie Ihre längeren Läufe ruhig am Wochenende und nutzen Sie die knappe Zeit unter der Woche eher für die knackigen Einheiten.

Zünden Sie den Fettstoffwechselturbo

Ungeachtet von Puls und Energieverbrauch beim Sport ist unser Ziel natürlich, möglichst viel Körperfett zu ver-

brennen. Der Irrtum besteht aber häufig darin, dass wir glauben, beim Sporttreiben möglichst viel Fett verbrennen zu müssen. Dabei konzentrieren wir uns zu sehr auf einen sehr kleinen Zeitraum. Bedenken Sie: Eine Stunde Training sind gerade einmal 4 Prozent des Tages. Wir haben also noch 23 weitere Stunden oder 96 Prozent des Tages, um in Ruhe Fett zu verbrennen. Die relative Fettverbrennung ist nämlich dann am höchsten, wenn der Körper keine Arbeit verrichten muss. Über Nacht liegt die Energiebereitstellung aus Fetten beispielsweise bei über 80 Prozent, sofern wir nicht vor dem Schlafengehen eine größere Menge Kohlenhydrate zu uns genommen haben.

Bevor Sie sich jetzt fragen, warum Sie überhaupt Sport machen sollten, wenn wir über Nacht doch von selbst Fett verbrennen, sei Ihnen gesagt: Durch die Bewegungsreize bringen wir den Stoffwechsel zusätzlich auf Trab. Sport schädigt unsere Muskeln und Strukturen in gewissem Maße. Es kommt zu strukturellen Schäden, die in

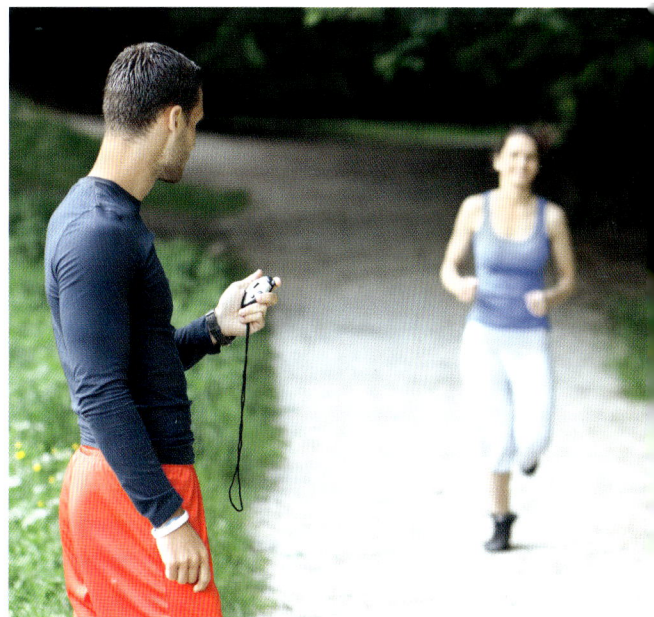

Richtig dosierte Intervalle steigern die maximale Sauerstoffaufnahmefähigkeit (VO_2max).

Mitochondriendichte in den Muskeln, zu einem leistungsfähigeren Herzmuskel und einer besseren Kapillarisierung und der damit verbundenen besseren Blutversorgung der Muskulatur. Lange und ruhige Läufe sind das Mittel der Wahl.

Lockerer Dauerlauf (DL)

Der ruhige Dauerlauf stellt die Basis Ihres Ausdauertrainings dar. Kurze, extensive Läufe sind weniger belastend für den Bewegungsapparat und erfordern eine kürzere Regenerationszeit als lange Dauerläufe von deutlich über einer Stunde. Um einen guten Trainingseffekt zu erzielen, sollten Sie anfangs häufiger und dafür kürzer trainieren. Und von Woche zu Woche können Sie die Trainingsdauer dann um 5 Minuten steigern. Grundsätzlich kommt es beim Dauerlauf auf ein moderates und gleichmäßiges Tempo an. Je länger Sie laufen, desto mehr Körperfett verbrennen Sie und trainieren dabei den Fettstoffwechsel. Dauerläufe sind in der Regel zwischen 30 und 90 Minuten. Lediglich Langstreckenläufer trainieren deutlich länger. Als Laufeinsteiger oder Hobbyläufer sollten Sie sich jedoch auf maximal zwei Stunden steigern, denn danach steigt die Gelenkbelastung massiv an. Zumal die Muskeln mit jedem Schritt müder werden und die Gelenke nicht mehr so gut schützen können.

Trainingseinheiten für den Schwellenbereich (SB)

Training knapp unterhalb des Schwellenbereichs oder im Schwellenbereich dient dazu, die individuelle Laktatschwelle zu verschieben. Der Bereich um 90 Prozent der anaeroben Schwelle wird auch als »Sweet Spot« bezeichnet, denn hier werden alle relevanten Systeme trainiert. Längere Läufe in diesem Bereich führen zu einer deutlichen Verschiebung Ihrer Schwelle und ermöglichen Ihnen somit, ein höheres Tempo zu laufen, ohne durch eine Anreicherung von Laktat zu ermüden. Es gibt verschiedene Trainingsmethoden, die sich dafür anbieten. Bevor Sie solche intensiven Einheiten in Ihre

Trainingsplanung aufnehmen, sollten Sie allerdings in der Lage sein, mindestens 60 Minuten bei ruhigem Tempo durchzulaufen.

Crescendolauf/Progressiver Lauf

Diese Trainingseinheit kann durchaus anstrengend werden und bringt Ihren Körper dazu, auch dann noch volle Leistung zu geben, wenn die erste Müdigkeit eintritt. Die Ermüdungstoleranz wird gesteigert. Voraussetzung für einen Crescendolauf ist, dass Sie eine Laufstrecke haben, auf der Sie ohne Unterbrechungen laufen können. Ideal ist ein Rundkurs von ein bis zwei Kilometern. Fangen Sie betont locker an und ziehen Sie das Lauftempo von Runde zu Runde leicht an. Zielgeschwindigkeit der schnellsten Runde ist ein Tempo, das zwar anstrengend für Sie ist, aber das Sie gefühlt 20 bis 30 Minuten durchhalten könnten. Laufen Sie sich anschließend noch ein oder zwei Runden locker aus. Die Trainingsdauer kann zwischen 30 und 90 Minuten liegen.

Tempodauerlauf

Diese aerobe Trainingsform trainiert die Tempohärte und sorgt für eine bessere Sauerstoffverwertung in der Muskulatur. Ein Tempodauerlauf wird bei konstantem Lauftempo absolviert. Das Tempo sollte schneller als beim Grundlagenlauf gewählt werden, aber deutlich unter dem Tempo Ihrer Intervalle liegen. Es darf sich durchaus anstrengend anfühlen. Tempodauerläufe werden über mittellange Strecken wie 3, 5 oder 10 Kilometer durchgeführt. Falls Sie keine abgemessenen Laufstrecken haben, dann planen Sie 15 bis 60 Minuten ein.

Intervallläufe

Training nach der Intervallmethode führt zu enormen Leistungsverbesserungen in kurzer Zeit. Entsprechend hoch sind aber auch die Regenerationszeiten nach einem Intervalllauf. Setzen Sie Intervalle daher bewusst dosiert ein und übertreiben Sie es am Anfang nicht. Intervalle im Schwellenbereich fangen bei etwa 800 Metern an und gehen bis 3000 Meter; eine geeignete Trainingseinheit für Einsteiger sind beispielsweise 5 × 800 Meter. Laufen

Sie sich vor dem Intervalltraining 15 bis 20 Minuten warm und absolvieren Sie ein paar Lauftechnikübungen (Lauf-Abc) und zwei bis drei Steigerungsläufe über 60 bis 80 Meter. Beginnen Sie mit den Intervallen erst, wenn Sie gut aufgewärmt sind. Dann laufen Sie das erste Intervall und versuchen ein geeignetes Tempo zu finden. Gehen Sie es nicht zu schnell an, das rächt sich hintenraus. Das Tempo sollte so gewählt werden, dass Sie die gesamte Strecke konstant laufen können, und das letzte Intervall sollte ebenfalls noch in der geforderten Zeit machbar sein. Bauen Sie hintenraus ab, haben Sie sich mit dem Tempo am Anfang verschätzt. Zwischen den Intervallen gibt es ausreichend Zeit zur Erholung. Die Pause können Sie aktiv oder passiv gestalten. Einsteiger können 200 Meter locker gehen, während fortgeschrittene Läufer 200 bis 400 Meter locker traben dürfen.

Falls Ihnen keine abgemessene Strecke oder eine GPS-Uhr zur Verfügung steht, können Sie auch zeitgesteuert trainieren. Statt die Strecke zu messen, können Sie jeweils 3, 4, 5, 10 oder 15 Minuten schnell laufen und 2 bis 3 Minuten zur Erholung einplanen.

Trainingseinheiten im Tempobereich (TB)

Nicht nur für ambitionierte Läufer sind intensive Intervalle unerlässlich, sondern aufgrund der sehr kurzen Belastungszeiten auch für Einsteiger geeignet, weil sich damit der Kalorienverbrauch enorm steigern lässt. Sprintintervalle dienen der Verbesserung der maximalen Sauerstoffaufnahme. Dabei sollten Sie die Belastung so wählen, dass Sie die Intervalle deutlich über der anaeroben Schwelle absolvieren. Dadurch lässt sich auch in relativ kurzer Zeit die maximale Sauerstoffaufnahme deutlich steigern und Ihre Fitness signifikant verbessern. Entscheidend dafür ist aber die Tempogestaltung. Vor allem zum Ende der Intervallserien kann das Training in diesem Bereich sehr hart werden. Aber es lohnt sich.

Sprintintervalle

Bei Sprintintervallen gilt: Je kürzer die Dauer, desto höher das Tempo. Zum Saisonbeginn oder Trainingseinstieg stehen kürzere Intervalle auf dem Plan; zur Auswahl stehen Strecken von 100 bis 400 Metern. Sie dienen der Entwicklung einer höheren Laufgeschwindigkeit. Typische Einheiten sind 16 × 100 Meter, 12 × 200 Meter oder 6 × 400 Meter, wobei man zunächst mit den kürzeren Strecken beginnt und dann von Woche zu Woche die Anzahl der Intervalle und die Streckenlänge steigert. Über einen Trainingsblock von 6 Wochen könnte das beispielsweise so aussehen:

- Woche 1: 16 × 100 m
- Woche 2: 8 × 200 m
- Woche 3: 12 × 200 m
- Woche 4: 16 × 200 m
- Woche 5: 8 × 400 m
- Woche 6: 10 × 400 m

Bei den folgenden Einheiten gilt die erste Zahl als Zeitdauer des Intervalls und die zweite ist die Regenerationspause. Bei 20/40-Intervallen laufen Sie beispielsweise 20 Sekunden sehr schnell und traben anschließend 40 Sekunden. Das machen Sie dann immer im Wechsel, bis die vorgegebene Serie voll ist. 3 × 8 Minuten bedeuten in diesem Fall also, dass Sie immer abwechselnd 20 Sekunden Tempo machen und 40 Sekunden locker traben, bis die 8 Minuten voll sind. Im Anschluss laufen Sie 4 Minuten ganz locker, bevor Sie die nächste Intervallserie starten. Das Ganze machen Sie insgesamt zwei- bis dreimal.

- 10/50-Intervalle: 2–3 × 8 min mit 4 Minuten Serienpause
- 20/40-Intervalle: 2–3 × 8 min mit 4 Minuten Serienpause
- 30/30-Intervalle: 2–3 × 8 min mit 4 Minuten Serienpause
- 40/20-Intervalle: 2–3 × 8 min mit 4 Minuten Serienpause

Kraftbetonte Laufeinheiten

Als weitere Alternative können Sie hin und wieder auch kraftbetonte Trainingseinheiten einplanen. Dabei handelt es sich in einigen Fällen eher um eine Mischform aus Krafttraining und Laufen. Allen genannten Trainingseinheiten ist jedoch gemein, dass die Kraftfähigkeit gefordert wird.

Bergläufe

Bergauflaufen ist definitiv anstrengender, als in der Ebene zu laufen, und sorgt dafür, dass Sie mehr laufspezifische Kraft in den Beinen entwickeln. Je nach Gelände und verfügbaren Laufstrecken kommen verschiedene Einheiten infrage. Eine Möglichkeit sind

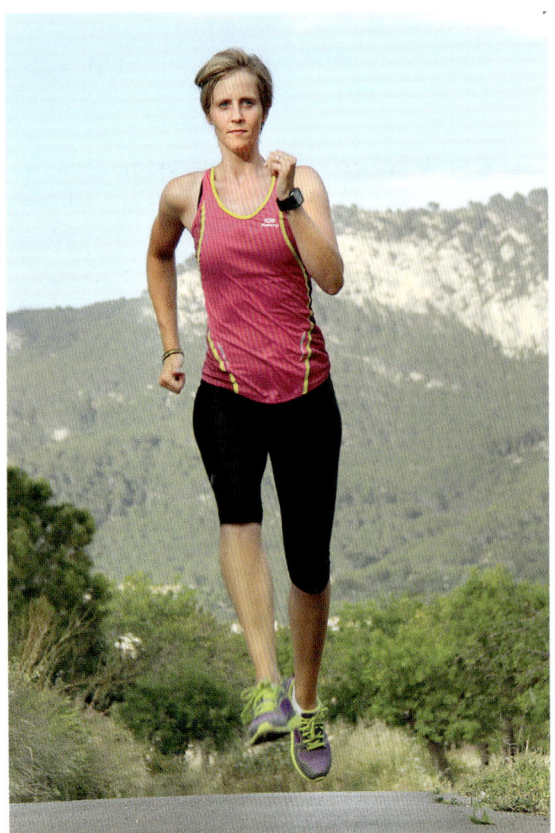

Bergläufe – ein ideales Kraftausdauertraining

beispielsweise Bergintervalle. Wie der Name bereits erahnen lässt, handelt es sich dabei um ein Intervalltraining, wobei Sie die Bergaufpassagen als intensive Intervallphase nutzen und sich auf dem Weg bergab wieder regenerieren. Suchen Sie sich eine Strecke mit moderater Steigung und absolvieren Sie dort 8 bis 16 Bergsprints über eine Strecke von 100 bis maximal 400 Metern.

Fahrtspiele

Sollten Ihnen das zu eintönig sein, dann probieren Sie doch mal ein Fahrtspiel. Dabei handelt es sich um eine spielerische Form des Intervalltrainings. Nutzen Sie einfach die natürliche Topografie der Umgebung aus: flache Passagen absolvieren Sie im Grundlagentempo, bergan laufen Sie zügig und bergab wird getrabt. Das sorgt für Abwechslung und verbessert Ihre Kraft.

Freestyle (Laufen und Krafttraining)

Bevor wir uns auf den nachfolgenden Seiten intensiver mit dem Thema Krafttraining beschäftigen, stellen wir Ihnen hier ein paar abwechslungsreiche Trainingseinheiten vor, bei denen Sie verschiedene Kraftübungen mit einer Laufeinheit kombinieren.

Laufen mit Beinkombi

Während eines lockeren Grundlagenlaufes bietet es sich an, die eine oder andere Beinübung in den Lauf einzustreuen. Laufen Sie sich zunächst 15 Minuten warm, bevor Sie mit den Kraftübungen beginnen. Dann absolvieren Sie jeweils 3 Serien mit 20 Ausfallschritten und 3 Serien mit 10 Hockstrecksprüngen. Als Serienpause gönnen Sie sich 2–3 Minuten Trabpause. Anschließend laufen Sie sich locker aus.

Laufen mit 3 × 3 Übungen

Bei der Entwicklung toller Kombi-Einheiten sind Ihrer Fantasie keine Grenzen gesetzt. Erlaubt ist alles, was den Energieverbrauch nach oben treibt. Unser nächster Vorschlag nennt sich 3 × 3. Planen Sie einen 45–60-minütigen Lauf und unterbrechen Sie diesen dreimal für einen kleinen Kraftzirkel. Diese Kraftzirkel bestehen aus je drei Übungen, die Sie frei kombinieren können. Machen Sie beispielsweise in der ersten Runde 10 Kniebeugen, 10 Liegestütze und 10 Ruderzüge an einem Geländer. Das Ganze wiederholen Sie nach einer kurzen Pause noch zweimal. Dann laufen Sie weiter, um sich etwas vom Krafttraining zu erholen. Seien Sie kreativ und nutzen Sie natürliche Dinge wie Mauervorsprünge, Baumstämme, Steine oder Parkbänke, um diese in Ihren Kraftzirkel zu integrieren. Auch Spielplätze eignen sich für eine kurze Krafttrainingspause. Insgesamt absolvieren Sie dreimal drei Übungen und machen jeweils drei Serien. Klingt einfach, oder?

Lauftechnik/Laufökonomie

Beschäftigt man sich mit dem Thema Laufen, stößt man zwangsläufig auf das Thema Lauftechnik. Aber muss man diese wirklich trainieren? Laufen kann doch schließlich jeder. Und genau hier begehen viele Hobbyläufer einen schweren Fehler. Laufen ist eine komplexe Bewegung. Zwar schaffen es die meisten von uns, auch bei höherem Bewegungstempo noch einen Fuß vor den anderen zu setzen, ohne dabei auf die Nase zu fallen, aber beim individuelle Laufstil kann man dabei durchaus Unterschiede beobachten. Der Laufstil ist aber keineswegs eine Frage der persönlichen Vorliebe. Mit der richtigen Lauftechnik können Sie schneller und ökonomischer laufen und reduzieren dabei das Verletzungsrisiko. Dennoch sind Lauftechnikübungen wie das Lauf-Abc relativ unpopulär, schließlich kann man sich für eine Stunde Lauf-Abc nur wenige Kilometer ins Trainingstagebuch eintragen.

Es lohnt sich auf jeden Fall, sich mit dem Thema zu beschäftigen, wenn Sie beschwerdefrei bleiben und möglichst lange Laufen wollen. Ob Fußaufsatz, Beinführung oder Körperhaltung, bei Laufveranstaltungen, in Wäldern oder in städtischen Parks lassen sich die unterschiedlichsten Bewegungsmuster beobachten. Und einige dieser Läufer sind bei Volksläufen und Wettkämp-

fen mit ihrem ungewöhnlichen Laufstil durchaus erfolgreich. Da ist es kein Wunder, dass viele Menschen glauben, dass der Laufstil individuell sei. Beobachtet man dagegen Spitzenläufer, ist es weitgehend vorbei mit der Individualität. Für einen effizienten und ökonomischen Laufstil gibt es durchaus Gemeinsamkeiten. Nun sind die meisten Läufer eher nicht im Spitzenfeld zu finden, sondern laufen eher für sich. Dennoch macht es Sinn, den eigenen Laufstil zu optimieren, denn damit lässt sich das Verletzungsrisiko reduzieren. Individuelle Bewegungsabläufe lassen nämlich auch Raum für Fehler, die sich auf Dauer einschleifen und zu Fehlbelastungen führen können. Bei den ersten, kurzen Läufen mag sich das noch nicht bemerkbar machen, aber überlegen Sie einfach mal, wie viele Schritte Sie in 30 Minuten machen. Da kommen bereits ein paar hundert zusammen. In einem Laufjahr summieren sich so schnell mal Tausende von Schritten und können so zu einer Überlastung führen.

Neben der Verletzungsprophylaxe gibt es aber noch ein anderes Argument, weswegen sich Lauftechniktraining lohnt: Mit einem ökonomischeren Laufstil laufen Sie bei gleichem Energieaufwand flotter. Allein am Kalorienverbrauch mag das kein einleuchtendes Argument sein, aber schneller laufen macht einfach mehr Spaß. Außerdem macht sich die Laufökonomie auf längeren Strecken deutlich bemerkbar. Je nach Laufstrecke unterscheiden sich übrigens die Kriterien, was einen guten Laufstil ausmacht. Während ein Sprinter verschwenderisch mit seiner Energie umgehen kann, muss ein Langstreckenläufer haushalten. Entsprechend sieht der Laufstil anders aus.

Den Laufstil trainieren

Lauf-Abc-Übungen sollten Sie regelmäßig in Ihr Training einbinden. Das gilt übrigens nicht nur für Profis, sondern vor allem auch für Laufeinsteiger. Wer wenig Lauferfahrung hat, profitiert umso mehr von der Lauftechnikschulung. Fehler in der Laufbewegung lassen sich auch nicht einfach mit einem speziellen Laufschuh oder einer Einlage ausgleichen. Was anderes sind natürlich individuelle Fehlstellungen im Bewegungsapparat. Diese sollte nach

Kriterien, die einen guten und ökonomischen Laufstil ausmachen

- aufrechte Körperhaltung
- Schulter leicht vor dem Becken
- gestreckte Hüfte
- Blick nach vorne
- entspannte Schultern
- straffer Bauch
- Arme bilden Läuferdreieck (90-Grad-Winkel) und schwingen locker mit
- moderater Kniehub und dynamische Beinstreckung
- kurze Bodenkontaktzeiten auf Vor- oder Mittelfuß

Rücksprache ausgeglichen werden, um keine schwerwiegenden Probleme zu verursachen. Eine schlaffe Körperhaltung, unökonomische Armbewegungen oder eine abkippende Hüfte lassen sich mit Einlagen jedoch nicht beheben. Da helfen nur stabilisierende Übungen und eine gute Lauftechnik. Idealerweise planen Sie ein- bis zweimal pro Woche ein paar Lauf-Abc-Übungen ein.

In anderen Sportarten ist es ja auch selbstverständlich, dass man an der Technik feilt. Kein Skifahrer, Golfer oder Fußballer würde auf sein Techniktraining verzichten. In manchen Sportarten nimmt die Technikschulung sogar einen Großteil der Trainingszeit ein.

Ein guter Laufstil macht schneller, hilft Energie einzusparen und die eingesetzte Energie vortriebswirksam einzusetzen. Kurz gesagt: Ein guter Laufstil ist ökonomischer. Je länger die Laufstrecke, desto relevanter wird ein guter Laufstil. Deshalb sollten Sie regelmäßig Übungen aus dem Lauf-Abc in Ihr Techniktraining integrieren.

Das Lauf-Abc

Beim Lauf-Abc handelt es sich um Übungen, die sich auf einen Teilaspekt der Laufbewegung, wie etwa den Fußaufsatz, den Kniehub oder die Schwungphase,

konzentrieren. Damit die Laufbewegung insgesamt flüssiger und ökonomischer wird, werden die Aspekte im Training übertrieben. Ein extremer Kniehub soll uns beispielsweise verdeutlichen, dass wir die Knie bei jedem Schritt aktiv anheben sollten, statt die Beine nur passiv nach vorne zu schwingen. Diese Bewegungsmuster übertragen wir in unser Unterbewusstsein und schleifen so die richtigen Bewegungen ein.

Voraussetzung dafür ist allerdings, dass wir konzentriert und frisch bei der Sache sind. Am Ende eines erschöpfenden Intervalltrainings oder im Anschluss an einen langen Lauf macht das Lauf-Abc wenig Sinn. Dann sind wir müde und die Konzentrationsfähigkeit im Keller.

Die Basics

Wärmen Sie sich auch vor der Laufschule etwa 10–15 Minuten auf. Dann beginnen Sie mit den einzelnen Übungen. Achten Sie grundsätzlich auf eine aufrechte Körperhaltung und blicken Sie nach vorne.

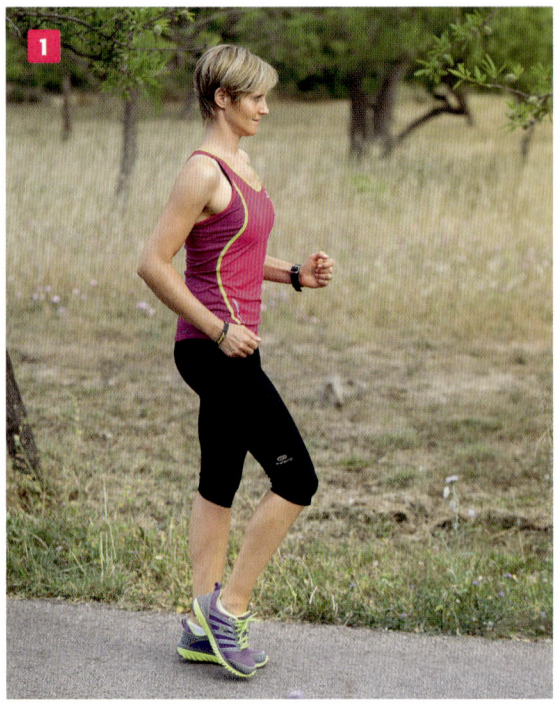

Fußgelenksarbeit

1 Mit nur wenig Vortrieb werden die Knie abwechselnd minimal gebeugt. Der Impuls kommt dabei aus den Sprunggelenken. Die Fußspitze des gehobenen Beins zeigt auf den Boden. Diese wird beim Ballenaufsatz kurz passiv gebeugt und direkt nach der Bodenberührung der Ferse, so schnell es geht, wieder gestreckt. Die Arme sind angewinkelt, die Armbewegung unterstützt die Beinbewegung. Die Hüfte sollte dabei fest bleiben.

Skippings

2 Ziehen Sie mit hoher Schrittfrequenz und geringem Raumgewinn die Knie nach oben. Die Oberschenkel und der Oberkörper bilden am höchsten Punkt einen 45°-Winkel. Der Fußaufsatz erfolgt ausschließlich über den Vorfuß, also den Fußballen. Die Armbewegung unterstützt die Beinbewegung, die Hüfte wird fixiert. Machen Sie die Skippings wie bei einem Sprint, so schnell Sie können.

Kniehebelauf

3 Ziehen Sie ähnlich wie bei den Skippings bei jedem Schritt die Knie bis zu einem 90°-Winkel nach oben. Die Arme unterstützen diese Bewegung. Achten Sie auf eine hohe Schrittfrequenz.

Anfersen

4 Beim Anfersen erfolgt ein verstärkter Abdruck aus dem Oberschenkelbeuger und der Wade. Ziehen Sie dabei aktiv die Ferse bis zum Gesäß, das angewinkelte Knie zeigt hierbei nach unten. Die Arme werden im rechten Winkel aktiv mitgeführt. Der Oberkörper ist gerade oder leicht nach vorne gebeugt.

Hopserlauf

5 Beim Hopserlauf wird ein Knie kraftvoll hochgezogen. Springen Sie mit einem Bein ab, ziehen Sie das andere Knie nach oben und landen Sie auf demselben Bein. Das Absprungbein ist also auch gleichzeitig das Landebein. Danach erfolgt ein Schrittwechsel auf das andere Bein.

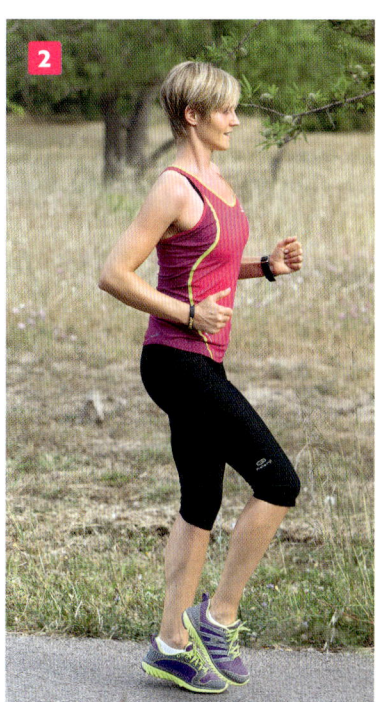 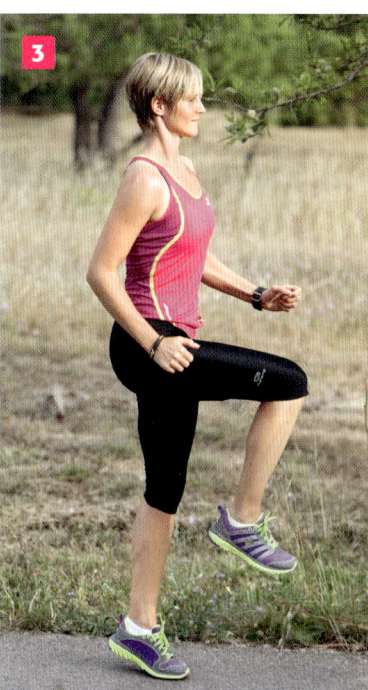 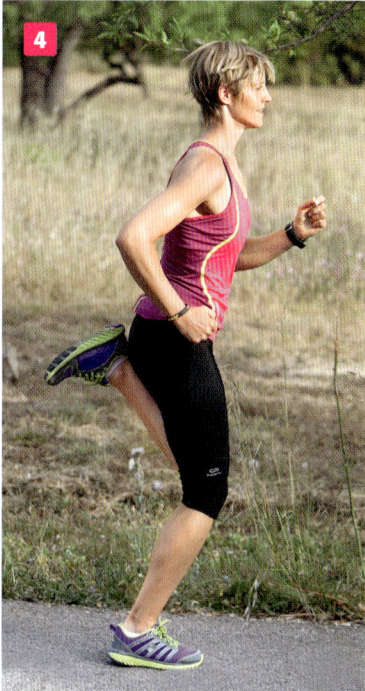

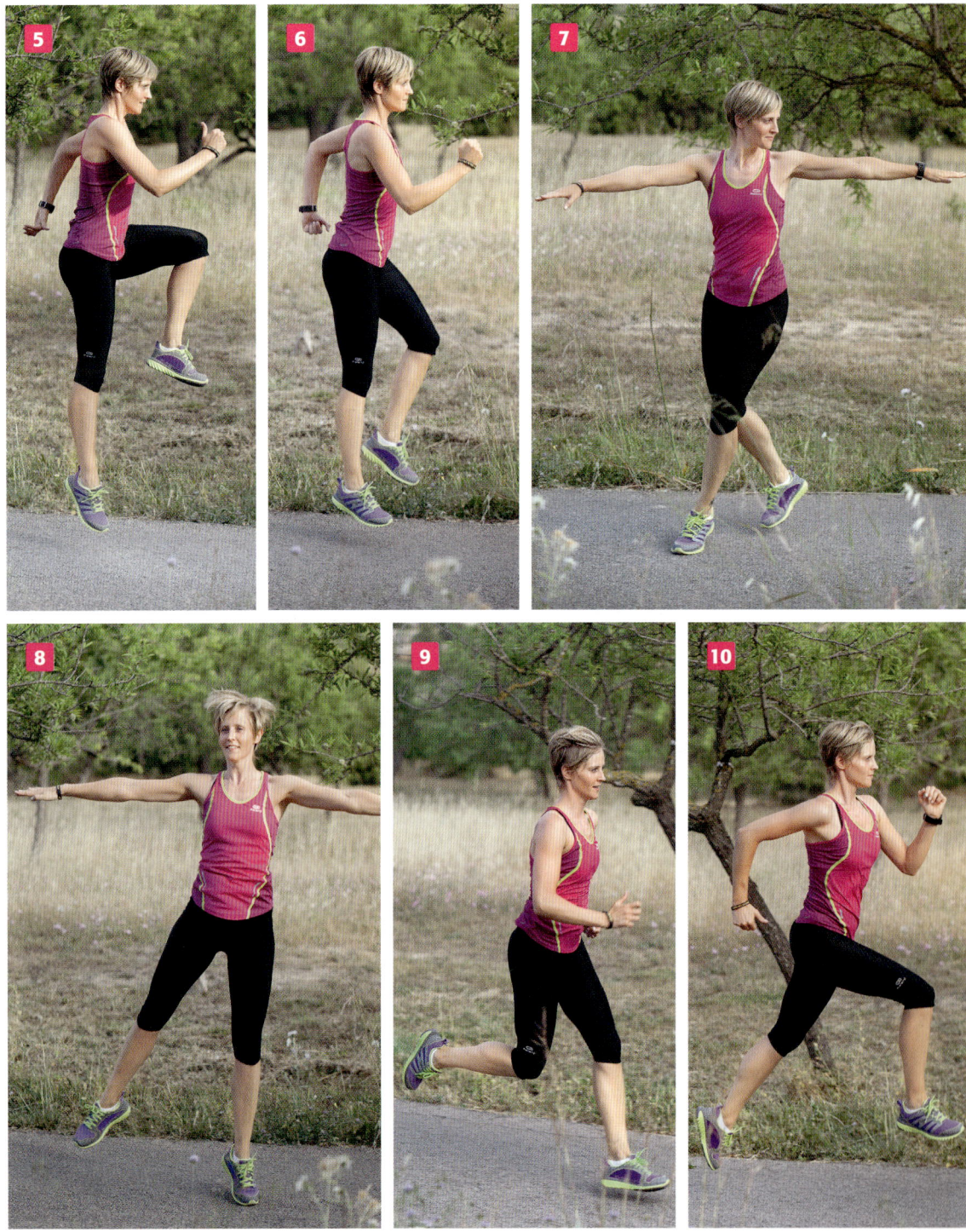

Die Arme schwingen aktiv nach oben (nicht nach vorne) und unterstützen aktiv den Absprung. Rumpf und Kopf bleiben aufrecht, der Oberschenkel des Schwungbeins wird bis zur Waagerechten gehoben.

Doppelhops

6 Der Doppelhops ist eine Mischung aus Hopserlauf und Skippings. Sie haben mit beiden Beinen zeitlich simultanen Bodenkontakt und hüpfen aus den Sprunggelenken nach oben. Die Bodenkontaktzeit ist dabei sehr kurz. Nun ziehen Sie abwechselnd ein Bein bis zu einem 45°-Winkel an und landen auf beiden Beinen.

Wechselschritte (Überkreuzen)

7 Laufen Sie seitlich. Führen Sie hierbei abwechselnd ein Bein vor und hinter dem anderen Bein vorbei. Die Hüfte unterstützt aktiv die Drehbewegung im Oberkörper und dreht dabei um bis zu 140°. Die Arme sind seitlich ausgestreckt und parallel zum Boden und unterstützen die Bewegung.

Seitschritte (Sidesteps)

8 Hüpfen Sie seitlich. Die Beine werden abwechselnd gespreizt und wieder angezogen. Die Schritte sind klein bei hoher Frequenz.

Steigerungslauf

9 Steigerungsläufe beginnen mit langsamem Lauftempo und steigern sich bis zum Sprint. Ein Steigerungslauf geht über Distanzen von 60 bis 150 Metern. Die bewusste Durchführung des korrekten Laufstils ist hier wichtig: Kopf und Rumpf sind aufrecht, die Arme angewinkelt. Achten Sie auf einen kraftvollen Armschwung und setzen Sie den Fuß nur auf dem Ballen auf. Die Übung kann über unterschiedliche Geländegegebenheiten variiert werden (flach, bergauf, bergab).

Sprunglauf

10 Nehmen Sie ein paar Schritte Anlauf und springen Sie kräftig mit einem Bein ab. Direkt mit der Landung auf dem anderen Bein drücken Sie sich zum nächsten Sprung ab. Die Bodenkontaktzeit sollte gering gehalten werden. Machen Sie dabei so große Schritte wie möglich. Sprungläufe können Sie über eine Strecke von 20 bis 100 Metern absolvieren. Geeignet sind flache Strecken oder solche mit leichter Steigung.

Dehnen – über Sinn und Unsinn

Egal ob im Sportunterricht oder im Verein – früher wurde im Training lange und intensiv jeder Muskel gedehnt. Doch heute stellen einige Sportwissenschaftler die Wichtigkeit des Dehnens infrage. Über Sinn und Unsinn des Dehnens (engl. *stretching*) wird heiß diskutiert. Ebenso über die verschiedenen Arten des Stretchings, ob statisch, ballistisch (mit Schwung) oder federnd. Richtig angewendet, macht Dehnen durchaus Sinn. Aber sich falsch zu dehnen schadet mehr, als dass es nutzt. Aber was heißt falsch dehnen? Und wie und vor allem wann sollte man sich dehnen? Wenn man Sportler fragt, die sich beispielsweise vor einem Trainingslauf intensiv dehnen, warum sie das tun, bekommt man oft die gleichen Antworten: man möchte sich vor Verletzungen schützen, leistungsstärker sein und beweglicher werden. Also werden die Muskeln in die Länge gezogen, die im nachfolgenden Training besonders benötigt werden.

Aktuell wird das Thema Stretching differenziert betrachtet. Beispielsweise ergab eine groß angelegte Studie, dass Dehnen nicht vor Verletzungen schützt. In der Untersuchung wurde die Verletzungshäufigkeit von Stretching-Freunden und Dehnmuffeln verglichen. Das Ergebnis mag für viele überraschend gewesen sein. Denn die Sportler, die sich vor einer Belastung intensiv dehnten, erlitten ebenso oft Muskelverletzungen wie die »ungedehnten« Sportler. Eine andere Studie ergab, dass statisch gedehnte Muskeln weniger leistungsstark sind. Denn ein intensives Stretching ist für die Muskeln ebenso anstrengend wie ein intensives Training. Diese Ergebnisse haben bei vielen Trainern und Wissenschaftlern für intensiven Gesprächsstoff gesorgt.

Wann ist Dehnen sinnvoll?

Auch nach derzeitigem Kenntnisstand ist regelmäßiges Dehnen für Läufer sinnvoll, allerdings kommt es darauf an, wann und wie man dehnt. Obwohl Dehnen vor dem Laufen nicht unbedingt vor Verletzungen schützt, können bestimmte Dehnübungen zur Aktivierung in den Aufwärmprozess integriert werden. Nach dem Laufen kann Dehnen ebenfalls sinnvoll sein, weil sich dadurch die Beweglichkeit steigern und der Muskeltonus senken lässt. Das trägt dazu bei, dass unsere Bewegungsabläufe ökonomischer werden. Allerdings sollten Sie nicht unbedingt nach intensiven Trainingseinheiten dehnen, denn dabei entstehen hohe Spannungen in der Muskulatur und es kommt zu Mikroverletzungen. Durch Dehnen können diese dann verstärkt werden und der anschließende Muskelkater wird schlimmer statt besser. Nach harten Intervallläufen und Krafttraining sollten Sie also lieber auf Ihr Stretching verzichten. Dehnen Sie dann lieber an einem separaten Tag oder nach lockeren Läufen.

Tipps zum Dehnen

- Wärmen Sie sich vor dem Dehnen auf.
- Führen Sie die Übungen konzentriert und korrekt aus.
- Dehnen Sie genau wie beim Krafttraining in Sätzen.
- Machen Sie von jeder Übung zwei bis drei Sätze
- Halten Sie die Endposition ca. 20 Sekunden.
- Um Verletzungen zu vermeiden, sollten Sie am Ende einer Übung zudem langsam wieder in die Ausgangsposition zurückkehren und nicht plötzlich die Spannung vom Muskel nehmen.
- Dehnen Sie ein Gelenk nur so weit, bis Sie eine leichte Spannung spüren.
- Wenn es wehtut, ist die Spannung auf dem Gelenk zu groß und Sie haben zu weit gedehnt.
- Dehnen Sie nicht mit Gewalt.
- Gehen Sie beim Dehnen systematisch vor, um keine Muskelgruppe zu vergessen.

Wie dehnt man richtig?

Es gibt verschiedene Arten zu dehnen. Man unterscheidet zwischen dynamischen, statischen, aktiven oder passiven Dehnübungen. Je nach Zielsetzung sind die jeweiligen Varianten sinnvoll. Mit statischen Dehnübungen senken Sie beispielsweise den Muskeltonus und steigern die Beweglichkeit. Dynamische Dehnübungen werden dagegen eher zur Aktivierung der Muskulatur vor intensiven Belastungen wie Wettkämpfen oder schnellen Intervallläufen eingesetzt.

Wann sollte man dehnen?

Wie bereits erwähnt, sollten Sie für Ihr Stretching einen separaten Trainingstag wählen und nicht nach harten Trainingseinheiten an der strapazierten Muskulatur zerren. Nach lockeren Läufen bietet es sich allerdings an, eine Dehneinheit einzulegen. Vor dem Dehnen sollten Sie sich nämlich zunächst aufwärmen, erst danach beginnt das Stretching-Programm. Idealerweise gehen Sie dabei systematisch vor. Fangen Sie unten bei den Füßen an und arbeiten Sie sich Muskelgruppe für Muskelgruppe bis zum Kopf vor. So ist sichergestellt, dass Sie keinen Muskel vergessen.

Die wichtigsten Dehnübungen für Läufer

Untere Wadenmuskulatur

1 Stellen Sie sich mit beiden Füßen auf eine Treppe oder eine Bordsteinkante. Nehmen Sie einen Fuß nach hinten, sodass die Ferse über die Kante hinausragt. Drücken Sie die Ferse nach unten, bis Sie ein Ziehen in der unteren Wadenmuskulatur und der Achillessehne spüren.

Obere Wadenmuskulatur

2 Stützen Sie sich in Schrittstellung an einem unbeweglichen Widerstand, beispielsweise einem Baum oder einer Hauswand, ab. Beugen Sie das vordere Bein und strecken Sie das hintere Bein durch. Verlagern Sie das Gewicht auf das vordere Bein, bis Sie einen Zug in der hinteren Wade spüren.

Oberschenkel Vorderseite

3 Stellen Sie sich aufrecht hin. Heben Sie ein Bein ans Gesäß. Greifen Sie das Fußgelenk und drücken Sie den Fuß weiter ans Gesäß. Greifen Sie nicht an die Fußspitze, sondern an den Knöchel und achten Sie dabei darauf, dass beide Knie zusammenbleiben.

Oberschenkel Rückseite

4 Gehen Sie in den Ausfallschritt. Legen Sie das Knie des hinteren Beins auf den Boden und legen Sie den Oberkörper auf dem Oberschenkel ab. Der Kontakt zwischen Oberschenkel und Oberkörper bleibt immer bestehen. Verlagern Sie das Gewicht nach hinten, bis Sie einen Zug im hinteren Oberschenkelmuskel des vorderen Beins spüren. Das vordere Bein sollte nicht ganz gestreckt werden.

Hüftbeuger

5 Stellen Sie sich im tiefen Ausfallschritt hin. Beugen Sie das vordere Bein, sodass der Oberschenkel parallel zum Boden ist, das hintere Bein ist gestreckt. Verlagern Sie das Gewicht auf das vordere Bein und schieben Sie dabei die Hüfte aktiv nach vorne. Achten Sie darauf, dass das vordere Bein in seiner Ausgangsposition bleibt.

Gesäßmuskulatur

6 Stellen Sie sich auf ein Bein und winkeln Sie das andere Bein an. Dabei legen Sie das Sprunggelenk auf dem Oberschenkel ab. Drücken Sie nun das Knie des vorderen Beins leicht nach außen, bis Sie eine Dehnung im Gesäßmuskel spüren.

Schultergürtel

7 Stellen Sie sich aufrecht hin. Umfassen Sie mit der einen Hand Ihren anderen Arm am Ellenbogen. Ziehen Sie den angewinkelten Arm nun über die andere Schulter, sodass Ihr Oberarm im Idealfall Ihren Hals berührt.

Brustmuskulatur

8 Stellen Sie sich seitlich neben eine Wand und strecken Sie den Arm auf Brusthöhe nach hinten. Die Schulter darf dabei die Wand berühren. Drehen Sie Ihren Oberkörper nun von der Wand weg, bis Sie einen leichten Zug in der Brustmuskulatur spüren.

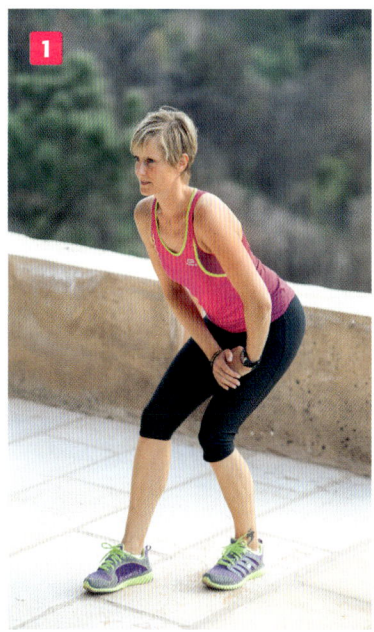
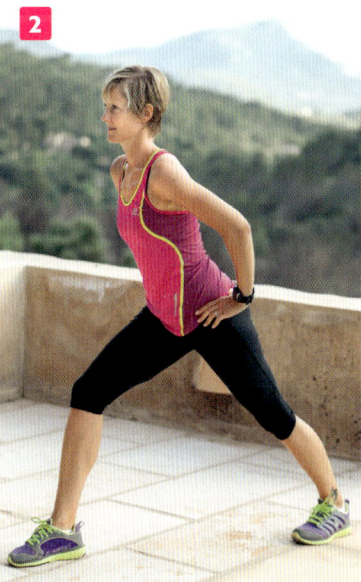
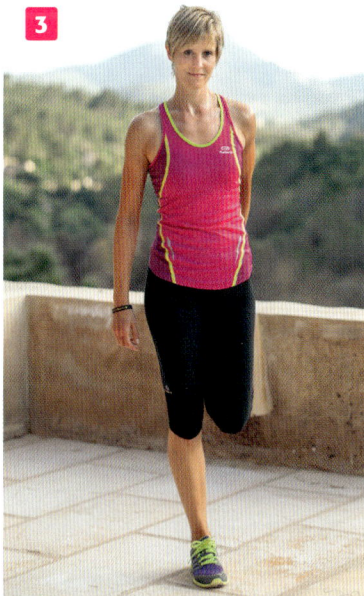

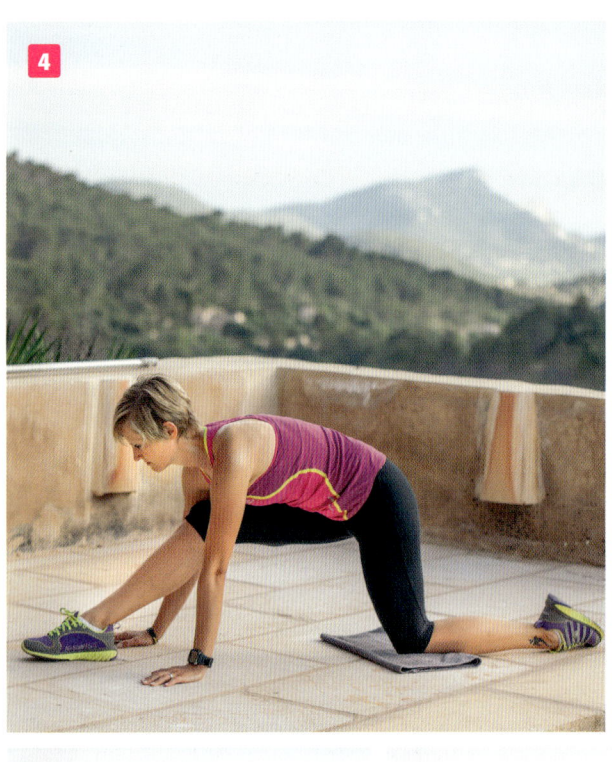

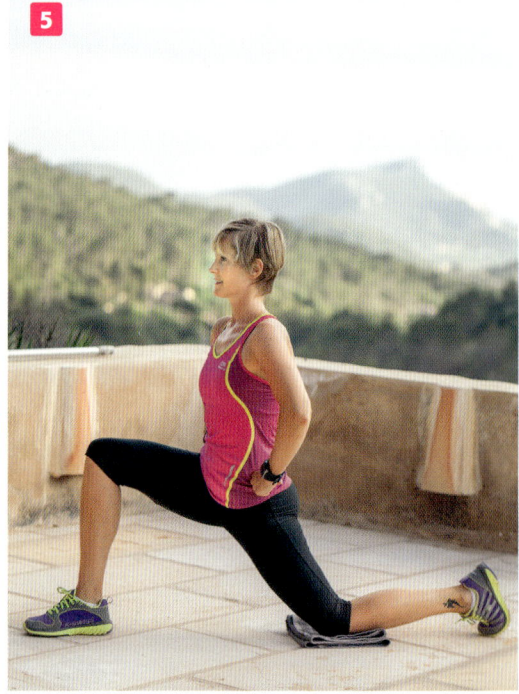

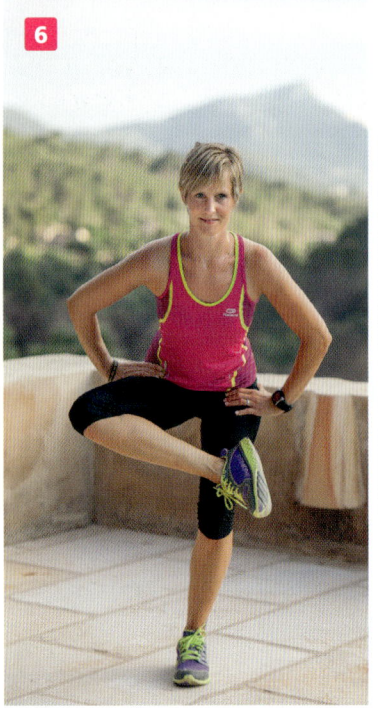

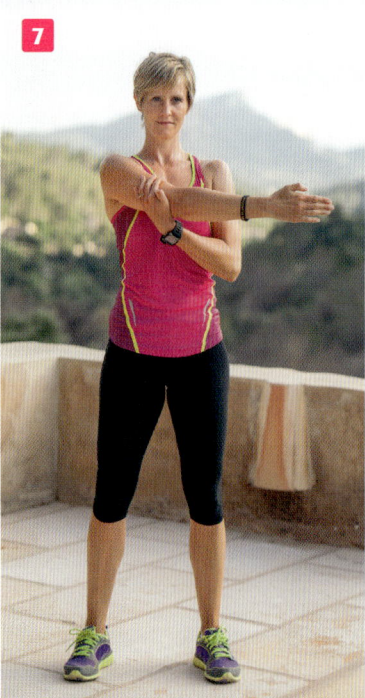

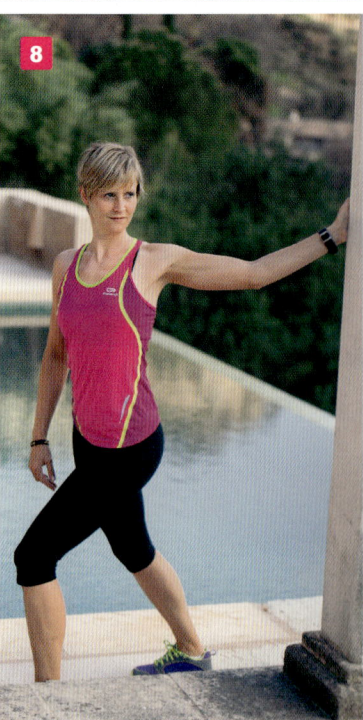

Krafttraining

Krafttraining ist immens wichtig, wenn Sie abnehmen und vor allem dauerhaft schlank bleiben wollen. Wie im Kapitel »Ein langfristiger Plan« (siehe Seite 33) bereits beschrieben, brauchen unsere Muskeln Widerstand, um zu wachsen. Bleibt dieser Widerstand im Alltag aus, verlieren wir allmählich Muskelmasse. Und dieser schleichende Muskelverlust hat nachhaltig negative Folgen. Mit jedem verlorenen Kilogramm Muskulatur sinkt unser Grundumsatz um 100 Kilokalorien. Und zwar täglich. Dieses Defizit müssten wir dann durch eine gesteigerte Aktivität ausgleichen, wenn wir unser Gewicht bei gleichem Ernährungsverhalten beibehalten wollen. Um dauerhaft schlank zu bleiben, ist es also notwendig, dass wir den weiteren Muskelabbau stoppen und die verlorene Muskelmasse zurückgewinnen. Dafür ist Krafttraining der einzige Weg. Zwar ist Laufen eine tolle Sportart, um Kalorien zu verbrennen, aber die damit gesetzten Reize reichen leider nicht aus, um Muskeln aufzubauen. Stattdessen sollten Läufer ein begleitendes Krafttraining absolvieren. Die gute Nachricht ist aber: Sie brauchen für ein effektives Krafttraining keine teuren Geräte und kein Fitnessstudio. Mit Ihrem eigenen Körper als Trainingsgewicht lassen sich vielfältige Übungen durchführen, um den ganzen Körper in Form zu bringen.

Die Basisübungen mit dem Eigengewicht sind ideal für Einsteiger, um sich mit dem Thema Krafttraining vertraut zu machen. Das heißt aber nicht, dass diese Übungen nur etwas für Anfänger sind. Je nach Ausführung gibt es auch Eigengewichtübungen, die sogar Profisportler an ihre Grenzen bringen. Insofern können auch Fortgeschrittene und erfahrene Läufer Übungen mit dem eigenen Körpergewicht in ihre Trainingsroutine einbauen. Entscheidend für den Trainingserfolg ist, dass Sie die vorgestellten Übungen korrekt ausführen. Wie bei allen Übungen steigert eine bewusste Bewegungsführung den Trainingseffekt. Achten Sie bei allen Übungen auf Ihre Körperspannung.

Hinweis zur richtigen Trainingsintensität

Bei Übungen mit dem eigenen Körpergewicht lässt sich die Intensität nicht steigern, indem man das Trainingsgewicht erhöht. Stattdessen kann man die Belastung durch eine höhere Wiederholungszahl, mehr Sätze, eine Übungsvariante oder eine langsamere Bewegungsausführung steigern. Trainingsziele bei Übungen mit dem eigenen Körpergewicht sind in der Regel eine Verbesserung der allgemeinen Kraftausdauer und eine gesteigerte Rumpfstabilität. Sie haben dann die richtige Belastung gewählt, wenn Sie die letzten Wiederholungen mit Mühe gerade noch schaffen – und zwar auch im letzten Satz. Bei Halteübungen gilt: Versuchen Sie die angegebene Position so lange wie möglich zu halten. Eine Minute sollte Ihr erstes Ziel sein. Schaffen Sie mehr, dann halten Sie die Position ruhig länger.

Auf den folgenden Seiten finden Sie eine Übersicht an möglichen Fitnessübungen. Diese sind in 5 Kategorien eingeteilt:

- Beine
- Rücken
- Brust
- Rumpf
- Cardio

Ein effizientes Krafttraining sollte immer den ganzen Körper trainieren. Das spart nicht nur Zeit, sondern steigert den Kalorienverbrauch enorm und sorgt für eine Ausschüttung positiv wirkender Hormone im Körper. Idealerweise kombinieren Sie einfach Übungen aus jeder Kategorie zu einem kleinen Workout. Diese Übungen können Sie als Zirkeltraining absolvieren oder nacheinander in Serien durchlaufen. Je zügiger Sie durch die Übungen gehen, desto größer ist allerdings der Trainingseffekt. Kombinieren Sie beispielsweise zwei Übungen aus verschiedenen Kategorien miteinander. So nutzen Sie die Pause für eine Muskelgruppe aktiv aus, um eine andere Muskelgruppe zu trainieren. Das könnte so aussehen: Machen Sie 10 Kniebeugen und anschließend 10 Liegestütze. In der Zeit, wo Sie Liegestütze machen, erholen sich die Beine wieder und Sie können sofort mit den Kniebeugen weitermachen. In der Zwischenzeit hat dann die Brustmuskulatur Pause. Das spart viel Zeit und hält den Puls oben, sodass Sie letztlich auch noch ein zusätzliches Cardio-Training machen. Sie können nach dieser Methode auch einen kleinen oder großen Zirkel aus fünf oder 10 Übungen zusammenstellen. Für die richtige Belastung gibt es verschiedene Methoden: Entweder Sie zählen die Wiederholungen oder Sie stoppen die Zeit.

Hier sind ein paar Beispiel-Workouts für Sie, damit Sie eine Vorstellung davon bekommen, wie das Ganze aussehen soll. Sie können diese aber auch gerne abwandeln oder ergänzen.

Tabata-Workout für Einsteiger
10 min Warm-up
4 × 20 sec Kniebeugen mit je 10 sec Pause

High-Intensity mit Tabata-Intervallen

Mit sogenannten Tabata-Intervallen zünden Sie Ihren Fettverbrennungsturbo. Dabei handelt es sich um eine hochintensive Trainingsmethode. Das klingt und ist zwar anstrengend, aber dafür auch sehr schnell vorbei. Bei klassischen Tabata-Intervallen absolvieren Sie in 8 × 20 Sekunden so viele Wiederholungen von einer Übung, wie Sie schaffen können. Zwischen den 20-Sekunden-Intervallen haben Sie lediglich 10 Sekunden Zeit zur Erholung. Trainieren Sie nach dieser Methode, reicht es, wenn Sie aus jeder Kategorie eine Übung machen. Die effektive Trainingszeit liegt dann bei gerade einmal 20 Minuten. Probieren Sie es aus.

4 × 20 sec Liegestütze mit je 10 sec Pause
4 × 20 sec Rudern mit je 10 sec Pause
4 × 20 sec Unterarmstütz mit je 10 sec Pause
4 × 20 sec Burpees mit je 10 sec Pause
10 min Cool-down

Mikroblock-Training
10 min Warm-up
Mikroblock 1: 3 × (10 × Liegestütz + 10 × Kniebeugen im Wechsel)
Mikroblock 2: 3 × (10 × Rudern + 10 × Ausfallschritte)
Mikroblock 3: 3 × (45 sec Unterarmstütz + 10 × Hock-Streck-Sprung + je 45 sec Seitstütz)
10 min Cool-down

Zirkeltraining
10 min Warm-up
3 Serien:
10 × Kniebeugen
10 × Liegestütz
10 × Rudern
45 sec Unterarmstütz
10 × Burpees
2 min Pause
10 min Cool-down

Tabata-Workout für Fortgeschrittene
10 min Warm-up
8 × 20 sec Kniebeugen mit je 10 sec Pause
8 × 20 sec Liegestütze mit je 10 sec Pause
8 × 20 sec Rudern mit je 10 sec Pause
8 × 20 sec Unterarmstütz mit je 10 sec Pause
8 × 20 sec Burpees mit je 10 sec Pause
10 min Cool-down

Übungsübersicht Krafttraining
Bei den meisten Übungen, die wir auf den folgenden Seiten vorstellen, kommen wir ohne zusätzliche Geräte aus. Bei den Übungen für den Rücken ist das allerdings schwieriger. Den Rücken trainiert man am besten durch Zugbewegungen wie etwa Klimmzüge. Dafür benötigen

Sie aber beispielsweise eine Reck- oder Klimmzug-
stange. Da Klimmzüge bereits sehr anspruchsvoll sind,
kann man diese mit Gummibändern unterstützen oder
sich von einem Trainingspartner helfen lassen. Alternativ
ist Rudern im Schräghang zu empfehlen. Dafür benötigen Sie entweder eine niedrigere Stange, wie z. B. ein
Geländer, oder einen Slingtrainer. Slingtrainer sind ohnehin ein sehr flexibles Trainingsgerät und daher sehr zu
empfehlen. Je nach Hersteller kostet ein Slingtrainer
zwischen 90 und 300 Euro. Dafür können Sie damit
aber Ihren ganzen Körper sehr effektiv trainieren.

Bein-Übungen
Kniebeuge
Kniebeugen sind die Standardübung schlechthin.
Das liegt daran, dass bei Kniebeugen fast alle großen
Muskelpartien des Körpers (Beinstrecker, Beinbeuger,
Gesäß, Rücken) trainiert werden. Es gibt zahlreiche
Variationen mit und ohne Geräte. Auch wenn fast jeder
wahrscheinlich schon einmal Kniebeugen gemacht hat,
machen dennoch viele Sportler immer noch Fehler bei
der Ausführung.

1 Stellen Sie sich aufrecht hin. Die Beine sind ungefähr schulterbreit und in der Ausgangsposition nicht
ganz durchgestreckt. Die Fußspitzen zeigen leicht nach
außen.

2 Gehen Sie nun langsam in die Knie, bis in den
Knien ein rechter Winkel entsteht. Schieben Sie dabei
das Gesäß nach hinten. Wichtig ist, dass der Rücken
gerade bleibt (leichtes Hohlkreuz) und Sie keinen
Buckel machen. Das Becken wird nach hinten gekippt.

Tipp für Anfänger: Um die Bewegung zu vereinfachen,
kann man einen Stuhl hinter sich stellen und so tun,
als ob man sich hinsetzen würde.

Halten Sie diese Position kurz und gehen Sie wieder
langsam nach oben. Die Füße sollten während der
Übung immer Bodenkontakt haben.

Wenn Sie mit dem Po etwas weiter nach hinten gehen,
stehen Sie stabiler und Po und Beinrückseite werden
effektiver mittrainiert.

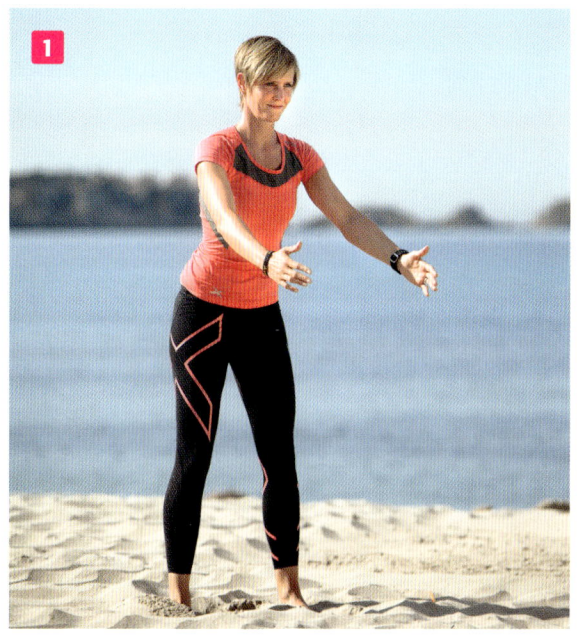

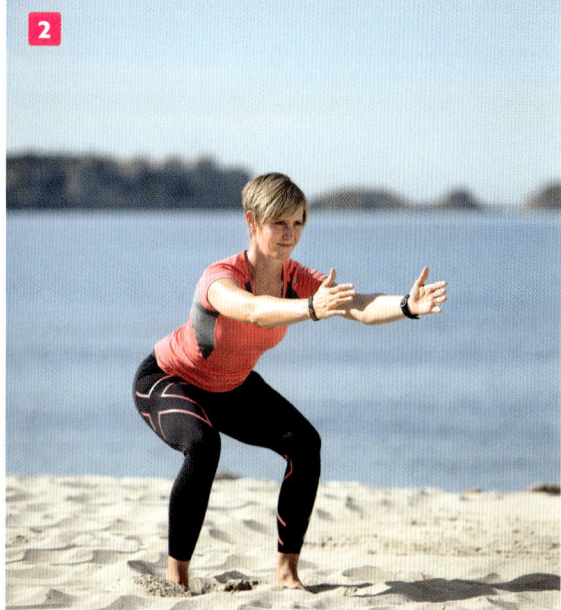

Tipp: Wichtig ist, den Rücken gerade zu halten. Zudem dürfen die Knie nicht über die Fußspitzen hinausragen. Anfänger neigen häufig dazu, zu weit nach vorne zu kippen. Hier kann ein Trainingspartner helfen, der auf die richtige Körperhaltung achtet.

Ausfallschritt

Der Ausfallschritt ist eine ideale Übung, um Schnellkraft und Schnellkraftausdauer in den Beinen zu trainieren. Auch die Wadenmuskulatur wird gekräftigt. Davon profitieren Sie auch beim Laufen.

1 Stellen Sie sich ungefähr schulterbreit hin. Die Fußspitzen zeigen nach vorne, der Rücken ist gestreckt. Machen Sie nun einen weiten Schritt nach vorne und fangen Sie den Schwung mit dem vorderen Bein ab. Der Ausfallschritt sollte so weit gemacht werden, dass Ober- und Unterschenkel ungefähr einen rechten Win-

kel ergeben. Drücken Sie sich anschließend wieder nach oben.

Tipp: Auch hier sollten Sie darauf achten, dass das Knie nicht über die Fußspitze hinausragt.

Hock-Streck-Sprung

Kniebeugen können auch sehr dynamisch sein und die Schnellkraft in den Beinen verbessern. Diese Kniebeugenvariante ist besonders für sportlich ambitionierte Läufer geeignet.

2+3 Stellen Sie sich wie bei der normalen Kniebeuge hin. Gehen Sie nun in die Hocke. Allerdings sollte der Winkel im Knie bei dieser Übung nur etwa 100 Grad betragen und kein rechter Winkel sein. Achten Sie darauf, dass Sie das Gesäß nach hinten absenken und den Rücken gerade lassen. Stoßen Sie sich schnellkräftig ab

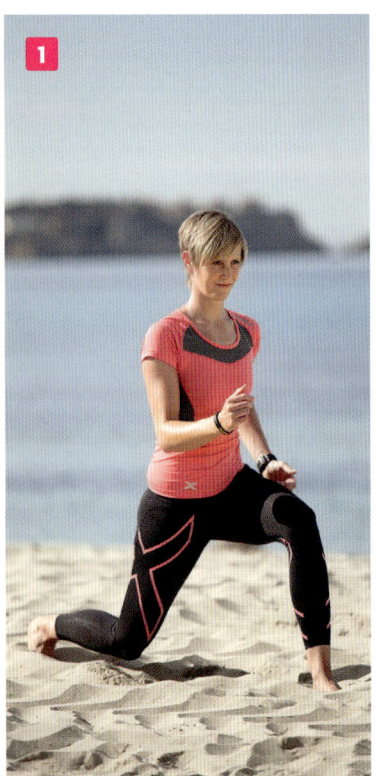
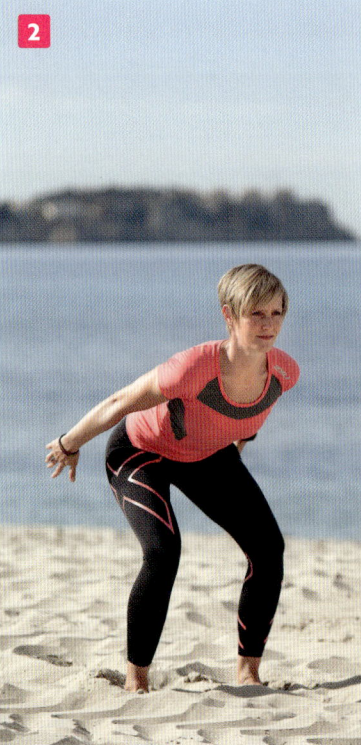
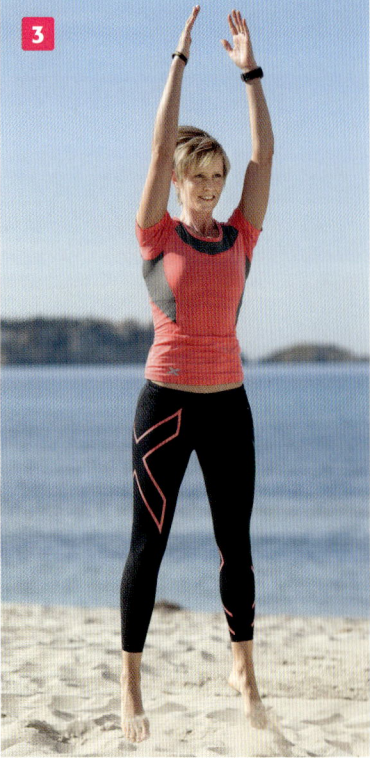

und springen Sie nach oben. Strecken Sie die Arme nach oben und halten Sie die Beine gestreckt (nicht anwinkeln).

Tipp: Dies ist eine dynamische Übung. Daher sollten Sie auch die Abwärtsbewegung etwas schneller ausführen. Dennoch wird die Körperspannung aufrechterhalten.

Box Jump

Diese explosive Übung verbessert Ihre Schnellkraft und steigert den Kalorienverbrauch. Suchen Sie sich eine Treppe, eine kleine Mauer oder eine stabile Kiste.

4 Stellen Sie sich schulterbreit und mit leicht gebeugten Beinen bspw. vor eine Stufe. Mit den Armen holen Sie Schwung und springen durch eine explosive Beinstreckung auf die Stufe. Landen Sie in einer stabilen Position mit leicht gebeugten Knien. Strecken Sie Beine und Hüfte.

Tipp: Einsteiger sollten langsam von der Stufe steigen und wieder in die Ausgangsposition zurückkehren. Fortgeschrittene dürfen auch zurückspringen und sofort die nächste Wiederholung einleiten.

Aufsteiger

Für Läufer ist der Aufsteiger eine wunderbare Übung, um die Beinmuskulatur zu trainieren

5 Setzen Sie einen Fuß auf eine Parkbank oder Mauer. Drücken Sie sich kräftig ab. Ziehen Sie das untere Bein so weit nach oben, bis der Oberschenkel parallel zum Boden ist. Gehen Sie wieder nach unten.

Tipp: Achten Sie darauf, die Arme in Kreuzkoordination mit einzusetzen. Das Tempo richtet sich nach Ihrem Wohlbefinden und nach Ihrer Atmung.

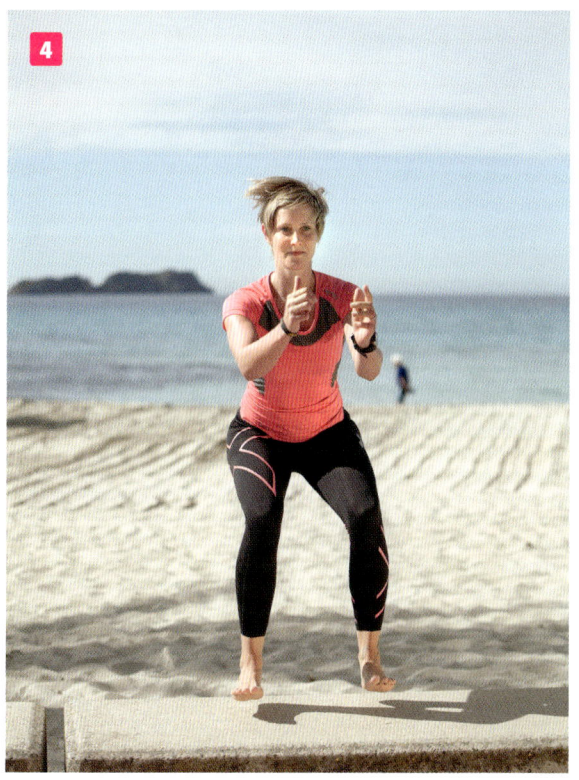

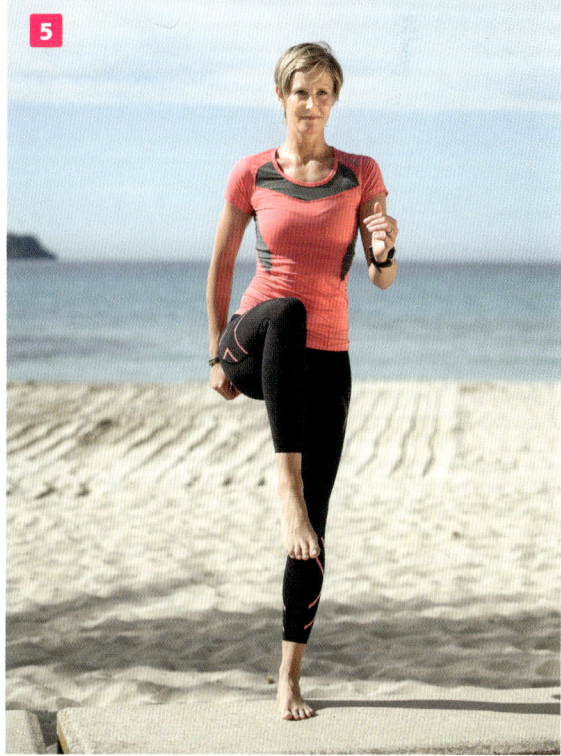

Brust-Übungen

Liegestütz

Das Schöne an Liegestützen ist, dass es unzählige Varianten für jeden Leistungstyp gibt. Wir haben ein paar Varianten für Sie zusammengestellt. Je nach Leistungsvermögen können Sie sich die passende Übung heraussuchen. Doch bevor man sich an die schwierigeren Typen heranwagt, sollte man die Grundform sehr gut beherrschen, die für einige Anfänger schon schwierig sein kann.

1+2 Stützen Sie sich mit Fußballen und Händen auf den Boden. Die Hände sind über schulterbreit auseinander aufgesetzt. Beugen Sie nun die Ellenbogen und gehen Sie langsam nach unten. Halten Sie die tiefe Position kurz und drücken Sie sich wieder langsam nach oben.

Tipp: Achten Sie darauf, dass Rücken, Hüfte und Beine sowohl bei der Abwärts- wie auch bei der Aufwärtsbewegung eine gerade Linie bilden. Häufige Fehler bei

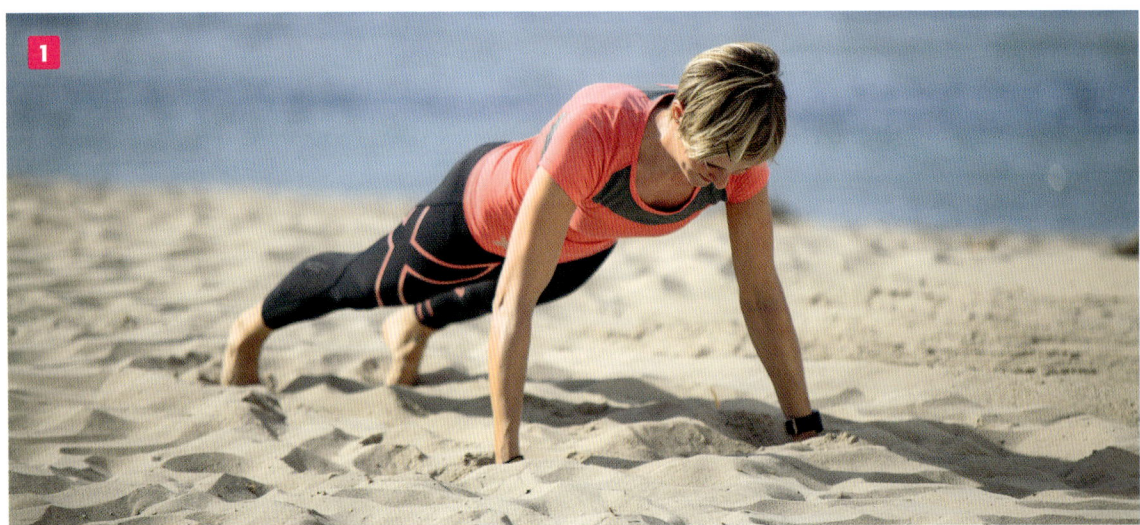

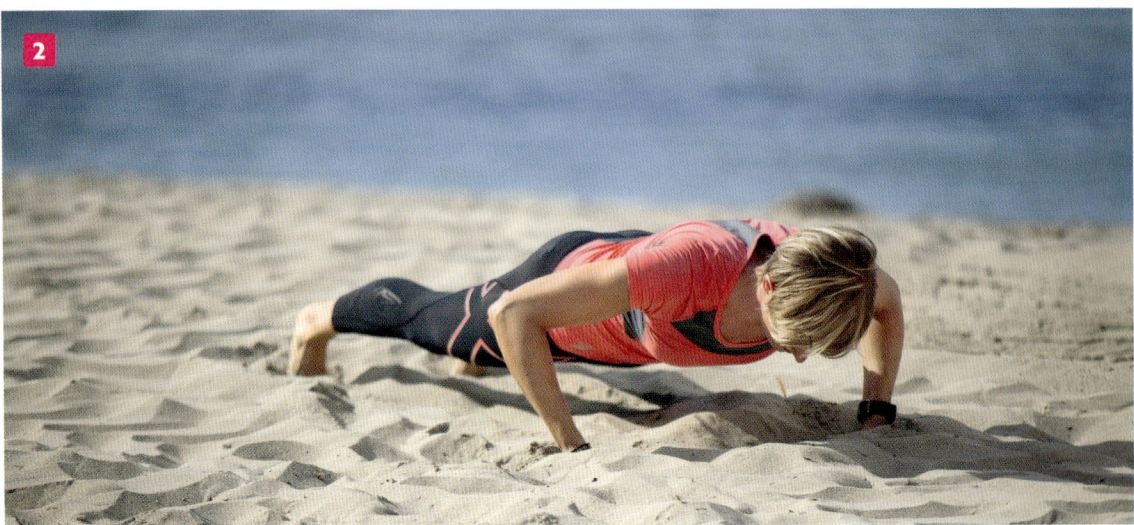

Liegestützen sind, ins Hohlkreuz zu fallen oder den Hintern etwas nach oben zu strecken. Wenn Sie keine 10 Wiederholungen schaffen, machen Sie die Liegestütze zunächst auf Händen und Knien.

Plyometrischer Liegestütz

Plyometrische Liegestütze trainieren die Schnelligkeit in den Armen und die Schnelligkeitsausdauer. Dabei drücken Sie sich explosiv nach oben. Wer Probleme in den Handgelenken hat, sollte auf diese Übung lieber verzichten, da der Schwung mit den Händen abgefangen werden muss.

Gehen Sie in die Liegestützposition. Beugen Sie nun die Ellenbogen und gehen Sie langsam nach unten. Drücken Sie sich explosiv nach oben, sodass Sie mit beiden Händen in die Luft kommen. Sobald Sie wieder Bodenkontakt haben, fangen Sie den Schwung ab, indem Sie sofort wieder in die Beugung gehen. Leiten Sie sofort die nächste Wiederholung ein.

Krokodil-Liegestütz

Krokodil-Liegestütze sind eine Vorbereitung auf die einarmigen Liegestütze. Seinen Namen verdankt diese Variante der Bewegung auf dem Boden, die dem Gang eines Krokodils nachempfunden ist. Dabei wird das Gewicht einseitig verlagert.

3 Gehen Sie in die Liegestützposition. Setzen Sie dabei Arme und Beine leicht versetzt auf, also entweder den rechten Arm und den linken Fuß etwas nach vorne oder umgekehrt. Beugen Sie nun die Ellenbogen und bewegen Sie sich langsam in tiefer Position vorwärts. Setzen Sie danach den jeweiligen hinteren Arm bzw. das hintere Bein nach vorne, sodass dieser/dieses nun vor dem anderen ist.

T-Liegestütz

Aus der Bewegung heraus werden Liegestütze noch anspruchsvoller. Für die dritte Staffel der Liegestütze benötigen Sie bereits eine gute Rumpfmuskulatur und starke Arme. Dafür ist der Trainingseffekt umso höher, da die Übungen über mehrere Bewegungsebenen ablaufen. Bei den T-Liegestützen kommt eine Rotationsbewegung um die Körperlängsachse hinzu.

Stützen Sie sich auf den Fußballen und Händen auf den Boden. Beugen Sie nun die Ellenbogen und gehen Sie langsam nach unten. Halten Sie kurz die tiefe Position und drücken Sie sich wieder nach oben. Heben Sie an-

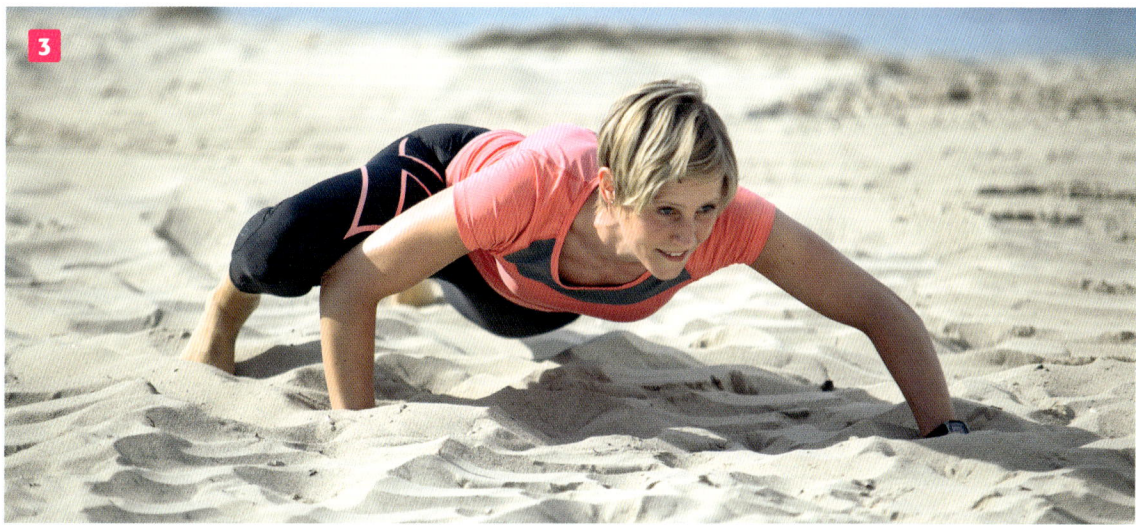

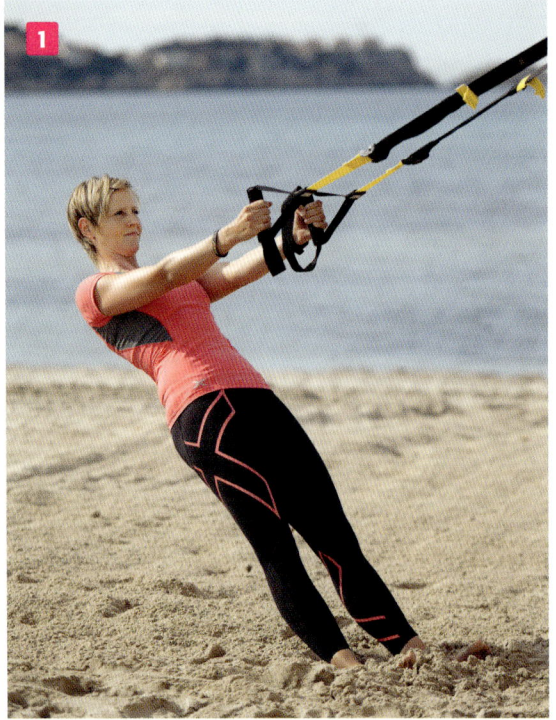

schließend eine Hand vom Boden weg, strecken Sie den Arm zur Decke und drehen dabei den Körper auf.

Tipp: Um das Gleichgewicht halten zu können, dürfen Sie die Drehbewegung nicht zu schnell machen und den Arm nicht so weit nach hinten strecken. Achten Sie zudem darauf, dass beide Füße auf dem Boden bleiben.

Dip

Dips sind eine tolle Übung für den Trizeps und trainieren gleichzeitig Brust und Schultern. Alles, was Sie dafür brauchen, finden Sie zu Hause oder im Park.

Stellen Sie sich mit dem Rücken zu einer Parkbank, Mauer oder hohen Stufe und stützen Sie sich mit den Händen auf der Sitzfläche bzw. auf der Mauer oder Stufe ab. Gehen Sie nun langsam mit dem Körper nach unten. Halten Sie diese Position kurz und drücken Sie sich wieder nach oben.

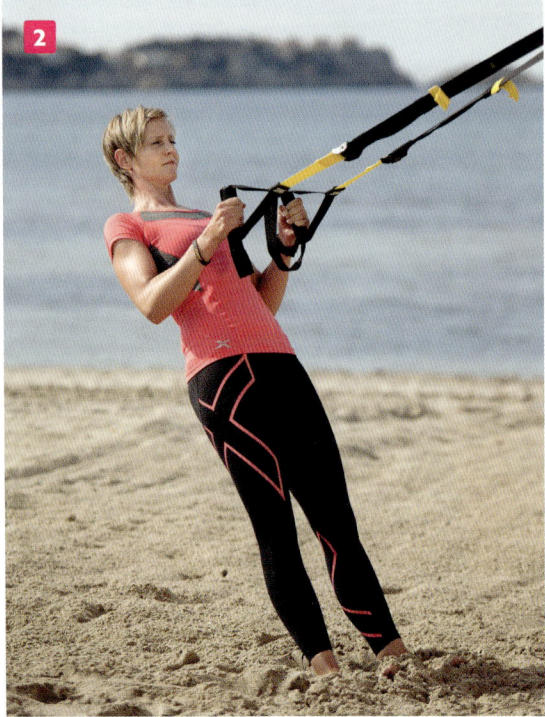

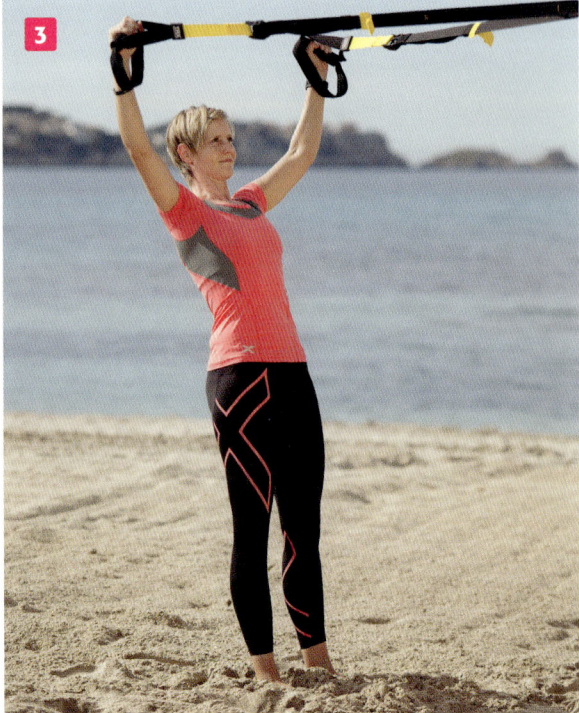

Tipp: Wer die Übung etwas anspruchsvoller gestalten möchte, kann sie entweder einbeinig machen oder nach dem Drücken ein Bein nach oben ziehen.

Rücken-Übungen

Rudern mit dem Slingtrainer

Mit dieser Übung trainieren Sie vor allem Ihre oberen Rückenmuskeln und den Bizeps.

1 Stellen Sie sich mit dem Gesicht zum Trainingsgerät. Lehnen Sie sich weit nach hinten, bis die Arme gestreckt sind.

2 Ziehen Sie sich langsam nach oben, bis die Schlingen am Körper sind. Die Ellenbogen werden dabei seitlich dicht am Körper entlang geführt. Position kurz halten und die Arme langsam wieder ausstrecken.

Tipp: Wenn Sie keinen Slingtrainer haben, dann können Sie diese Übung auch an einer niedrigen Stange oder unter dem Küchentisch hängend durchführen.

Rudern im Schräghang

Rudern im Schräghang ist nicht nur eine sehr effektive Übung für die Arme, sondern auch für die Schultern und den Rücken. Alles, was Sie dafür brauchen, ist ein niedriges Geländer oder ein Tisch.

Greifen Sie die Stange ungefähr schulterbreit und stellen Sie die Füße so auf den Boden, dass Sie mit gestreckten Armen und gestrecktem Körper an der Stange hängen. Ziehen Sie sich aus den Armen mit der Brust an die Stange. Lassen Sie sich langsam wieder herab, bis die Arme fast gestreckt sind.

Tipp: Achten Sie beim Greifen darauf, den Daumen unter die Stange zu legen. So rutscht man nicht so leicht ab.

V-Zug mit dem Slingtrainer

V-Züge gehören zu den effektivsten Übungen für den Schultergürtel.

1 Greifen Sie den Slingtrainer mit gestreckten Armen und lehnen Sie sich zurück. Die Beine sind ungefähr schulterbreit und in der Ausgangsposition nicht ganz durchgestreckt. Die Fußspitzen zeigen leicht nach außen. Spannen Sie Ihre Gesäßmuskeln aktiv an und achten Sie darauf, dass Ihr Körper gerade bleibt.

3 Ziehen Sie Ihren Körper nach vorne, indem Sie die gestreckten Arme v-förmig nach hinten über den Kopf heben. Position kurz halten und langsam wieder herablassen.

Tipp: Diese Übung können Sie in der Armführung auch variieren, indem Sie die gestreckten Arme auf Schulterhöhe zurückführen oder zur Hüfte bringen.

Rumpf-Übungen

Unterarmstütz (mit Variationen)

Der Unterarmstütz ist eine klassische Übung für die komplette Rumpfmuskulatur. Anfänger können isometrisch trainieren. Für Fortgeschrittene und Profis gibt es Variationen, mit denen sie dynamisch Arme und Beine bewegen und so die Schwierigkeit erhöhen können.

4 Legen Sie sich bäuchlings auf den Boden oder eine Matte. Stützen Sie sich auf die Fußballen und die Unterarme. Spannen Sie bewusst Ihre Gesäßmuskeln an. Halten Sie diese Position.

Variante für Anfänger: Falls Sie diese Position nicht so lange halten können, können Sie sich zunächst auch auf den Unterarmen und den Knien abstützen.

5 Variante für Fortgeschrittene: Um den Schwierigkeitsgrad zu erhöhen, können Sie wechselseitig ein Bein und/oder einen Arm vom Boden wegnehmen.

Tipp: Der Oberkörper sollte parallel zum Boden sein. Achten Sie darauf, in der Hüfte nicht abzuknicken oder ins Hohlkreuz zu fallen. Gerade zu Beginn kann ein Trainingspartner hier wertvolle Hinweise geben.

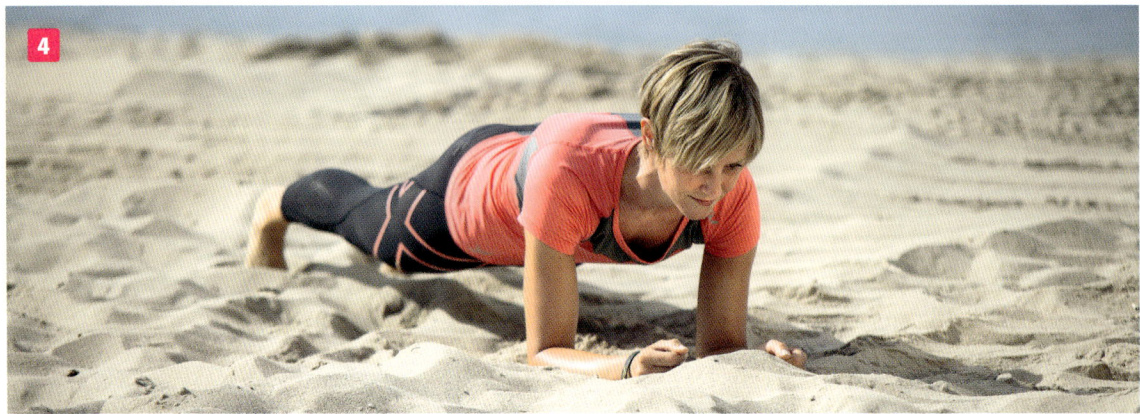

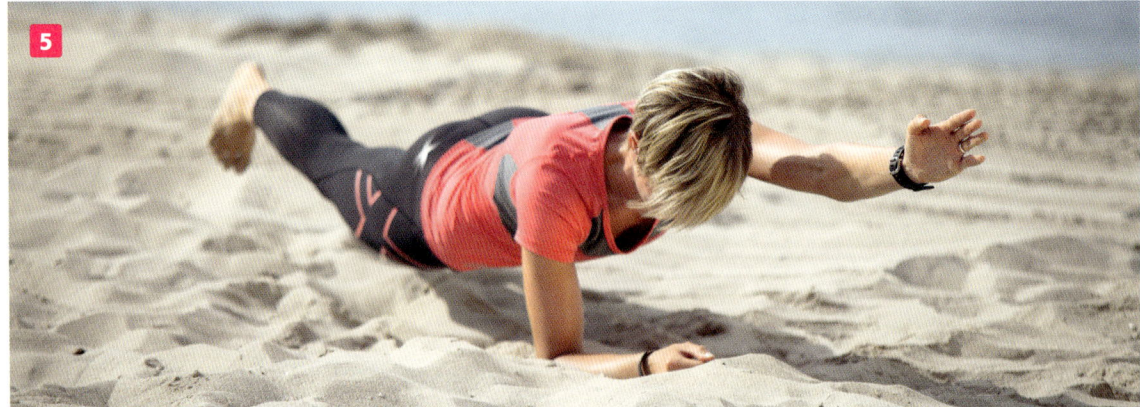

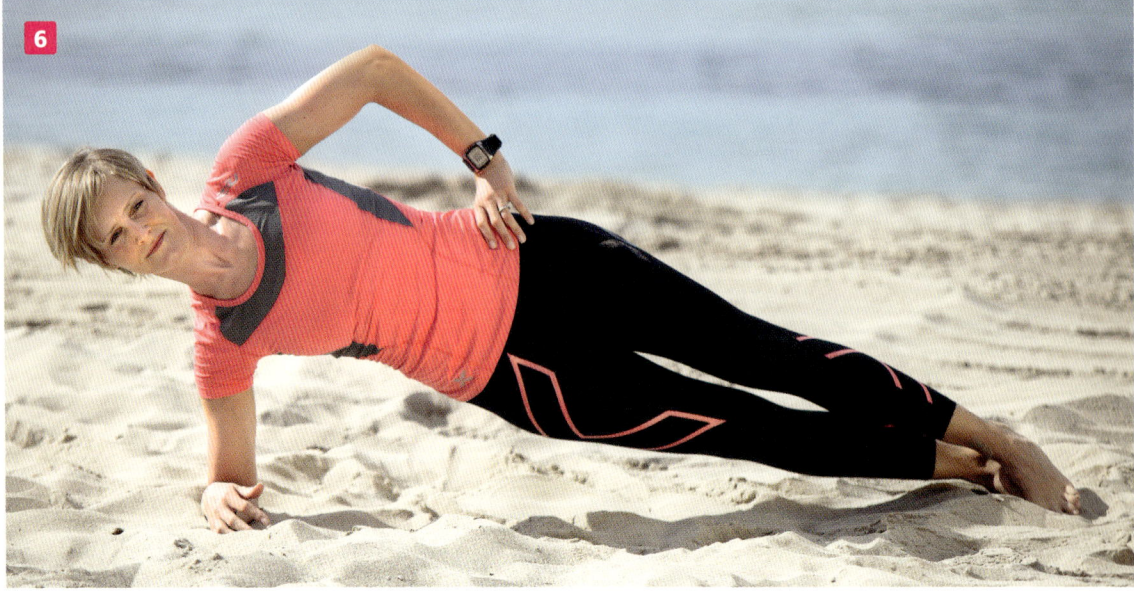

Seitstütz

Der Seitstütz ist eine einfache Übung, mit der Sie Ihre seitliche Rumpfmuskulatur trainieren können. Je nach Variante bietet diese Übung für jeden Fitnesstyp eine Herausforderung.

6 Legen Sie sich seitlich auf den Boden oder auf eine Trainingsmatte. Stützen Sie sich nun mit einem Unterarm und beiden Füßen ab, sodass die Hüfte vom Boden angehoben wird. Der Körper sollte eine gerade Linie bilden, die Hüfte ist gestreckt. Halten Sie diese Position und spannen Sie dabei insbesondere die Bauch- und Gesäßmuskeln an.

Tipp: Achten Sie darauf, den Rücken gerade zu halten und das Becken nicht nach vorne oder hinten zu kippen. Zudem besteht die Gefahr, dass man eine leichte Rotationsbewegung im Oberkörper hat.

Mountainclimber

Der Mountainclimber ist eine dynamische Stützübung und eignet sich hervorragend dazu, den Kalorienverbrauch zu steigern.

7 Gehen Sie in die obere Stützposition wie beim Liegestütz. Spannen Sie Ihr Gesäß aktiv an und bilden Sie mit dem Körper eine gerade Linie. Jetzt ziehen Sie abwechselnd ein Knie nach dem anderen zwischen Ihre Arme.

Tipp: Sobald Sie die Übungsausführung sauber beherrschen, können Sie die Intensität erhöhen, indem Sie mit den Füßen nach vorne springen, statt die Knie langsam nach vorne zu führen.

Nackenbrücke

Nach Brust- und Seitlage ist die Rücklage die dritte Grundposition beim Rumpftraining.

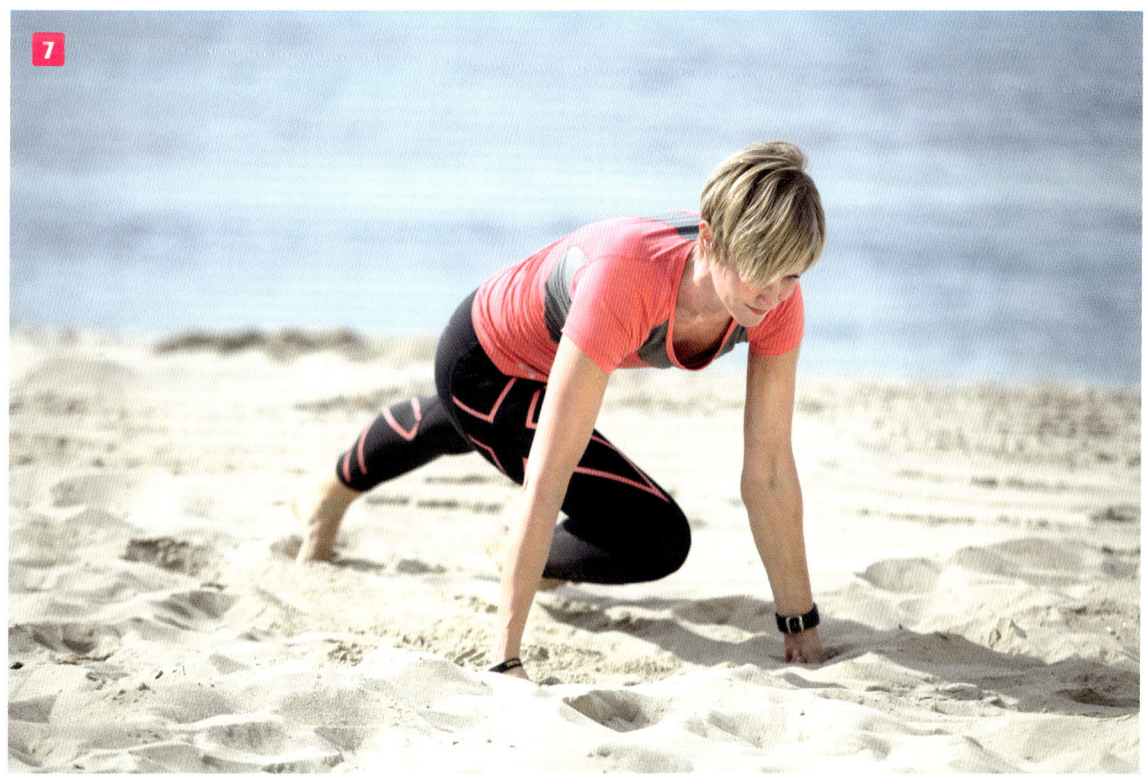

Legen Sie sich flach auf den Rücken. Winkeln Sie beide Beine an und drücken die Hüfte nach oben. Die Schulterblätter bleiben dabei auf dem Boden. Achten Sie darauf, dass die Hüfte gestreckt bleibt und dass Sie nicht in der Hüfte absinken. Spannen Sie dabei aktiv die Gesäßmuskulatur an.

Tipp: Um die Übung zu erschweren, können Sie ein Bein anheben. Fortgeschrittene heben das Bein so weit, dass beide Oberschenkel parallel und das Knie des angehobenen Beines gestreckt ist.

Cardio-Übungen
Burpee
Burpees dürfen in keinem Ganzkörper-Workout fehlen, denn durch ihre Dynamik und Explosivität pushen sie den Energieverbrauch immens und sorgen durch die hohe Intensität auch für einen ordentlichen Nachbrenneffekt.

1–4 Stellen Sie sich schulterbreit hin und platzieren Sie dann die Hände auf dem Boden neben die Füße. Springen Sie mit den Füßen nach hinten in die Liege-stützposition. Spannen Sie dabei Bauch und Gesäß aktiv an, damit der Körper eine gerade Linie bildet. Nutzen Sie den Schwung, um direkt wieder mit den Füßen nach vorne zu den Händen zu springen. Verlagern Sie Ihr Körpergewicht von den Händen auf die Füße und machen Sie einen explosiven Strecksprung. Nach dem Sprung landen Sie wieder schulterbreit in der Ausgangsposition.

Tipp: Sie können Burpees auch mit einem Liegestütz kombinieren und so noch effektiver machen.

Jumping Jack
Diese Übung kennen Sie vielleicht noch als »Hampelmann« aus Schulzeiten. Es mag Ihnen komisch vorkommen, diese Übung in Ihr Workout einzubinden, aber probieren Sie es ruhig mal aus. Sie werden sehen, wie Ihr Puls nach oben getrieben wird.

5 Stellen Sie sich breitbeinig hin, die Arme hängen neben dem Körper. Ihre Handflächen berühren die Oberschenkel. Schließen Sie die Beine durch einen Sprung auf der Stelle, wobei die Arme seitlich über den Kopf

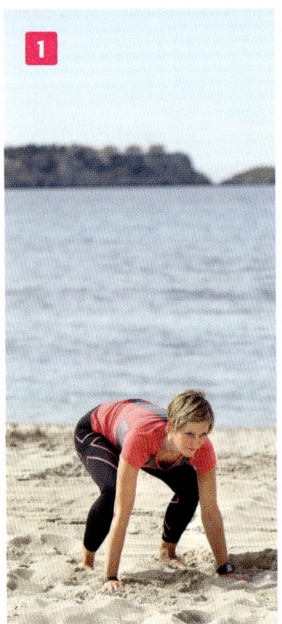
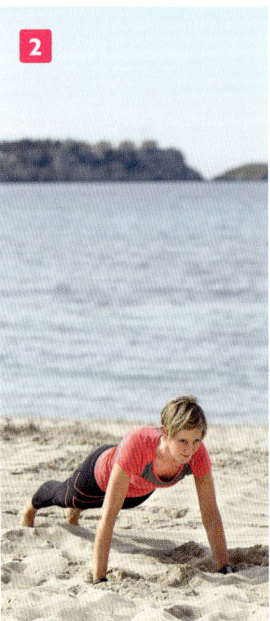
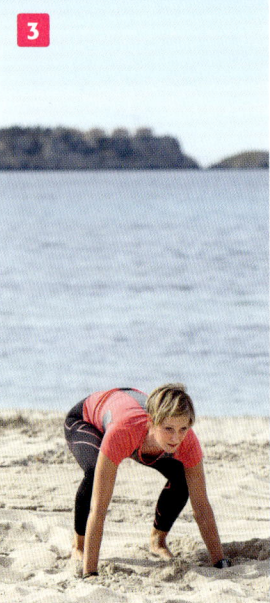
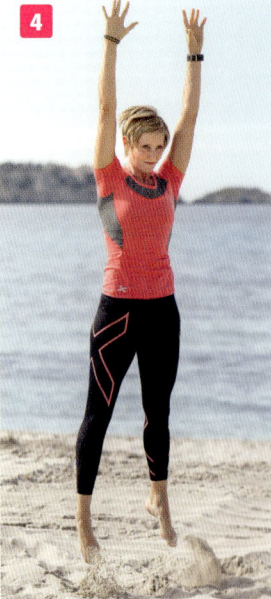

geführt werden. Klatschen Sie einmal in die Hände. Springen Sie sofort wieder nach außen und nehmen die Arme dabei mit.

Tipp: Es gibt unzählige Varianten dieser Übung. Sie können die Arme auch vor dem Körper nach oben nehmen oder beim Sprung nach außen in die Knie gehen.

Alternating Lunge

Gesprungene Ausfallschritte (oder auch Alternating Lunges) sind eine Übung, die es in sich hat.

6–8 Die Ausgangsposition ist ein tiefer Ausfallschritt. Nehmen Sie mit den Armen Schwung und strecken Sie Beine und Hüften explosiv, um in die Luft zu springen. Dabei wechseln Sie in der Luft die Beine und landen wieder im Ausfallschritt. Die Arme bewegen sich dabei gegengleich mit.

Tipp: Versuchen Sie anfangs nicht, sich zu beeilen, sondern konzentrieren Sie sich erst mal darauf, dass Sie im Ausfallschritt stabil stehen bzw. landen.

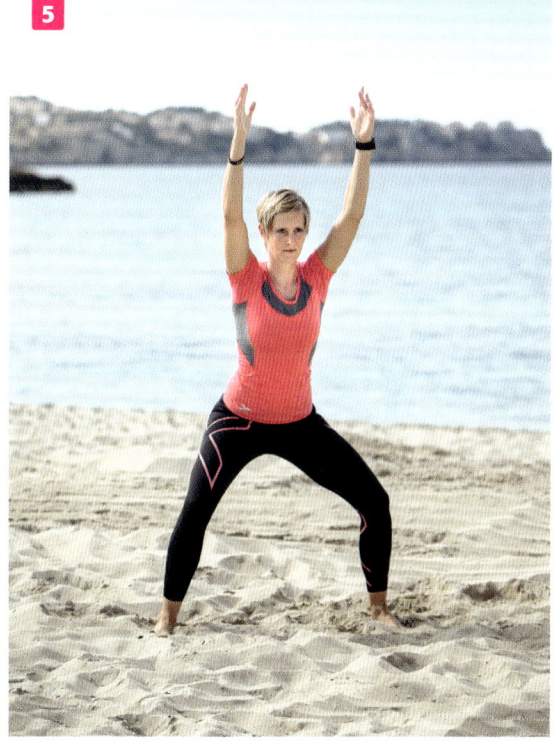

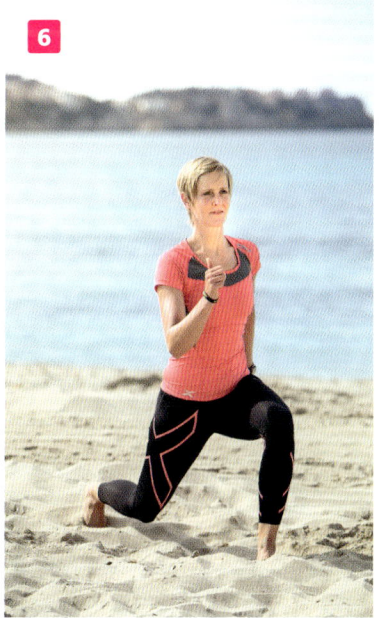

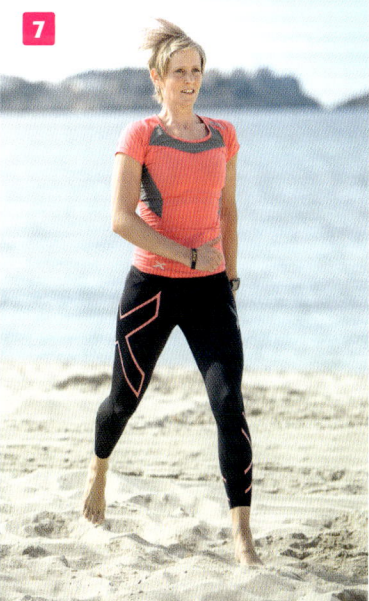

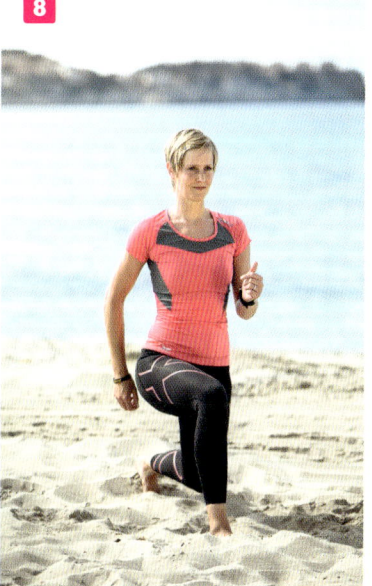

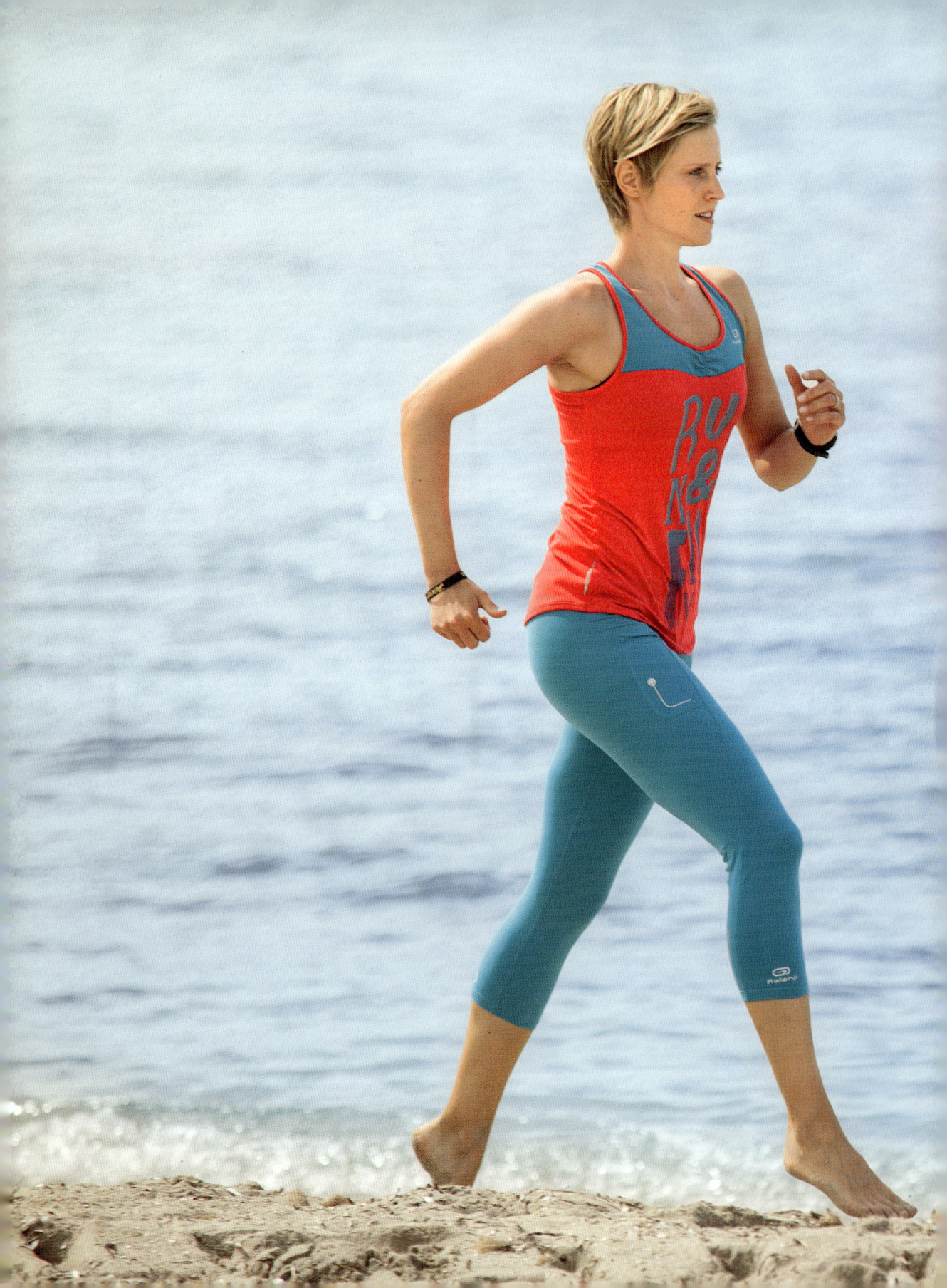

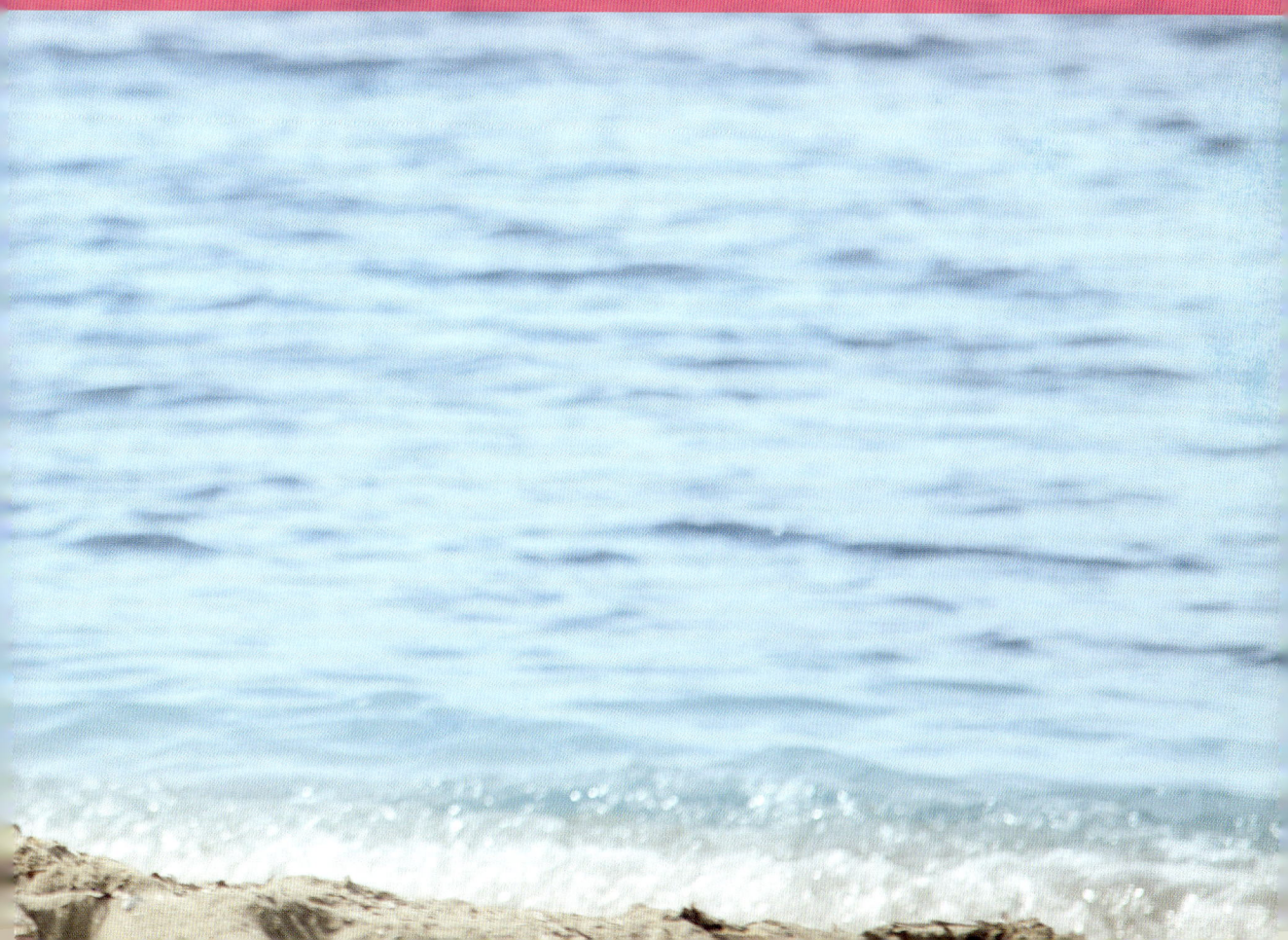

Motivation und Ziele

Egal, ob Sie nun laufen oder abnehmen oder beim Laufen abnehmen
möchten, um wirklich dauerhaft erfolgreich zu sein, ist es wichtig, am Ball
zu bleiben und sich nicht mit kurzfristigen Erfolgen zufriedenzugeben.
Hier bekommen Sie Tipps, wie Sie auch langfristig die notwendige Motivation
finden, dem inneren Schweinehund Paroli zu bieten, und sich nicht durch
Misserfolge von Ihren Zielen abbringen lassen.

Den inneren Schweinehund austricksen

In jedem Jahr nehmen sich Tausende Menschen vor, abzunehmen oder mehr Sport zu treiben. Leider vergisst man die guten Vorsätze fast ebenso schnell wieder, wie man sie gefasst hat. Die Gründe, warum man sich nicht an die guten Vorsätze hält, sind dabei eigentlich immer die gleichen:

- keine Zeit
- schlechtes Wetter
- zu anstrengend
- keine Lust
- müde

Wenn man aber ehrlich ist, sind die meisten dieser Gründe eher Ausreden als wirkliche Argumente, warum man nicht zum Sport geht oder doch wieder ein Fertigprodukt aufwärmt, anstatt selbst zu kochen.

Jeder Weg beginnt mit dem ersten Schritt. Um aber wirklich in einer Sache erfolgreich zu sein, ist es mit nur einem Schritt nicht getan. Das gilt gerade für die Ziele, die Sie sich vor dem Kauf dieses Buches gesetzt haben. Denn abnehmen und erfolgreich laufen sind zwei Dinge, die man nicht innerhalb weniger Tage oder Wochen zu einem erfolgreichen Abschluss bringen kann. Hier sind Geduld und eine langfristige Motivation gefragt. Sonst landen die Laufschuhe schnell im dunklen Keller oder man fällt in alte Ernährungsgewohnheiten zurück. Damit das nicht passiert, braucht man eine starke Motivation. Aber keine Angst. Mit einigen Tipps fällt es Ihnen bestimmt leicht, Ihre guten Vorsätze auch langfristig und damit nachhaltig umzusetzen.

Ziele stecken

Um wirklich langfristig zu einer Sache motiviert zu sein, braucht man Ziele. Denn jedes Mal, wenn man ein Ziel erreicht hat, bekommt man eine Bestätigung, die einem neue Motivation verleiht, weiter an sich zu arbeiten. »Ich hab's geschafft.« Das hört sich doch gut an, oder? Wenn man stolz auf sich sein kann, weil man etwas erreicht hat, was man sich vorgenommen hat, motiviert das zusätzlich, sich neue Ziele zu stecken und auch diese zu erreichen. Allerdings ist Vorsicht geboten. Denn wenn man einmal etwas nicht geschafft hat, kann das leicht zu Frustration führen.

Ziele helfen aber auch auf dem Weg, weil man seinen langen Weg in kleinere Etappen unterteilen kann. Wenn Sie auf einen Berg steigen möchten, kann es sein, dass alleine der Blick auf den Gipfel einen davon abhält, den ersten Schritt zu tun. »Bis da oben soll ich hinaufklettern? Das schaffe ich nie.« Wegen dieser Art zu denken ist schon so manches Projekt gescheitert, bevor man richtig begonnen hat. Denkt man aber in kleineren Etappen wie »Heute laufe ich nur bis zu dieser Hütte. Und morgen bis zur nächsten«, geht man also Schritt für Schritt vor, fällt einem der Weg viel leichter. Das gilt fürs Abnehmen genauso.

Zudem helfen Ziele dabei, etwas Abstraktes konkreter zu machen. »Ich will abnehmen«, ist beispielsweise zwar leicht gesagt, doch warum will man abnehmen, wie viel und in welchem Zeitraum? Sofern man hier nicht etwas konkreter wird, verliert man das eigentliche Ziel schnell aus den Augen. Nimmt man sich aber bestimmte Ziele vor, hat man auch etwas, worauf man hinarbeiten kann.

Realistisch bleiben

Wenn Sie sich Ziele setzen, ist es enorm wichtig, dass diese realistisch bleiben. Denn nichts schadet der Motivation so sehr, wie ein gestecktes Ziele nicht zu erreichen. In einer Woche drei Kilo abnehmen funktioniert ebenso wenig, wie einen Marathon unter vier Stunden zu laufen, wenn man sein Leben lang noch nie joggen war. Ein Kilo pro Woche oder vier Kilo im Monat sind

Ergebnisse, die in vielen Diäten angepriesen werden. Das ist aber nicht nur unseriös, sondern kann auch gefährlich werden.

Man muss sich nur einmal überlegen, wie lange es gedauert hat, bis die Waage nicht mehr das angezeigt hat, was man gern darauf sehen möchte. Man nimmt nicht an einem Tag ein Kilo zu und auch nicht in einer Woche. Warum sollte es dann in der anderen Richtung funktionieren? In einem Kilo Körperfett befinden sich rund 7500 Kilokalorien (kcal). Um ein Kilo Fett abzubauen, müsste man also rund 7500 kcal einsparen oder beim Sport verbrennen. Bei Diäten, die einem solche Wunderdinge versprechen, muss man vorsichtig sein. Oft verliert man nur Wasser. Das wiegt zwar auch etwas, doch man möchte ja eigentlich Fett abbauen. Bei Crash-Diäten, bei denen man so gut wie nichts essen darf, kann es sogar sein, dass man anstatt von Fett Muskelmasse abbaut. Und das führt unweigerlich in den Jo-Jo-Effekt.

Kleines Rechenbeispiel

Zurück zum Abnehmen. Eine junge Frau mit einer sitzenden Tätigkeit, die rund 80 kg wiegt, verbraucht am Tag ca. 2000 kcal. Um das Gewicht zu halten, muss sie also 2000 kcal am Tag zu sich nehmen. Um 7500 kcal einzusparen und damit ein Kilo Körperfett abzubauen, müsste man fast vier Tage gar nichts essen und dürfte nur Wasser trinken. Um in einer Woche ein Kilo abzunehmen, dürfte man also an vier von sieben Tagen nichts essen. Das ist genau das, was viele Diäten einem weismachen wollen. Mal ehrlich: Klingt das für Sie nach einem realistischen Versprechen?

Auf der anderen Seite muss man natürlich auch lange Zeit zu viele Kalorien zu sich genommen haben, bis die

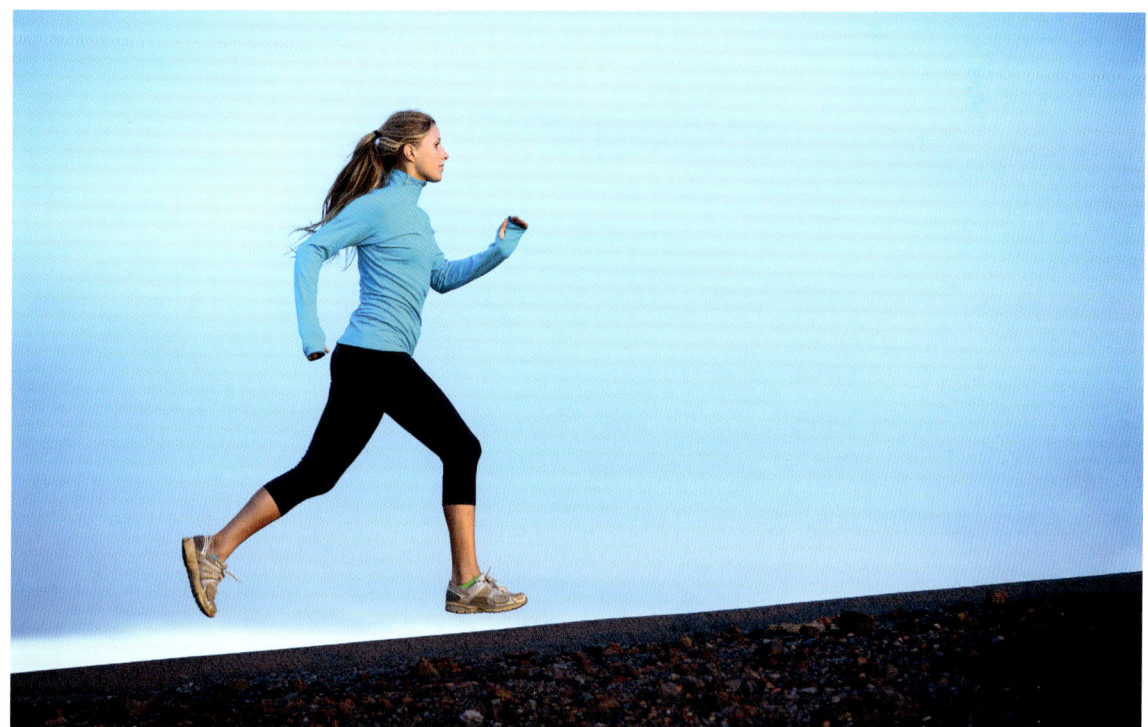

Laufen – laufen – laufen, einem lohnenden Ziel entgegen.

Waage zu viel anzeigt. Eine 100-g-Tafel Schokolade hat beispielsweise rund 550 kcal. Sagen wir einfach 500, damit man es leichter rechnen kann. Um ein Kilogramm Fett zuzulegen, muss man also 15 Tafeln Schokolade zusätzlich zu den normalen Mahlzeiten zu sich nehmen. Bei diesen Mengen kann es einem schon bei der bloßen Vorstellung übel werden. Es zeigt aber deutlich, dass es gar nicht so einfach ist, an Gewicht zuzulegen bzw. getreu dem Motto »Rom wurde nicht an einem Tag erbaut« wächst man auch nicht von einem Tag auf den anderen in die nächste Hosengröße hinein. Und wenn es Wochen, Monate oder sogar Jahre dauert, um zuzunehmen, darf man nicht darauf hoffen oder gar davon ausgehen, dass man in nur wenigen Tagen oder Wochen sein Wunschgewicht erreichen kann. Eines sollte nun deutlich geworden sein: Um jede Diät, die genau das verspricht, sollten Sie einen großen Bogen machen.

Nichts schadet der Motivation so, wie gesteckte Ziele nicht zu erreichen. Das führt häufig zu einer Frustreaktion. »Abnehmen schaff ich eh nicht, ich kann machen, was ich will.« In der Folge gibt man auf und viele essen noch mehr oder bewegen sich weniger, weil sie nicht mehr an ihren Erfolg beim Abnehmen glauben. Dabei ist es gar nicht so schwer, Gewicht zu verlieren. Wenn man eben weiß, wie es geht, und sich keine falschen Ziele steckt.

Bevor Sie also Ihre gesteckten Ziele verpassen, überlegen Sie sich welche, die Sie auch mit etwas Disziplin erreichen können. Dabei macht es durchaus Sinn, sich kurzfristige, mittelfristige und langfristige Ziele zu stecken. Schließlich kann es immer mal passieren, dass man aufgrund von Krankheiten, Verletzungen oder beruflichen Verpflichtungen das eine oder andere Ziel verpasst hat.

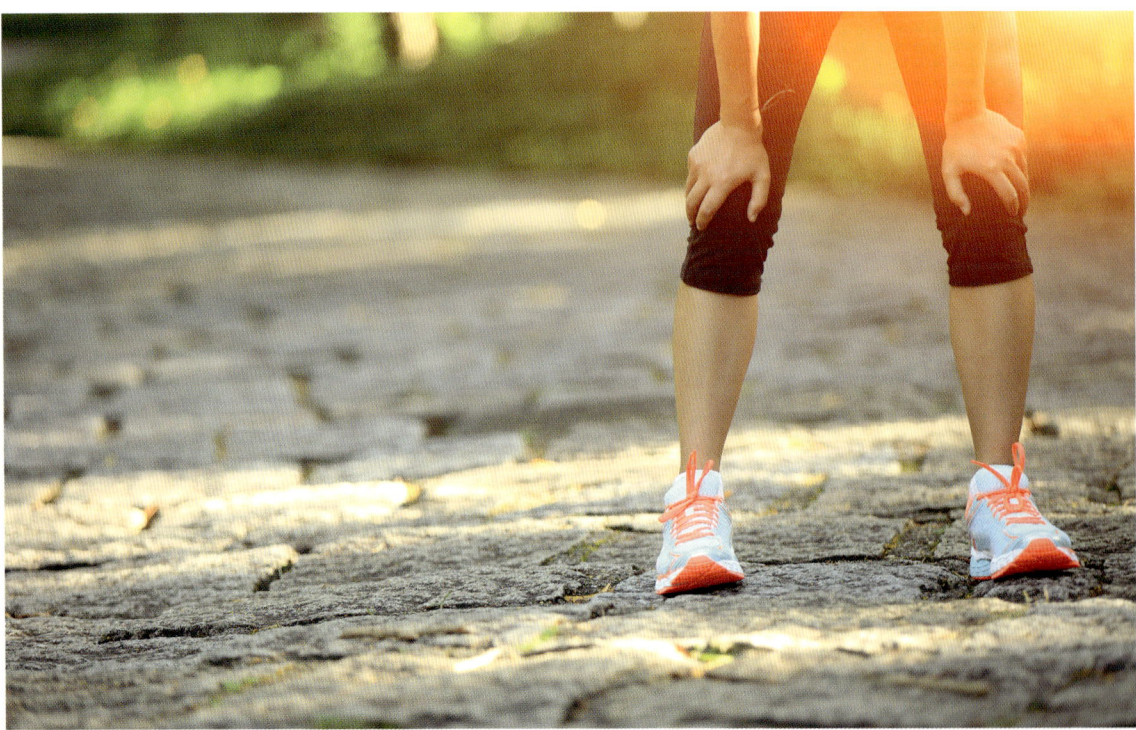

Auch bei den Pausen das Ziel nicht aus den Augen verlieren.

Wie können solche Ziele aber nun aussehen?

Wichtig ist, zunächst einmal klein anzufangen. Bei der Ernährung können solche Anfangsziele beispielsweise sein, eine Woche keine Schokolade zu essen, wenn man ansonsten jeden Tag etwas Süßes genascht hat. Auch nur noch einen Tag pro Woche zu Fertigprodukten zu greifen oder nur einmal im Monat Fast Food zu essen. Das wären schon einmal Vorsätze, die man leicht in die Tat umsetzen, die aber schon einen deutlichen Effekt haben können. Schafft man das, hat man bereits einen Grund, um stolz auf sich zu sein. Denn auch schon solche kleinen Maßnahmen können sich positiv auf der Waage niederschlagen.

Auch beim Laufen können Sie sich zunächst kleine Ziele stecken, die man mit nur wenig Mühe erreichen kann. Ohne Zeit- oder Streckenvorgabe zweimal in der Woche eine halbe Stunde mit Gehpausen zu laufen oder vielleicht einmal zehn Minuten am Stück zu joggen, ohne eine Pause einzulegen, sind für Anfänger beispielsweise mögliche Ziele, die die Motivation stärken und Lust auf mehr machen können.

Setzen Sie sich Ziele, haben Sie aber auch den Mut, diese zu korrigieren, wenn Sie merken, dass die Ziele zu einfach oder zu schwierig sind. Sie werden merken, dass Sie viel motivierter sein werden, diese auch zu erreichen.

Messbare Ziele

Sobald Sie die ersten kleinen Ziele erreicht haben, können Sie sich messbare Ziele setzen. Schließlich können Zahlen nur bedingt lügen. Allerdings gilt auch hier, realistisch zu bleiben und lieber klein anzufangen. Trotzdem lohnt es sich, sich konkrete Zielvorgaben zu setzen. Denn Erfolg ist messbar.

Gewicht messen

In einem bestimmten Zeitraum eine bestimmte Anzahl Kilos zu verlieren ist mit Sicherheit das einfachste und am häufigsten formulierte Ziel. Allerdings ist hier auch etwas Vorsicht geboten. Denn gerade das Körpergewicht kann stark variieren, je nachdem, wann man sich wiegt und was man vorher gegessen bzw. getrunken hat. Wenn man sich beispielsweise nach dem Mittagessen auf die Waage stellt, ist man schnell ein bis zwei Kilo schwerer als zuvor. Bereits ein Glas Wasser zu trinken macht uns um die entsprechende Menge schwerer. Hat man also einen halben Liter Wasser, das ja keine Kalorien enthält, getrunken, ist man trotzdem direkt ein halbes Kilo schwerer.

Auch ob man bekleidet ist oder nicht oder vorher auf der Toilette war, macht sich auf der Waage direkt bemerkbar. Viele vergessen das beim Wiegen oft und sind entsprechend frustriert, wenn die Waage nicht das anzeigt, was man sich erhofft hat. Wenn Sie also einen halbwegs verlässlichen Wert bekommen möchten, der aussagen kann, ob Sie zu- oder abgenommen haben, sollten Sie sich immer zur selben Zeit und unter denselben Bedingungen wiegen. Am besten morgens direkt nach dem Aufstehen. Hier bekommen Sie einen relativ verlässlichen Wert, wie sich Ihr Gewicht entwickelt hat. Betrachten Sie aber nicht das Gewicht an einem Tag, sondern wie es sich tendenziell entwickelt. Ausreißer nach oben und unten sind wie beschrieben immer mal drin. Daher macht es nur Sinn, sich mittelfristige Ziele vorzunehmen, beispielsweise zwei Kilo in einem Monat oder zehn in einem halben Jahr abzunehmen (siehe Seite 72).

Neben dem Körpergewicht gibt es noch andere Größen, die wichtiger und verlässlicher sind und dabei mehr über den Gesundheitszustand aussagen. Dazu gehört beispielsweise der Körperfettanteil. Da Muskeln eine höhere Dichte haben als Fett, zeigt die Waage schnell mehr an, wenn man mit Krafttraining begonnen hat. Trotzdem ist es natürlich gesünder, Muskeln statt Fett zu haben. Der Körperfettanteil gibt genau darüber Auskunft, also wie viel von unserem Körpergewicht tatsächlich Fett ist. So gilt bei Frauen ein Körperfettanteil zwischen 21 und 34 Prozent als normal. Bei Männern zwischen

10 und 22 Prozent. Liegt der Körperfettanteil bei Frauen über 40 und bei Männern über 28 Prozent, gilt er als deutlich zu hoch.

Es gibt verschiedene Methoden, den Körperfettanteil zu messen. Auch hier gibt es Unterschiede in der Genauigkeit, in der Zuverlässigkeit und darin, wie stark er durch andere Faktoren beeinflusst werden kann. Daher gilt auch beim Körperfettanteil, dass man ihn immer zur gleichen Zeit unter denselben Umständen messen sollte. Anschließend kann man sich Ziele vornehmen, beispielsweise den Fettanteil im Körper in einem Monat um ein Prozent zu senken. Das hört sich wenig an, ist aber gar nicht so einfach. Und je mehr man abgenommen hat, desto schwieriger wird es. Auch hier sollten Sie sich aber vorher mit Ihrem Hausarzt absprechen.

Kalorien zählen

Wenn wir schon beim Thema Zahlen sind, kommt bestimmt der eine oder andere auf die Idee, seine Kalorien zu zählen. »Ich esse am Tag oder in der Woche nur noch eine bestimmte Anzahl von Kalorien« ist ein Ziel, das man sich durchaus vornehmen kann. Dagegen ist im Grunde genommen nichts einzuwenden, auch wenn man hier vorsichtig sein und zunächst ein paar Vorüberlegungen anstellen sollte. Denn wie viele Kalorien gesund sind, hängt vor allem auch davon ab, wie viele Kalorien der Körper braucht. Will man am Tag nur

Berechnung Grundumsatz nach Harris-Benedict-Formel

Männer:
$GU = 66{,}47 + (13{,}7 \times \text{Gewicht in kg}) + (5 \times \text{Größe in cm}) - (6{,}8 \times \text{Alter in Jahren})$

Frauen:
$GU = 655{,}1 + (9{,}6 \times \text{Gewicht in kg}) + (1{,}8 \times \text{Größe in cm}) - (4{,}7 \times \text{Alter in Jahren})$

noch 1000 kcal zu sich nehmen oder nur 10.000 kcal in der Woche, wird man zwar abnehmen, gesund ist das aber nicht, weil der Körper viel zu wenig Nährstoffe (vor allem auch zu wenig Eiweiß und Mikronährstoffe) bekommt. Als Folge baut er Muskeln ab und man tappt unweigerlich in die Jo-Jo-Falle. Der Körper braucht einfach eine bestimmte Menge an Kalorien, um störungsfrei zu funktionieren. Man spricht hier auch vom Grundumsatz.

Zum Grundumsatz kommt dann noch der sogenannte Arbeitsumsatz, also die Kalorien, die Sie durch Bewegung oder geistige Arbeit verbrauchen. Hier spricht man vom Arbeitsumsatz. Der Grundumsatz plus den Arbeitsumsatz ergibt den Gesamtumsatz.

Sie sollten darauf achten, dass Sie immer mehr Kalorien zu sich nehmen, als Ihr Grundumsatz beträgt. Ansonsten hat der Körper zu wenig Energie für viele Prozesse. Um abzunehmen, müssen Sie dabei aber unter dem Gesamtumsatz bleiben. Das hört sich etwas kompliziert an, ist in der Praxis auch nur schwer zu bewältigen, da die Werte alle recht ungenau sind.

Kalorien zählen ist zudem sehr mühselig und aufwendig und sorgt daher fast immer dafür, dass man es sehr schnell wieder bleiben lässt, da man bereits jeden Esslöffel Öl dokumentieren muss. Aber wenn Sie die Motivation dafür haben, können Sie das gerne tun. Der Erfolg wird Ihnen auf der Waage sicherlich schnell recht geben.

Ziele beim Laufen

Auch beim Laufen sind Ziele klar messbar und daher gut geeignet, sie in Zahlen festzuhalten. Wobei Sie sich, wie bereits erwähnt, zu Beginn besser einfache Ziele ohne konkrete Zeiten oder Distanzen setzen sollten. Schließlich können Sie noch nicht wissen, wie der Körper auf die ungewohnte Belastung reagiert. 10 km am Stück zu laufen ist zwar ein schönes Ziel, doch wenn Knie oder Gelenke schmerzen, sollten Sie es nicht um jeden Preis umsetzen. Sobald Sie merken, dass sich Muskeln, Sehnen und Bänder ans Laufen gewöhnt haben, können Sie sich neue kurz-, mittel- und langfristige Ziele setzen.

Konkrete Ziele für Anfänger

Zu Beginn ist es keine Schande, wenn man beim Laufen zwischen Joggen und Gehen abwechselt. Es ist sogar schlau, da man dem Körper die Chance gibt, sich an die ungewohnte Belastung anzupassen und ihn nicht zu überlasten. Gerade die Gelenke brauchen Zeit sich umzustellen, wenn sie lange Zeit nicht trainiert worden sind. Konkrete Ziele für Anfänger könnten daher sein, 30 min unterwegs zu sein und dabei immer 2 min abwechselnd zu gehen und zu laufen. Jede Woche verlängert man die Laufzeit um 2–3 min, bis man 30 min am Stück laufen kann. Das Ziel ist dann, nach 8–10 Wochen keine Gehpausen mehr einlegen zu müssen und eine halbe Stunde am Stück zu laufen. Wenn Sie das geschafft haben, können Sie stolz auf sich sein.

Auch die Laufdistanz gibt Ihnen gute Möglichkeiten, sich Ziele zu setzen. Zu Beginn ist es beispielsweise völlig ausreichend, wenn Sie sich vornehmen, 1 km am Stück zu laufen und dann eine Pause machen. Die Distanz können Sie dann beispielsweise jede Woche um 250 m oder mehr vergrößern, je nachdem, wie fit Sie sich fühlen und ob Sie Probleme mit Ihrem Körper bekommen. Nach drei Monaten kann ein Ziel sein, bei Anfängern 5 km, bei Fortgeschrittenen 10 km am Stück zu laufen. Wie lange Sie dafür brauchen, ist egal, solange Sie zwischendurch keine Pause machen.

Die dritte Größe beim Laufen ist die Zeit. Unabhängig vom Tempo oder von der Distanz können Sie sich zum Ziel setzen, immer länger unterwegs zu sein. Starten Sie mit 15 min und verlängern Sie Ihre Laufzeit jede Woche um 2 min. Nach zwei Monaten sind Sie bereits eine halbe Stunde am Stück unterwegs, wobei es das Ziel ist, 45 min am Stück zu laufen. Aber bereits bei 30 min haben Sie ein gutes Stück auf dem Weg geschafft.

Viertens schließlich haben Sie noch die Möglichkeit, sich beim Lauftempo Ziele zu setzen. Je schneller man läuft, desto anstrengender wird es und desto mehr Kalorien verbraucht man auch. Allerdings ist hier eine Grenze gesetzt. Denn wenn man zu schnell läuft, verbrennt der Körper weniger Fett und mehr Kohlenhydrate. Aber wenn man abnehmen will, ist Fett zu verbrennen das oberste Ziel. Achten Sie daher darauf, dass Sie nur so schnell laufen, dass Sie sich noch nebenher unterhalten können. Laufen Sie eine abgemessene Strecke und stoppen Sie die Zeit. Bei Anfängern reichen 500 m, bei Fortgeschrittenen 1–2 km. Versuchen Sie dann, jede Woche diese Strecke ein paar Sekunden schneller zu

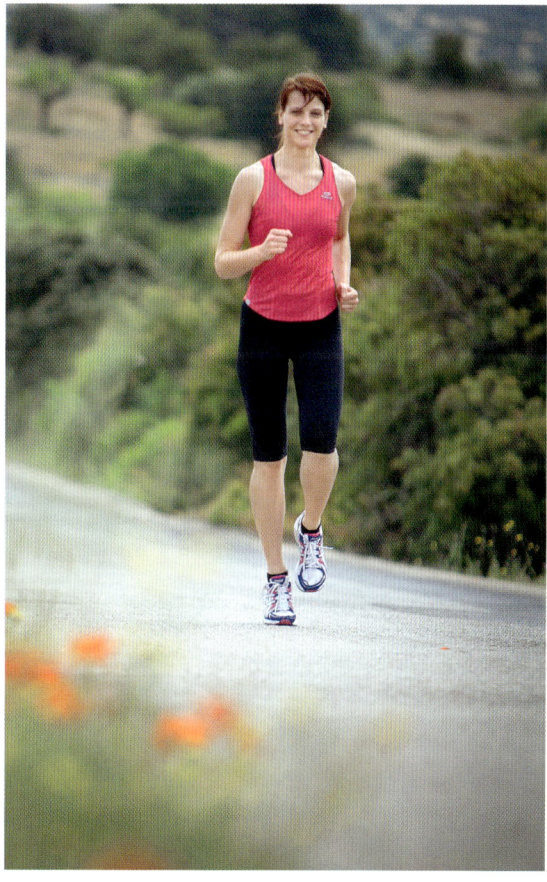

Langsam lächelnd laufen – das ist die Voraussetzung, um später schneller zu werden.

laufen. Es ist dabei nicht schlimm, wenn das nicht jede Woche klappt. Schließlich ist man nicht jeden Tag in Topform. Aber solange eine Tendenz zu erkennen ist, dass Sie schneller werden, machen Sie alles richtig. Wenn Sie nach zwei Monaten diesen Kilometer beispielsweise eine halbe Minute schneller schaffen, sind Sie auf einem sehr guten Weg.

Ziele für Fortgeschrittene

Wenn Sie im Laufen schon etwas geübter sind, können Sie sich höhere Ziele stecken. Beispielsweise in der Woche 25–30 km zu laufen, 10 km am Stück zu laufen oder 5 km unter 35 min sind Ziele, die für fortgeschrittene Läufer schon eine kleine Herausforderung darstellen können. Aber es lohnt sich, solche klaren Ziele zu setzen.

Wettkämpfe als Ziel

Einfach nur »so vor sich hin zu trainieren« ist zwar sinnvoll, da man seinen Körper stärkt und Kalorien verbrennt, viele verlieren aber schnell die Lust, weil es kein konkretes Ziel gibt, auf das man hin trainiert. Ein Wettkampf kann so ein Ziel sein, das einem neue Kraft und Motivation gibt.

Jedermann-Rennen gibt es eigentlich überall und über fast alle Distanzen, von der 5-km-Kurzstrecke bis zum Marathon über 42,195 km. Bei Anfängern ist eine kurze Strecke über 5 oder 10 km absolut ausreichend. Allerdings sollte man es zu Beginn nicht übertreiben. Trotzdem kann es sich lohnen, sich zu so einem Lauf für Hobbysportler anzumelden. Schließlich möchte man ankommen und nicht unterwegs aufgeben müssen. Mit einem Wettkampf im Hinterkopf fällt es den meisten leichter, sich zum Training zu motivieren. Wenn dann noch Freunde und Familienangehörige zum Anfeuern an der Strecke stehen, gibt es noch weitere gute Gründe, das Training nicht schleifen zu lassen.

Planen Sie aber auch hier langfristig und melden Sie sich nicht spontan zu einem Wettkampf an. Schließlich braucht Ihr Körper Zeit, um sich anzupassen. Planen Sie

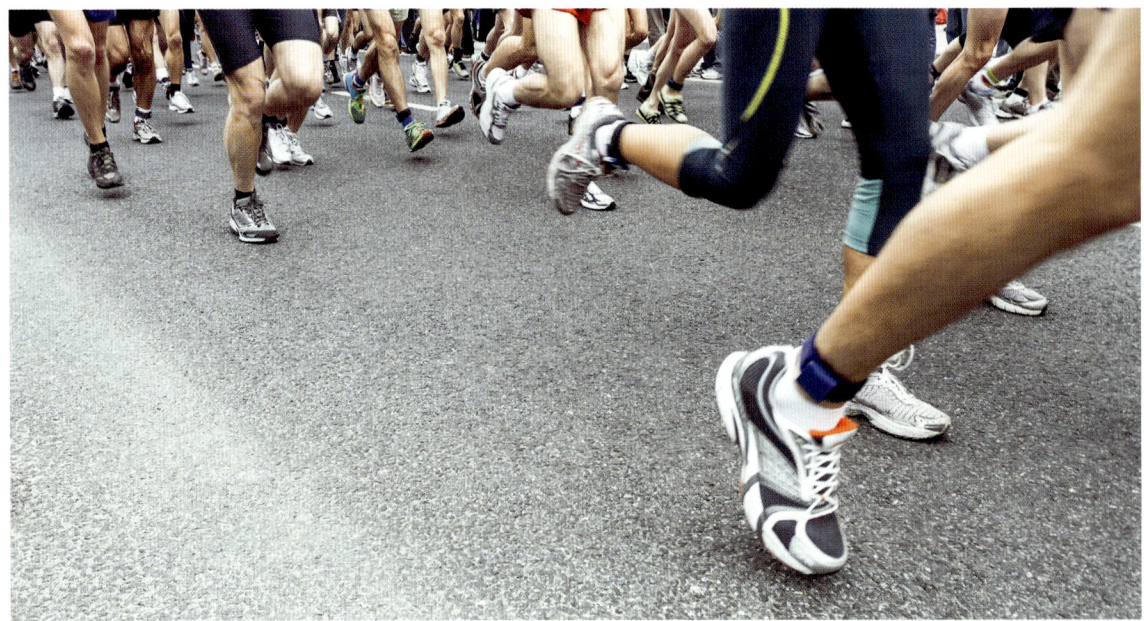

Ein Volkslauf kann für den leistungsbetonten Freizeitsportler ein lohnendes Ziel sein.

für einen 5-km-Lauf rund drei und für 10 km lieber sechs Monate Vorbereitung ein. Wenn Sie bisher noch nicht gelaufen sind, sollten Sie erst gar nicht an einen Halbmarathon oder gar einen Marathon denken. Auch wenn Sie mit einem halben Jahr Training Ihre Kondition so weit verbessern können, dass Sie die Distanz schaffen, können Sie Ihrem Bewegungsapparat irreparablen Schaden zufügen. Es dauert rund drei Jahre, bis man sich zu seinem ersten Langstreckenlauf anmelden sollte. Alles andere wäre grob gesundheitsgefährdend.

Motivation von außen

Sich Ziele zu setzen ist eine gute Möglichkeit, sich auch langfristig zu motivieren. Das Problem ist, dass man immer noch alleine gegen den inneren Schweinehund kämpfen muss. Aber warum holen Sie sich nicht Verstärkung mit ins Boot? Schließlich ist man in der Gruppe immer stärker als alleine.

Die Motivation von außen funktioniert ganz einfach. Sprechen Sie mit Ihrem Partner, Ihren Kindern, Freunden oder mit dem Nachbarn darüber, was Sie vorhaben, und bitten Sie um Unterstützung. Ich bin sicher, Ihre Familie wird Ihnen gerne von Zeit zu Zeit den sprichwörtlichen Tritt in den Allerwertesten geben, wenn Sie eine Laufeinheit absagen wollen, oder Sie daran erinnern, welche Abnehmziele Sie haben, wenn Sie sich beim Nachtisch eine besonders große Portion auftischen. Das mag zwar nicht immer schön sein, aber es ist sehr effektiv, wenn man immer wieder an seine Ziele erinnert und bei ihrer Verfolgung unterstützt wird. Außerdem kann die Familie Sie auch anfeuern und sich mit Ihnen freuen, wenn Sie ein Ziel erreicht haben. Und wer weiß, vielleicht finden Sie ja auch Mitstreiter auf Ihrem Weg.

Zettelwirtschaft

Motivation von außen kann auch sein, dass Sie sich beispielsweise kleine Post-its in die Wohnung hängen, auf die Sie Ihre Ziele schreiben und die Sie immer

wieder daran erinnern, was Sie erreichen wollen. Auf den Zetteln können auch einfache Botschaften stehen wie »Heute schon gelaufen?« oder »Eine Tafel Schokolade hat über 500 kcal«, also einfach kleine Erinnerungshilfen, die Sie bei Ihrem Weg anfeuern und unterstützen.

Sie können sich auch Zettel in den Kühlschrank oder in die Speisekammer hängen, die Sie daran erinnern, was Sie essen wollen oder was nicht. Oder kleben Sie Zettel mit Distanzen auf eine Tafel Schokolade. Kleben Sie beispielsweise 10 Zettel, auf denen jeweils »5 km« steht, auf so eine Tafel und reißen Sie jedes Mal einen Zettel ab, wenn Sie 5 km gelaufen sind. Sobald alle Zettel weg sind und Sie die 50 km geschafft haben, dürfen Sie zur Belohnung die Tafel Schokolade essen, wenn Sie unbedingt möchten. Mit etwas Kreativität finden Sie hier bestimmt noch viel mehr Möglichkeiten, Zettel gewinnbringend einzusetzen.

Visualisieren

Sich Pläne zu machen und Ziele zu setzen ist mit Sicherheit eine gute Methode, um sich die notwendige Motivation zu holen, auch langfristig durchzuhalten. Viele Menschen sind aber eher der optische Typ. Ihnen kann es vielleicht helfen, sich die Ergebnisse vorzustellen oder, anders gesagt, zu visualisieren.

Wenn Sie in den Spiegel schauen, sehen Sie sich mit allen Fehlern und Makeln. Das ist auch ganz normal, schließlich ist niemand perfekt. Allerdings haben Sie sich dazu entschlossen, etwas gegen den einen oder anderen Makel zu machen. Sie haben also ein Bild von sich im Kopf, wie es sein sollte. Das ist ein Aspekt der Visualisierung. Visualisierung bedeutet hier im Grunde nichts anderes als sich etwas vorstellen. Das kann beispielsweise ein Bild von sich selbst sein, wie man vielleicht straffere Haut, ein paar Dellen am Oberschenkel weniger oder einen flachen Bauch hat. So ein Bild von sich ist oft schon Motivation genug, sich an Trainings- oder Ernährungspläne zu halten.

Gerade beim Aussehen kann es auch helfen, sich ein Vorbild zu nehmen. Das muss nicht gerade Heidi Klum oder Hugh Jackman sein. Etwas Realismus ist auch hier geboten. Aber warum soll man nicht in einem Jahr 15–20 kg abnehmen oder sich einen Sixpack antrainieren können? Suchen Sie sich ein Bild, das Sie als Vorbild nehmen können, und heften Sie es an Ihren Spiegel. Dieses Bild wird Sie jeden Tag daran erinnern, was Ihr Ziel ist.

Den Erfolg im Kopf

Auch beim Laufen kann man visualisieren. Man muss sich hier allerdings keine Vorbilder nehmen. Schließlich will und kann keiner von uns ein Klasseläufer werden. Niemand verlangt, dass Sie einen Weltrekord laufen oder einen neuen Langstreckenrekord aufstellen. Aber stellen Sie sich vor, wie Sie alleine und ganz entspannt durch den Wald laufen, über Felder und Wiesen, wie Ihnen der warme Wind durchs Gesicht streicht, wie gut Sie sich fühlen, wenn Sie trotz schlechten Wetters zum Training gegangen sind, oder vielleicht auch, wie Sie bei einem Jedermann-Rennen über 10 km durchs Ziel laufen. Vielleicht steigt bei Ihnen jetzt schon die Lust, die Laufschuhe anzuziehen.

Denn all diese Dinge helfen Ihnen dabei, sich zum Laufen zu motivieren, auch wenn Sie sich vielleicht von einem langen Arbeitstag erschöpft fühlen oder das Wetter vielleicht einmal nicht mitspielen will. Schließlich wissen Sie ja, was Sie erwartet, wenn Sie den inneren Schweinehund wegschicken und stattdessen die Laufschuhe anziehen.

Dranbleiben

Alles, was neu ist, übt einen besonderen Reiz auf uns aus. Das ist bei den meisten Menschen beim Laufen oder beim Abnehmen nicht anders. Voll motiviert startet man in sein Vorhaben, kauft sich neue Laufbekleidung und vielleicht einen Gemüsedämpfer und freut sich auf die ersten Ergebnisse. Schnell stellen sich dann meistens auch die ersten Erfolge ein und begeistert setzt man sich neue Ziele. Doch früher oder später kommt der Tag, an dem man keine Lust zu laufen hat, an dem man wiederholt seine Ernährung schleifen lässt und wieder in alte Verhaltensmuster zurückfällt. Auf diesen Tag muss man vorbereitet sein. Sonst wird man bald wieder so sein, wie man zu Beginn seines Projekts war. Und genau aus diesen Verhaltensmustern wollten Sie ja durch den Kauf dieses Buches ausbrechen.

Was kann man also tun und wie kann man sich auf diesen Tag X vorbereiten? Zugegebenermaßen ist das nicht einfach. Schließlich kann man nie vorhersagen, wann dieses Motivationsloch eintreten wird. Beim einen dauert es vielleicht Jahre, beim anderen Monate und beim Dritten schwindet vielleicht schon nach wenigen Wochen die Lust, weil sich die erhofften Erfolge nicht schnell genug einstellen. Insofern kann man auch kein Allheilmittel versprechen, es gibt nur ein paar Tipps, wie man auch langfristig seine Motivation erhalten kann.

Langsam anfangen

Gerade am Anfang neigen viele dazu, es mit einem neuen Hobby oder eben mit so einem Vorhaben zu übertreiben. Sie gehen fünfmal in der Woche laufen, zählen Kalorien bis zum letzten Teelöffel Honig, den man sich ins Müsli rührt, und kaufen sich noch viele andere Bücher, die ihnen noch mehr Tipps geben können, wie sie ihre Ziele möglichst schnell erreichen können. Schnell wird das Vorhaben aber zur Belastung. Und sobald wir uns zu etwas gezwungen fühlen und etwas nicht freiwillig machen, verlieren wir den Spaß und damit auch die Motivation, etwas langfristig durchzuhalten.

Das Problem dabei ist aber nicht nur ein gefühlter Zwang, wenn wir uns zu Beginn etwas übernehmen. Auch die Gesundheit kann darunter leiden. Denn man darf auch nicht vergessen, dass der Körper sich erst einmal an die neue Situation anpassen muss. Schließlich wurde er lange Zeit wenig oder sogar überhaupt nicht gefordert. Mutet man ihm daher zu schnell zu viel zu, kann es zu Überlastungsproblemen führen. Schmerzen in den Gelenken oder typische Läuferkrankheiten wie ein Läuferknie oder ein Schienbeinkantensyndrom oder Achillessehnenbeschwerden sind oft die Folgen, wenn man sich zu sehr belastet. Im Extremfall kann es sogar zu einem Überlastungsbruch im Fußgewölbe kommen. Vergessen Sie nicht, dass Ihr Körper oft etwas mehr Zeit braucht, um sich umzugewöhnen. Geben Sie ihm diese Zeit und lassen Sie lieber alles ein bisschen langsamer angehen (siehe auch Prinzip der Allmählichkeit, Seite 43).

Routine und Termine

Oft scheitert das Training, weil man nach Lust und Laune trainiert. Das klappt am Anfang zwar noch sehr gut, weil man ja ohnehin Lust zu laufen hat, doch wenn sich die Anfangseuphorie gelegt hat und die Lust schwindet, wird man kaum noch laufen gehen, wenn man nur nach dem Lustprinzip vorgeht.

Besser ist es hier, sich fixe Zeitpunkte in den Terminkalender einzutragen, wann man trainieren gehen will. Auch einen Termin zum Kochen können Sie ruhig in Ihren Tagesplaner eintragen. Betrachten Sie diese Termine wie ganz normale Geschäftstermine, die Sie wahrscheinlich auch nicht verschieben würden, weil Sie müde sind, keine Lust haben oder das Wetter schlecht ist. Irgendwann werden diese Termine fix in Ihren Tagesablauf übergehen und Sie werden sich kaum vorstellen können, nicht mittwochabends um 18 Uhr eine Stunde laufen gegangen zu sein.

Gerade einen festen Zeitpunkt fürs Training zu haben ist eine gute Methode, damit der Termin in Ihren festen Tagesablauf übergeht. Das Training wird zur festen Routine. Wenn Sie das geschafft haben, wird es kein Problem, auch langfristig die Lust aufs Training zu behalten.

Keine Ausreden

Das Wetter ist schlecht, ich bin müde, ich fühle mich nicht so gut, im Fernsehen kommt ein guter Film, ich muss noch etwas für die Arbeit erledigen, ich muss die Wohnung putzen und, und, und. Wenn es darum geht, ein Training ausfallen zu lassen, entwickeln einige eine enorm große Kreativität. Dabei vergessen sie, dass sie am Ende nur sich selbst schaden, wenn sie, anstatt sich zu bewegen, lieber auf der Couch herumliegen. Wichtig ist daher, sich selbst keine Ausreden durchgehen zu lassen.

Natürlich gibt es Tage, an denen das Wetter nicht gerade zum Laufen einlädt. Aber hier gibt es passende,

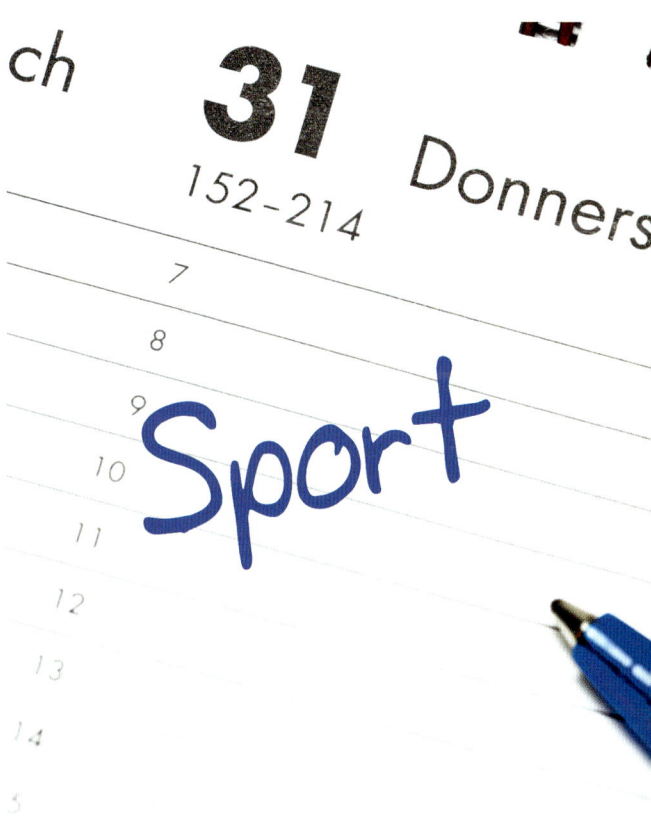

Machen Sie Ihr Lauftraining zu einem wichtigen Termin des Tages.

wasserabweisende Laufkleidung. Oder man geht in ein Fitnessstudio und verbringt eine Stunde auf dem Laufband. Die Müdigkeit geht verloren, wenn man die ersten paar Schritte gelaufen ist. Das gilt auch, wenn man keine Lust hat. Und ein guter Film im Fernsehen sollte für nichts als Ausrede herhalten. Und die Wohnung können Sie auch an einem anderen Tag oder nach dem Training wischen.

Wenn man ehrlich ist, gibt es kein richtiges Argument, warum man sich nicht eine Stunde am Tag, das sind gerade einmal vier Prozent der Tagesgesamtdauer, bewegen könnte.

Der einzige Grund, der wirklich dagegen sprechen kann, ist, wenn man krank ist. Allerdings geht man noch kein Risiko ein, wenn der Hals etwas kratzt oder die Nase läuft. In so einem Fall sollte man das Training vielleicht etwas ruhiger angehen lassen. Doch solange man sich gesund genug zum Arbeiten fühlt, ist man auch gesund genug, um Sport zu treiben.

Bei stärkeren Infekten und erst recht bei Fieber sollten Sie in jedem Fall auf Sport verzichten. In diesen Fällen ist auch der Ruhepuls erhöht, man fühlt sich schwach in den Knien und auch sonst nicht ganz wohl. Denn wer sich mit erhöhter Temperatur körperlich belastet, riskiert unter Umständen eine Herzmuskelentzündung.

Keine Ablenkung

Wenn man nach einem langen Arbeitstag nach Hause kommt, möchte man sich oft nur noch auf die Couch legen, den Fernseher anmachen und sich entspannen. Sitzt man dann bereits auf der Couch, hat der innere Schweinehund fast immer schon gewonnen. Denn sich dann noch einmal aufzuraffen, die Laufschuhe anzuziehen und eine Runde durch den Park zu drehen, ist für die meisten eine zu große Überwindung.

In so einem Fall darf man dem Schweinehund erst gar keine Chance geben und die Couch zunächst erst gar

nicht anschauen. Steht Laufen auf dem Trainingsplan, ist es besser, direkt nach der Arbeit die Laufschuhe anzuziehen und sich auf den Weg zu machen. Wenn wir ehrlich sind, hat dieses »nur fünf Minuten auf der Couch liegen und dann steh ich auf« noch nie funktioniert. Daher sollte man die Pläne, die man gefasst hat, direkt in die Tat umsetzen und sich vorher von nichts ablenken lassen.

Alle diese Tipps werden Ihnen dabei helfen, den Sport als etwas Alltägliches zu betrachten, das früher oder später in Ihren normalen Tagesablauf übergehen wird. So werden Sie es schaffen, auch noch nach Jahren die notwendige Motivation zu finden und nicht in alte Verhaltensmuster zurückzufallen.

Dokumentieren

Die erbrachten Leistungen und die verzehrten Mahlzeiten aufzuschreiben ist in zweierlei Hinsicht eine gute Idee, um seine Motivation zu stärken. Zum einen dokumentiert man, was man bereits geschafft hat, und bekommt so eine Bestätigung für jeden Meter, den man gelaufen ist. Man bezeichnet das auch als Lauf- bzw. Ernährungstagebuch. Je länger man so ein Lauftagebuch schreibt, desto mehr Kilometer kommen zusammen und desto stolzer kann man auf sich sein. Zum anderen kann man besser nachvollziehen, welche Maßnahmen welchen Effekt hatten. Das ist gerade bei der Ernährung wichtig, da der Stoffwechsel bei jedem Menschen etwas anders funktioniert.

Was gehört ins Lauftagebuch

Um die Leistung gut zu dokumentieren, gibt es einige Werte, die unbedingt in ein Lauftagebuch gehören. Dazu zählen:

- Datum
- Uhrzeit
- Distanz
- Dauer

Dinge, die eine sinnvolle Ergänzung sind:

- Wetter
- Laufschuhe
- Höhenmeter
- Puls (wobei Sie für diese Informationen einen Pulsmesser benötigen)

Ergänzen Sie diese Angaben durch persönliche Anmerkungen, wie Sie sich gefühlt haben, ob Sie nach dem Lauf außer Puste oder noch gut bei Kräften waren oder ob Sie beispielsweise mit einem Laufpartner unterwegs waren. So können Sie einfach nachvollziehen, welche Fortschritte Sie beim Training machen, und auch noch nach Jahren mit Stolz auf Ihre Anfangszeit als Läufer zurückblicken.

Am besten füllen Sie das Tagebuch auch direkt nach dem Training aus. Sobald Sie das vor sich herschieben, können wertvolle Informationen verlorengehen. Und ob Sie nach dem Duschen noch Lust haben, in das Buch zu schreiben, bleibt fraglich. Ein Lauftagebuch erfüllt aber nur seinen Sinn, wenn es lückenlos geführt ist.

Ernährungsprotokoll

Ähnlich funktioniert ein Ernährungsprotokoll bzw. -tagebuch (siehe Seite 170), wobei es hier schwierig ist, wirklich exakte Werte hineinzuschreiben.

Wie bereits erwähnt, funktioniert der Stoffwechsel bei jedem Menschen etwas anders. Während der eine Fett besser verarbeiten kann, braucht der andere mehr Kohlenhydrate. Doch im Groben kann man anhand eines Ernährungsprotokolls zumindest nachvollziehen, wie viele Kalorien man ungefähr zu sich genommen hat und ob man vom einen oder anderen Vitamin vielleicht zu wenig zu sich genommen hat. Ein Experte kann zudem anhand des Protokolls einfach nachvollziehen, ob es an

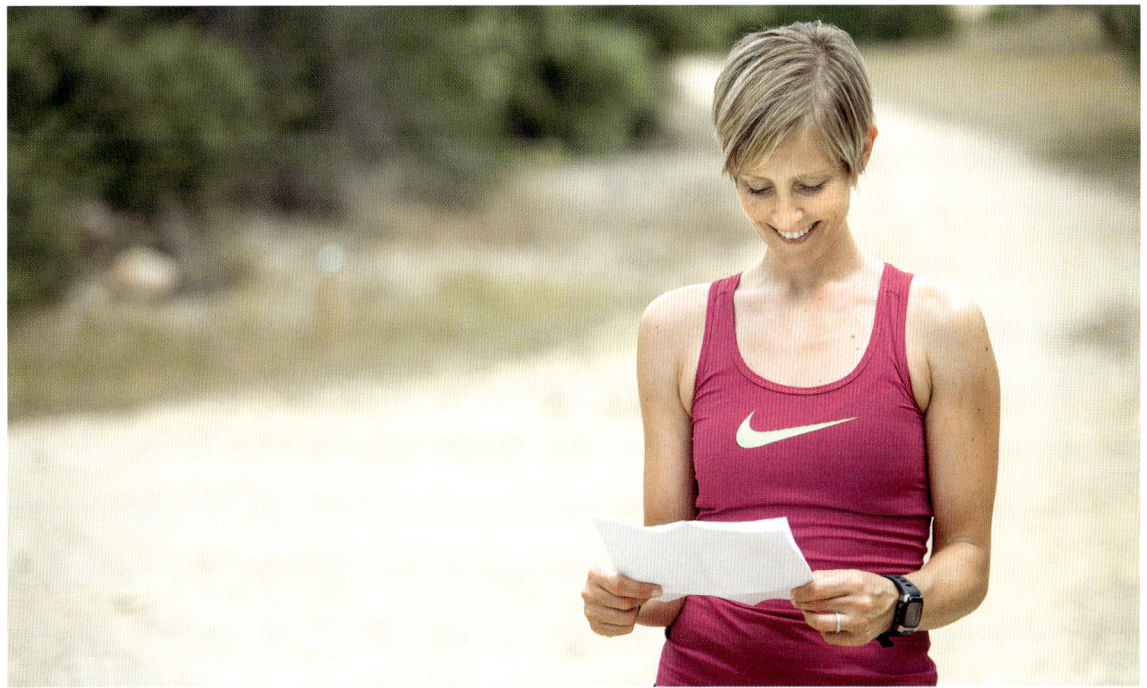

Trainingseinheiten schriftlich niederzulegen wirkt motivierend auf das Bewusstsein zurück.

der Ernährung liegt, wenn es mit dem Abnehmen eventuell nicht klappt. Wichtig ist hier, dass Sie zumindest eine Woche lang alles aufschreiben. Auch Kleinigkeiten. Denn bereits Zucker und Milch im Kaffee können auf Dauer hinderlich sein, wenn man abnehmen möchte.

Was in das Protokoll gehört:

- Datum
- Uhrzeit
- Nahrungsmittel
- Menge
- Zubereitung (gekocht, gebraten, gedünstet etc.)
- Beilagen, aber auch Saucen (Ketchup, Mayonnaise etc.)
- Getränke (mit Menge)

Denken Sie daran: Je genauer die Werte sind, die Sie eintragen, desto einfacher lässt sich nachvollziehen, wie gut Ihre Ernährung ist.

Technische Hilfsmittel

Laufcomputer, Schrittzähler, Lauf-Apps oder Pulsuhren – es gibt eine Vielzahl an technischen Hilfsmitteln, die für zusätzliche Motivation sorgen können. Aber nicht alle sind auch wirklich für jeden sinnvoll.

Laufcomputer

Es gibt kaum etwas, was moderne Laufcomputer nicht messen können. Puls, Distanz und Dauer sind dabei die Grundvoraussetzungen, die man eigentlich gar nicht aufzählen muss, da sie eine Selbstverständlichkeit sind. Viele Laufhelfer dokumentieren dabei auch Schrittlänge, Schrittfrequenz, Kalorienverbrauch, Höhenmeter etc. Das ist in jedem Fall eine nette Spielerei.

Ein Vorteil ist vor allem, dass die gemessenen Werte an einen Computer übermittelt und dort gespeichert und dokumentiert werden. Dank einer entsprechenden Software kann man sich schöne Diagramme erstellen lassen, wann man wie oft und wie lange gelaufen ist. Für eine langfristige Motivation kann das sehr hilfreich sein. Viele Hersteller haben auch eigene Communities, in denen man für seine erbrachten Leistungen den gebührenden Respekt bekommt, sofern man seine Laufstrecken veröffentlicht. Leider kosten diese Geräte schnell mal 300 Euro – ob man als Hobbyläufer für so ein Gerät so viel Geld auf den Tisch legen will, bleibt jedem selbst überlassen.

Pulsuhr

Deutlich einfacher, dafür auch deutlich günstiger sind Einsteiger-Pulsuhren. Diese messen in der Regel nur den Puls, vielleicht noch die Laufzeit mittels einer Stoppuhr und haben ansonsten die gleichen Funktionen wie eine herkömmliche Armbanduhr.

Auch hier kann man die Frage stellen, ob man als Hobbyläufer dafür Geld ausgeben muss. Denn solange man keine Leistungsdiagnostik gemacht hat, kann man mit den Pulswerten auch nur bedingt etwas anfangen. Bei der Leistungsdiagnostik wird ermittelt, bei welcher Pulsfrequenz man in verschiedenen Stoffwechselbereichen trainiert. Läuft man zu schnell, produziert der Körper mehr Laktat, als er abbauen kann, und man wird schnell müde. Um das zu vermeiden, muss man seine entsprechende Pulsfrequenz kennen. Gerade für ambitionierte Sportler ist das eine gute Methode, seinen optimalen Trainingspuls zu finden. Hobbyläufer können darauf auch verzichten.

Für Anfänger ist es daher oft besser, sein eigenes Wohlfühltempo beim Laufen zu finden. »Laufen, ohne zu schnaufen« ist ein oft gehörter Tipp, der verhindert, dass man zu schnell läuft. Wenn Sie sich beim Laufen noch mit einem Laufpartner unterhalten können, ist das Tempo ausreichend, um Ihre Ziele zu erreichen.

Schrittzähler

Schrittzähler machen genau das, wofür sie ihren Namen bekommen haben. Sie zählen Schritte. 10.000 sollten es am Tag sein, um auf das Bewegungsminimum zu kommen. An Tagen, an denen Sie laufen gehen, können Sie auf den Schrittzähler auch verzichten. Denn dann können Sie recht sicher sein, dass Sie das Minimum auch übertreffen. Doch an einem trainingsfreien Tag ist es schon interessant zu wissen, ob man auch wirklich die geforderte Zahl an Schritten erreicht oder nicht.

Gute Schrittzähler gibt es bereits ab 30 Euro im Handel. Sie sollten dabei besser ein dreidimensionales Modell kaufen, da diese weniger fehleranfällig sind. Sonst kann es sein, dass bereits das Wippen mit dem Bein als Schritt gezählt wird. Gerade für Menschen, die abnehmen wollen, ist ein Schrittzähler aber auch ein personifiziertes schlechtes Gewissen, wenn man beispielsweise zwei oder drei Tage hintereinander sein Minimum nicht erreicht hat. Zudem klärt er gnadenlos auf, wie aktiv man wirklich ist. Viele schwören aber auf das Gerät, weil sie motiviert werden, mehr zu Fuß zu gehen. Schließlich lügen Zahlen in diesem Fall nicht.

Lauf-Apps

Was würden wir nur ohne Apps für das Smartphone machen? Auch beim Laufen haben entsprechende Anwendungen schon längst Einzug gehalten und eine Vielzahl an kostenlosen und kostenpflichtigen Apps buhlt um Nutzer. Dabei warten die Anwendungen durchaus mit guten Ideen auf.

Im Grunde genommen können viele Apps das, was Laufcomputer auch können. Sie messen Zeit, Distanz, Höhenmeter und Geschwindigkeit. Einige haben auch eine Kartenfunktion, mit der man einfach nachvollziehen kann, woran man gerade vorbeitrabt, sofern man natürlich eine Internetverbindung hat. In der Regel gibt es zu jeder App auch eine Community oder die Anwendung postet die gerade zurückgelegte Strecke direkt auf dem Facebook-Profil. Das kann man machen, muss man aber nicht. Teilweise gibt es auch einen Pulsgurt, der den Puls an das Smartphone sendet, sodass man auch auf diese Funktion nicht verzichten muss.

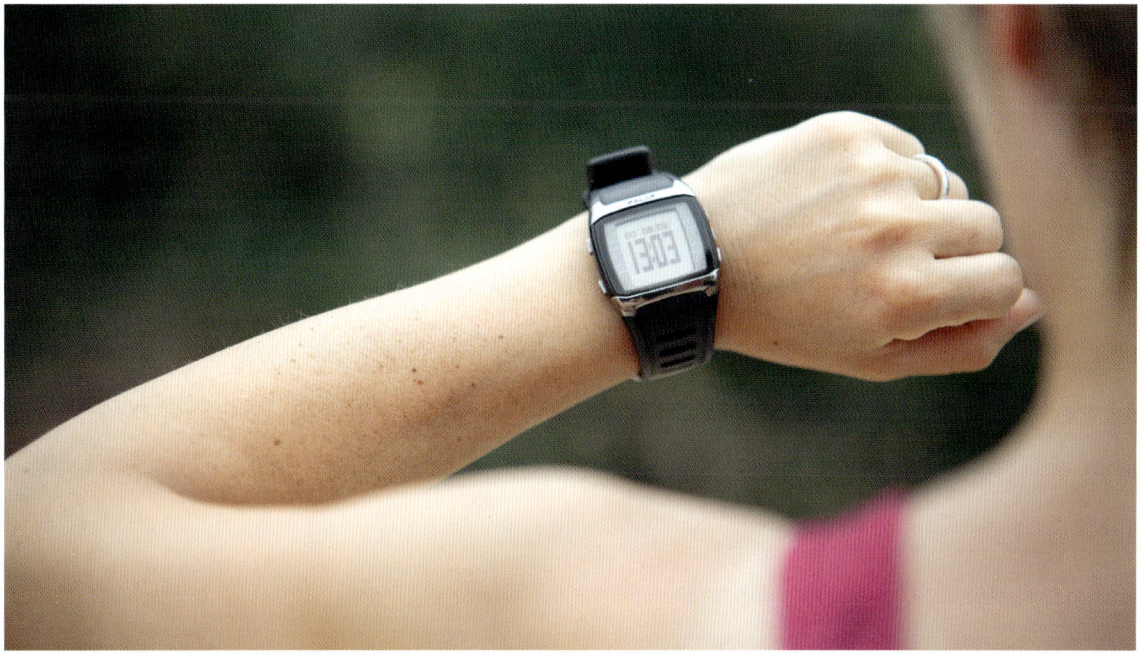

Herzfrequenzmesser dienen dazu, ein Gefühl für die Trainingsintensität zu bekommen, sind aber kein Muss.

Anmerkung von Dr. Konopka

Je mehr Computer und Apps man einsetzt, desto mehr geht die Körperwahrnehmung verloren. Besser ist es, umgekehrt zu verfahren: nach Gefühl, wie in den Trainingsplänen beschrieben, zu laufen – und nur ab und zu (sekundär) einen Blick auf die Pulsuhr zu werfen, um zu sehen, wie der Puls bei dieser gefühlten Belastung ist.

Der Nachteil der Lauf-Apps ist, dass man sein Smartphone zum Sport mitnehmen muss und riskiert, dass es mit Schweiß in Kontakt kommt, Kratzer bekommt oder herunterfällt. Ein Vorteil ist, dass viele auf ihrem Smartphone auch ihre Lieblingsmusik gespeichert haben. So hat man nicht nur seinen Laufcomputer, sondern auch seinen MP3-Player beim Laufen immer dabei.

Trainingspartner finden

Geteiltes Leid ist ja angeblich halbes Leid. In unserem Fall kann man aber nicht von Leid sprechen. Schließlich haben Sie beschlossen, in Ihrem Leben einen gesünderen Weg zu gehen. Und was könnte schöner sein, als wenn jemand Sie auf diesem Weg begleitet? Es lohnt sich immer, einen Trainingspartner zu finden. Zum einen kann man sich gegenseitig anspornen und motivieren. Und wenn man ein hartes Training geschafft hat, hat man jemanden, mit dem man sich gemeinsam freuen kann. Ein Trainingspartner hilft aber auch dabei, Trainingseinheiten wirklich durchzuführen. Für sich selbst ein Training abzusagen fällt den meisten leicht. Doch wenn Sie wissen, dass Ihr Laufpartner schon wartet, sagt man das Training nur selten ab.

Zu guter Letzt hat man beim Training auch eine Ablenkung. Falls das Laufen doch irgendwann langweilig wer-

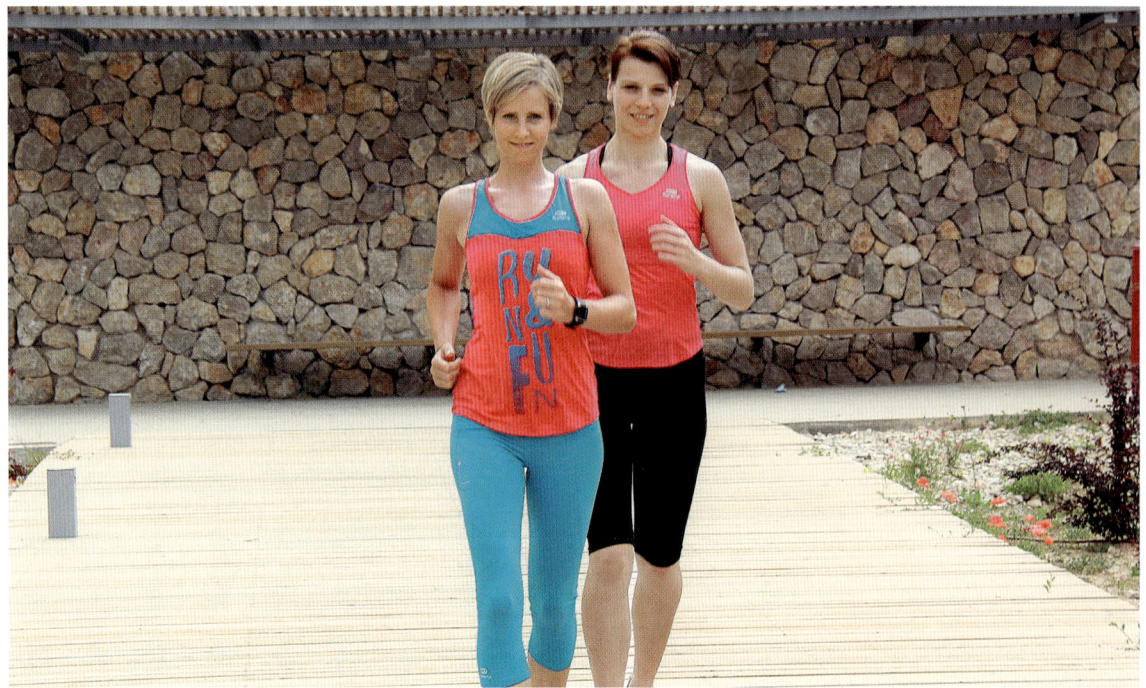

Das Laufen mit Trainingspartnern fördert die gegenseitige Motivation.

den sollte, ist jemand da, mit dem man sich unterhalten kann. So fällt es den meisten auch leichter, nicht zu schnell zu laufen, da man direkt die Rückmeldung bekommt, ob man sich, ohne außer Atem zu geraten, beim Laufen noch unterhalten kann.

Wichtig ist, dass Sie sich einen Partner suchen, der in etwas das gleiche Tempo läuft, die gleichen Ansprüche und die gleichen Ziele hat wie Sie. Läuft der Trainingspartner zu schnell, müssen Sie über Ihr Limit gehen. Läuft er dagegen zu langsam, ist der Trainingseffekt bei Ihnen zu klein. Haben Sie deshalb auch keine Scheu davor, wenn es mit Ihrem besten Freund oder Ihrer besten Freundin bzw. auch dem Partner nicht passt. Das bedeutet ja nicht, dass Sie ihn nicht mehr leiden können, sondern einfach, dass das Leistungsniveau zu unterschiedlich ist. Wobei auch nichts dagegen spricht, hin und wieder eine Ausnahme zu machen. Doch wenn Sie immer mit dem gleichen Trainingspartner unterwegs sind, ist es von Vorteil, wenn Sie auf einem ähnlichen Niveau trainieren.

Vereine, Lauftreffs, Social Media

In der Gruppe macht Sport am meisten Spaß. Schließlich findet man immer jemanden, der auf ähnlichem Niveau trainiert. Zudem profitiert man von der Geselligkeit und kann neue Freunde finden. Daher kann es sich immer lohnen, in einen Lauftreff zu gehen oder sich einem Verein anzuschließen.

Hier haben Sie nicht nur nette Kontakte, die Sie unterstützen und motivieren und mit denen Sie während und außerhalb des Trainings lachen können, sondern auch einen kompetenten Trainer, der zum einen einen Trainingsplan erstellen kann, zum anderen aber auch Fehler korrigiert, die Ihnen alleine vielleicht nie aufgefallen wären. Außerdem gibt man Ihnen hier sicherlich bereitwillig Tipps, was Ausrüstung, Technik oder weiteres Equipment angeht. Das Training ist meistens auch deutlich abwechslungsreicher. Viele Lauftreffs gehen nicht nur joggen, sie machen auch Lauf-Abc. Das sind Übungen,

mit denen Sie zusätzlich Ihre Gelenke stärken und die Koordination verbessern (siehe Seite 84 ff.). Alleine und ohne die Gruppe lassen viele diese wichtigen Übungen einfach sein.

Ein weiterer Vorteil sind die festen Trainingszeiten. Sie kennen ja schon den Tipp, sich das Training in den Terminkalender einzutragen. Wenn Sie in einem Lauftreff oder einem Verein sind, müssen Sie das sogar. Denn dem Verein ist es egal, ob Sie Überstunden machen oder noch einmal mit dem Hund Gassi gehen müssen. Das Training beginnt und endet immer am gleichen Tag um dieselbe Zeit. Wer es nicht schafft, pünktlich da zu sein, hat eben Pech gehabt. Das ist für viele schon Motivation genug, um pünktlich Feierabend zu machen.

Unterschätzen sollte man auch niemals die Macht des Social Media. Wer seine Leistungen regelmäßig bei Facebook oder anderen sozialen Netzwerken postet, möchte auch eine entsprechende Anerkennung in Form von Likes oder Kommentaren haben. Und die bekommt man in der Regel auch. So kann man in Hamburg laufen gehen und bekommt vom Kollegen in München und dem Bruder in Dortmund ein Lob für die gelaufenen 7,5 Kilometer in 45 Minuten. Ohne soziale Netzwerke hätte möglicherweise weder Kollege noch Bruder mitbekommen, dass man mit dem Laufen begonnen hat und hätte so auch kein Lob aussprechen können.

In den Netzwerken werden Sie Unterstützung und neue Motivation bekommen, solange Sie es mit den Postings nicht übertreiben. Vorsicht ist allerdings bei Lauftagebüchern geboten. Wer seinen Vorsatz öffentlich kundtut, sollte sich auch daran halten. Denn ebenso, wie alle Freunde mitbekommen, wenn man etwas schafft, bekommt auch jeder mit, wenn man aufgibt. Aufgeben wird einem so noch schwerer gemacht. Am besten schreibt man aber das Lauftagebuch für sich selbst, um über die Jahre hinweg zu vergleichen, wie man zwar älter wird – aber vielleicht immer besser …

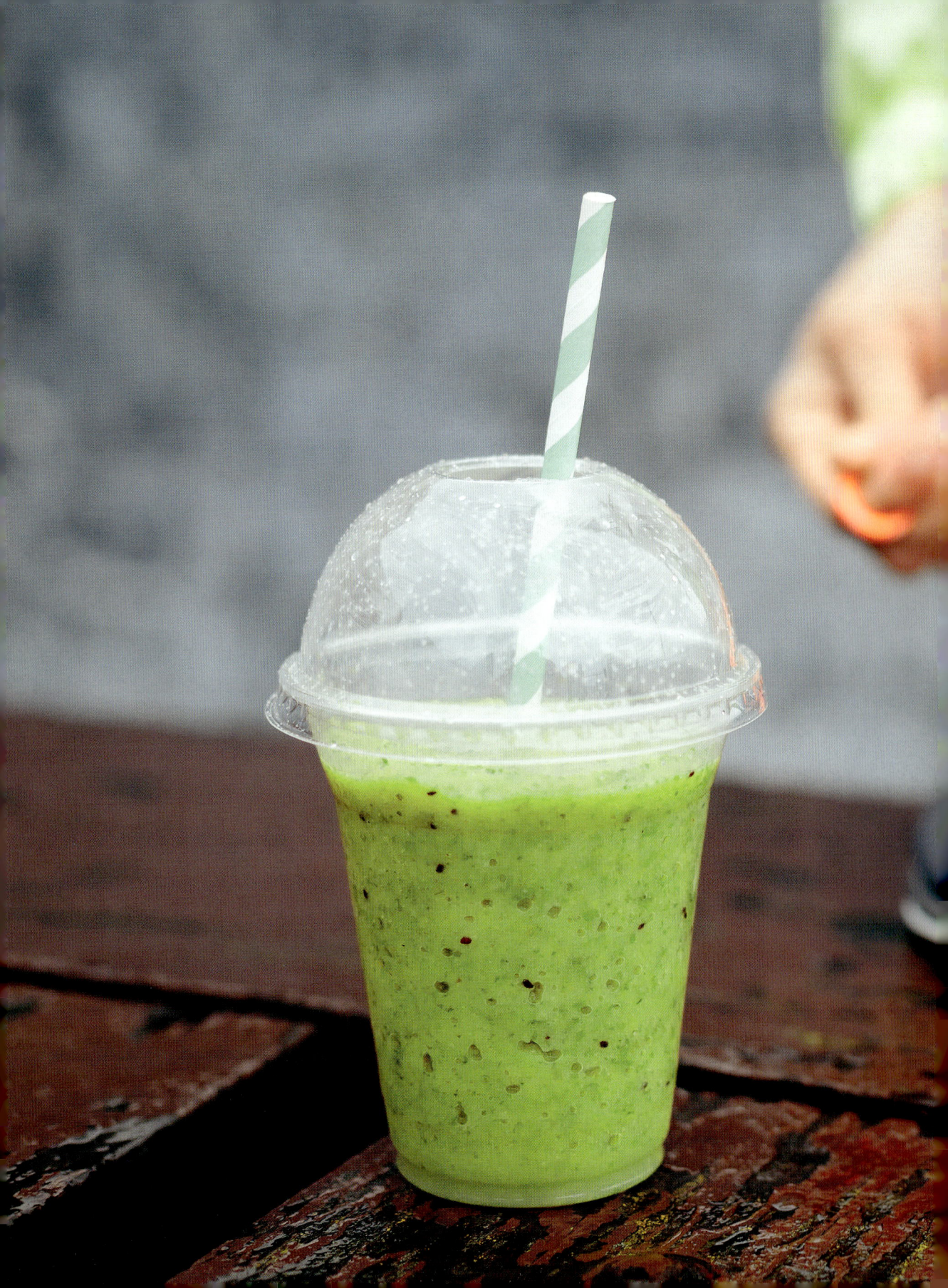

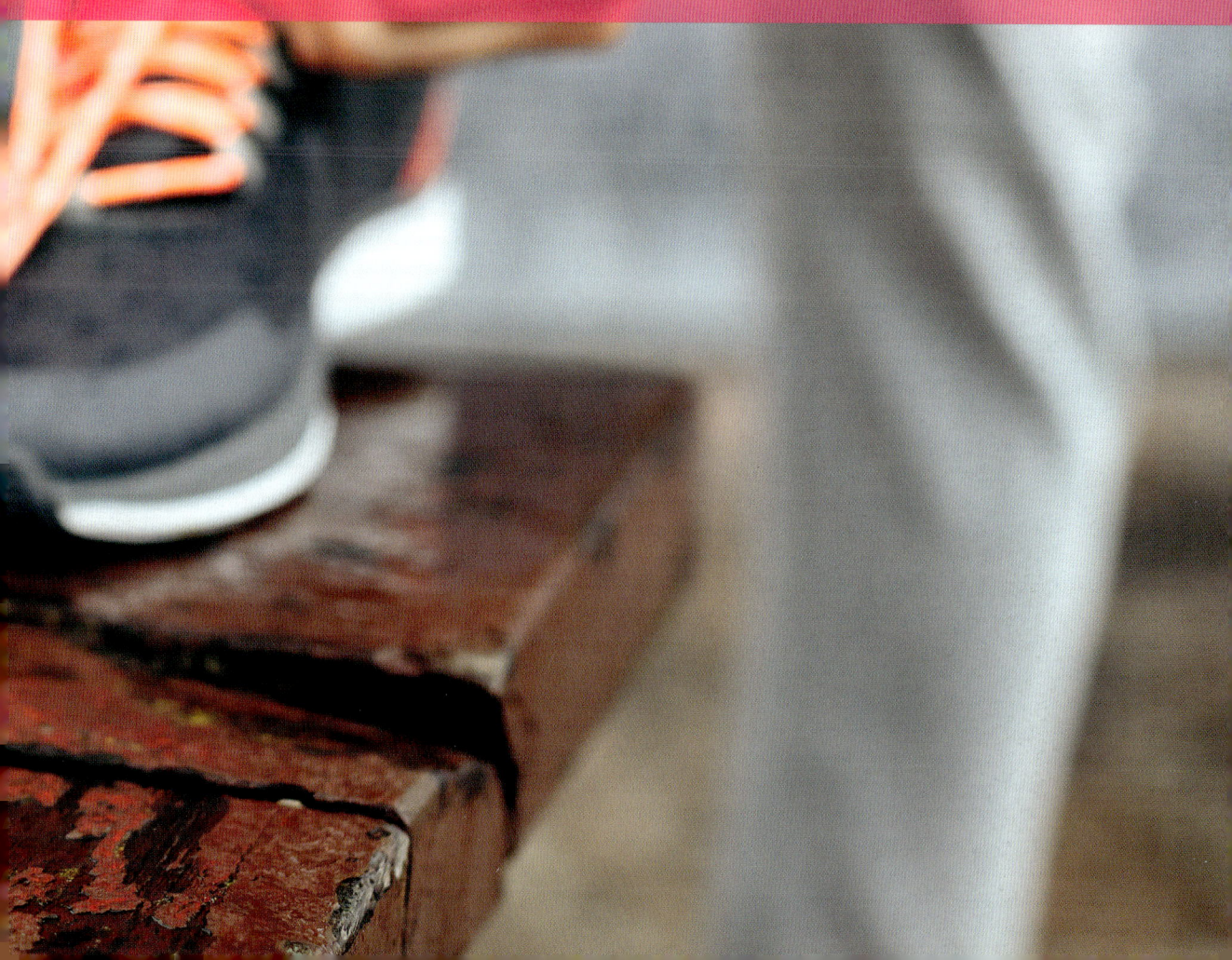

Rezepte

Die in diesem Kapitel vorgestellten Rezepte und Snacks sollen Ihnen als Leitfaden dienen und können durchaus individuell angepasst werden. Die Gerichte sind einfach und schnell zuzubereiten und können auch bereits am Vorabend für den nächsten Tag vorbereitet werden, sodass Sie auch in der Arbeit eine gesunde und leichte Mahlzeit zur Verfügung haben.

Frühstück

Die vitaminreichen Frühstücksideen sind fettarm, haben einen moderaten Kohlenhydratgehalt und enthalten hochwertige Proteine. Mit unseren Frühstücksbeispielen versorgen Sie Ihren Körper mit wichtigen Nährstoffen für einen gesunden Start in den Tag. Die Rezepte sind jeweils für eine Portion berechnet und enthalten durchschnittlich 300 Kalorien. Zusätzlich empfehlen wir, den Flüssigkeitsbedarf mit ungesüßten Tees, Kaffee in moderaten Mengen oder Wasser abzudecken.

Orange-Zimt-Müsli

Zutaten

3 EL Dinkelflocken
200 ml Kefir oder Sojajoghurt natur (1,5 % Fett)
½ mittelgroße Orange
1 mittelgroßer Apfel
1 EL frisch gepresster Zitronensaft
Zimtpulver

1 Die Dinkelflocken mit dem Kefir oder dem Sojajoghurt vermischen.

2 Die Orangenhälfte schälen und in kleine Stücke schneiden. Den Apfel waschen, vierteln und das Kerngehäuse entfernen. Die Apfelstücke mit der Schale fein reiben.

3 Das Obst zusammen mit dem Zitronensaft in die Dinkel-Kefir- bzw. Sojajoghurt-Mischung rühren. Mit Zimt abschmecken.

Vollkornbrötchen mit Kräuter-Hüttenkäse

Zutaten

½ Tomate
2 gehäufte EL körniger Frischkäse (Cottage Cheese)
1 EL fein gehackte frische Kräuter (z. B. Petersilie,
Basilikum)
1 Vollkornbrötchen
1 TL Senf
Salz
frisch gemahlener Pfeffer

1 Glas (200 ml) frisch gepresster Orangensaft

1 Die Tomate waschen, abtrocknen und die Hälfte in Scheiben schneiden. Den körnigen Frischkäse mit den Kräutern vermischen.

2 Das Vollkornbrötchen halbieren und die Brötchenhälften mit Senf bestreichen.

3 Den Kräuter-Frischkäse daraufgeben und mit den Tomatenscheiben belegen. Nach Geschmack mit Salz und Pfeffer würzen. Dazu ein Glas frisch gepressten Orangensaft servieren.

Veganes Porridge

Zutaten

4 EL Hirseflocken
250 ml Sojadrink natur
1 Prise Salz
1 kleine Handvoll TK-Blaubeeren
½ geschälte Kiwi

1 Die Hirseflocken mit dem Sojadrink und dem Salz in einem Topf zum Kochen bringen, anschließend die tiefgefrorenen Blaubeeren dazugeben und alles bei geringer Hitze ca. 5 Minuten ausquellen lassen. Das Porridge soll eine breiige Konsistenz haben.

2 Die geschälte Kiwihälfte in feine Scheiben schneiden.

3 Das warme Blaubeer-Hirseflocken-Porridge in eine kleine Schüssel geben und mit den Kiwischeiben garnieren.

Haselnuss-Zimt-Joghurt mit frischen Früchten

Zutaten

200 g Naturjoghurt (1,5 % Fett)
1 Apfel
½ Mango
1 EL ganze oder gehackte Haselnüsse
1 TL Honig
¼ TL Zimtpulver

1 Den Naturjoghurt in eine Schüssel geben. Stichfesten Joghurt bei Bedarf cremig rühren.

2 Den Apfel waschen, abtrocknen und vierteln. Vom Kerngehäuse befreien und in kleine Stücke schneiden.

3 Die Mangohälfte schälen und das Fruchtfleisch klein würfeln.

4 Ganze Haselnüsse, falls verwendet, mit einem großen Messer oder Wiegemesser grob hacken. Die gehackten Haselnüsse zusammen mit dem Honig und dem Zimt in den Naturjoghurt rühren. Zum Schluss die Apfel- und Mangostücke einrühren.

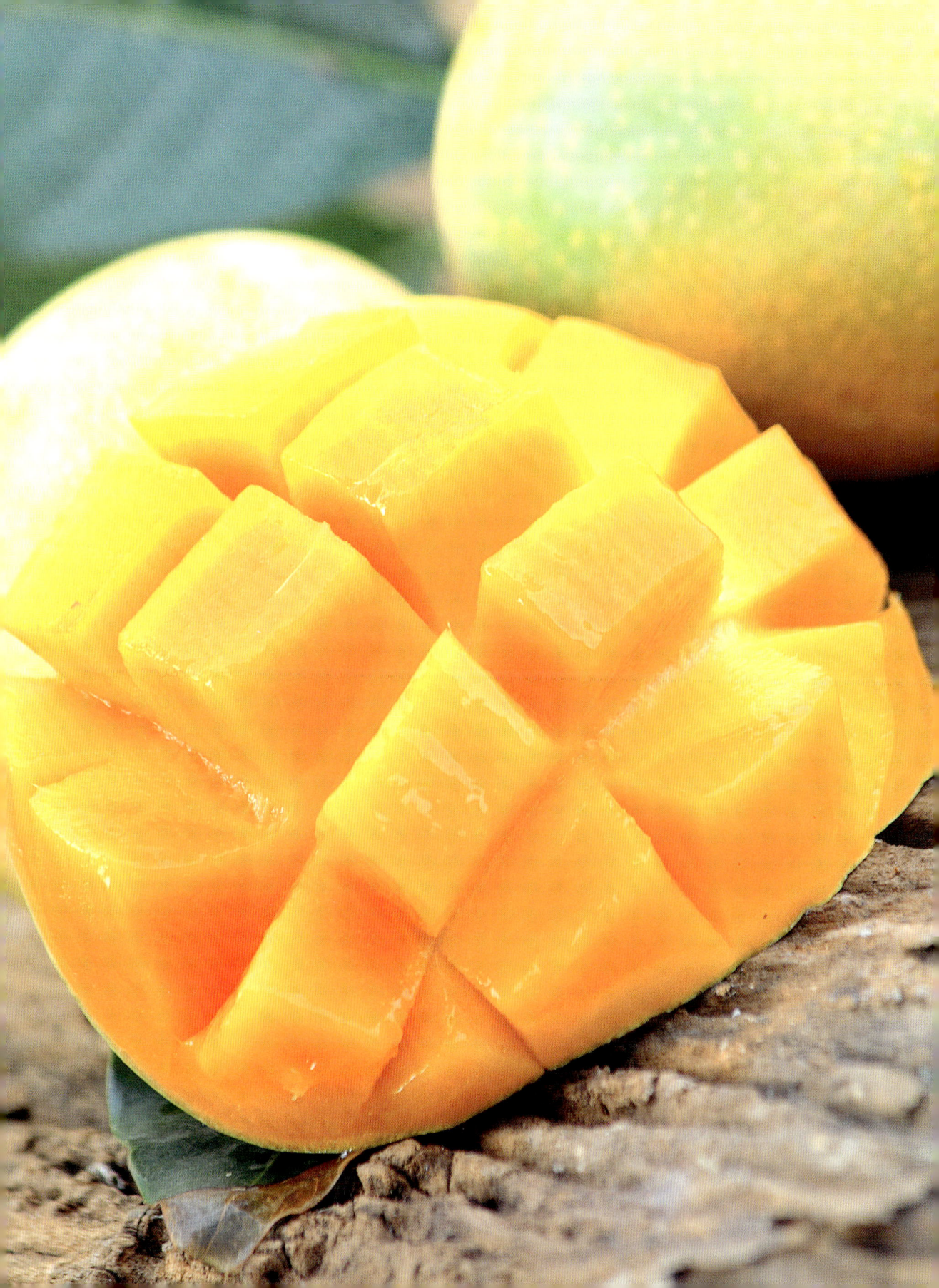

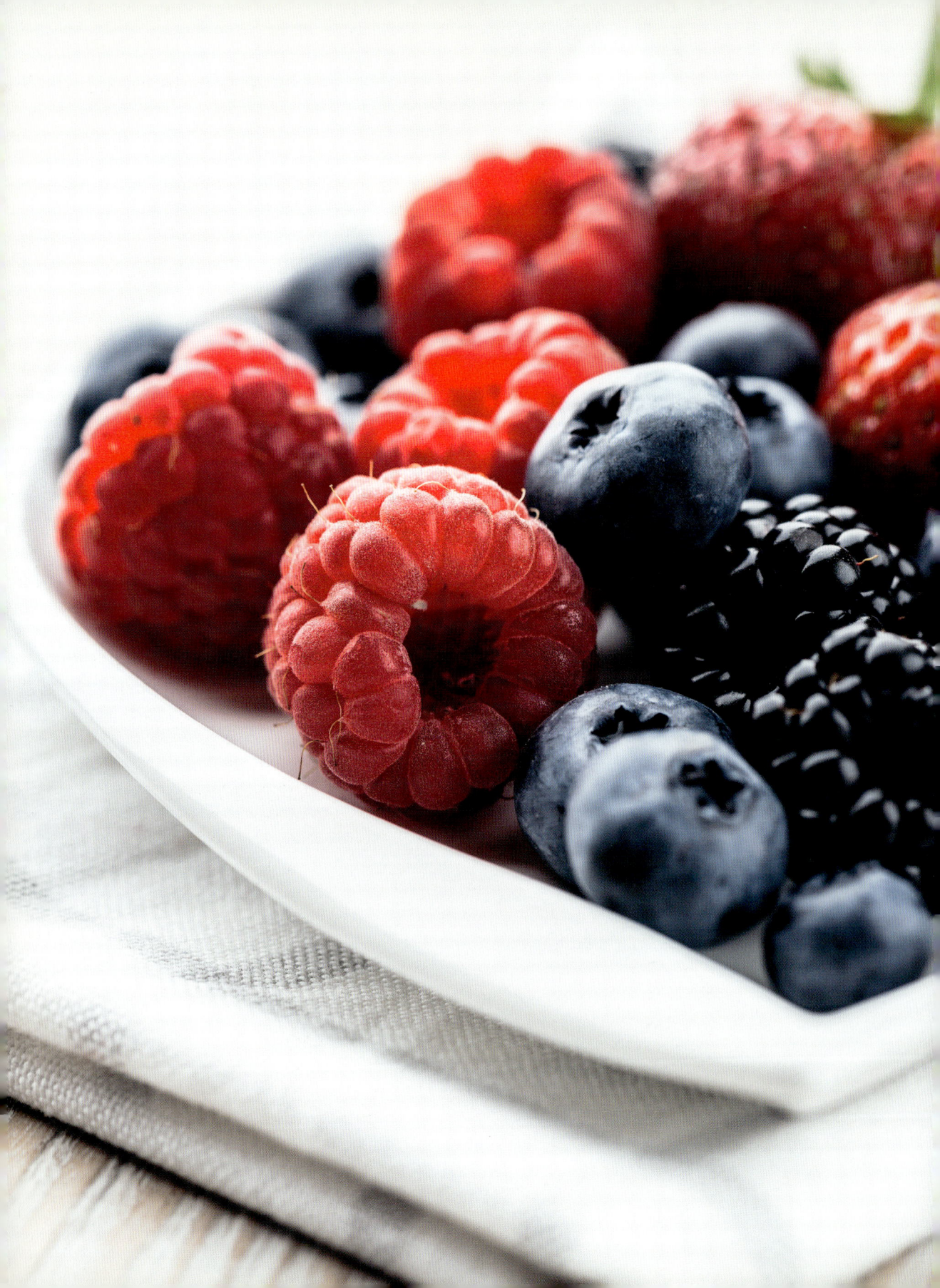

Frühstücksbrot mit frischen Birnenspalten

Zutaten

1 mittelgroße Birne
2 dünne Scheiben Dinkelvollkornbrot
1 EL fettreduzierter Frischkäse (20 % F. i. Tr.)
2 Scheiben Schinken (à 25 g)
frisch gemahlener Pfeffer

1 Die Birne waschen, abtrocknen, vierteln und vom Kerngehäuse befreien. Die Viertel in Spalten schneiden.

2 Das Vollkornbrot mit dem Frischkäse bestreichen. Mit Schinken und Birnenspalten belegen und nach Geschmack mit Pfeffer würzen.

Flocken-Quark mit Waldfruchtpüree

Zutaten

150 g frische Waldbeeren (alternativ aufgetaute TK-Früchte)
Saft von einer ½ Limette
1 TL Kokosblütenzucker (alternativ Honig oder Zuckerrübensirup)
150 g Speisequark (20 % F. i. Tr.)
2 EL zarte Haferflocken

1 Frische Beeren waschen, Tiefkühlfrüchte abtropfen lassen. Mit dem Limettensaft und dem Kokosblütenzucker in ein hohes Gefäß geben und mit dem Stabmixer pürieren.

2 Den Quark in einer Schüssel mit den zarten Haferflocken mischen und abwechselnd mit dem Fruchtschaum in ein hohes Glas geben.

Eier-Sandwich mit Kresse

Zutaten

1 hart gekochtes Ei
½ Tomate
2 Scheiben Mehrkornbrot
1 EL Magerquark
2 EL gehackte frische Kresse
Salz
Chilipulver
frisch gemahlener Pfeffer

1 Das hart gekochte Ei in Scheiben schneiden. Die Tomate waschen, trockentupfen und die Hälfte in Scheiben schneiden. Beide Mehrkornbrotscheiben mit dem Magerquark bestreichen und mit etwas Kresse bestreuen.

2 Eine Brotscheibe mit Ei- und Tomatenscheiben belegen. Restliche Kresse darüberstreuen, nach Bedarf mit Salz, Chilipulver und Pfeffer würzen und mit der zweiten Brotscheibe belegen.

Erdnussquark-Bananenbrot

Zutaten

½ reife Banane
1 EL Erdnussbutter
1 EL Magerquark
1 Scheibe Grahambrot (oder anderes fein gemahlenes Vollkornbrot)

1 Die Banane schälen und die Hälfte in Scheiben schneiden. Die Erdnussbutter und den Quark in einem Schälchen vermischen.

2 Die Brotscheibe mit der Erdnuss-Quark-Mischung bestreichen und mit den Bananenscheiben garnieren.

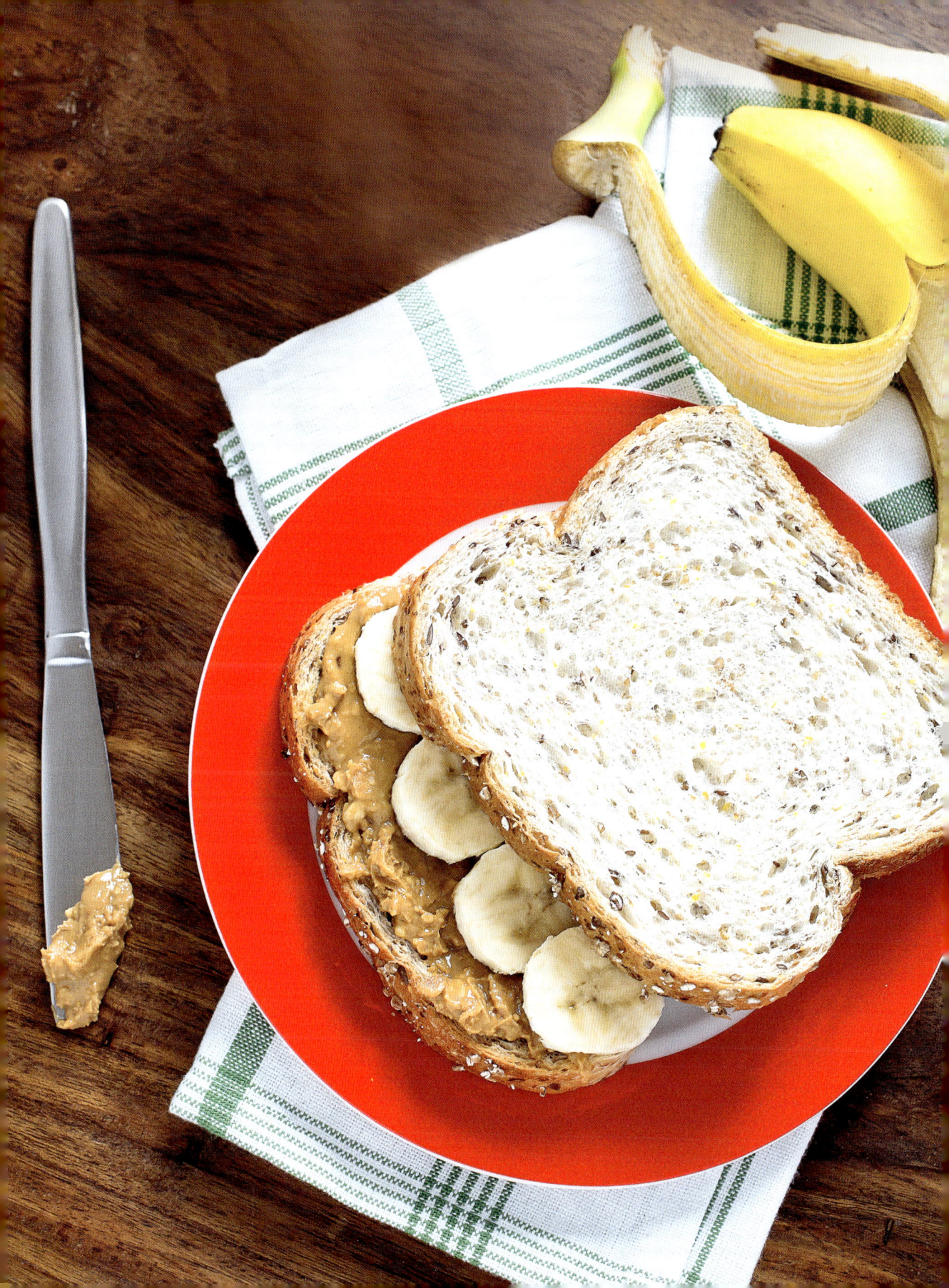

Karotten-Buttermilch-Smoothie mit Mandelnote

Zutaten

3 mittelgroße Karotten

1 EL weißes Mandelmus

350 ml Buttermilch (natur)

1 Die Karotten schälen und klein schneiden. Zusammen mit dem Mandelmus und der Buttermilch in einen Standmixer geben und ca. 2 Minuten pürieren.

2 Den Smoothie in ein großes Glas oder einen Trinkbecher für unterwegs füllen.

Kokos-Frucht-Quark

Zutaten

1 Orange

1 mittelgroße reife Banane

180 g Quark Creme natur (0,2 % Fett)

1 gehäufter EL Kokosraspel

1 Die Orange schälen und in kleine Würfel schneiden. Die Banane schälen und in Scheiben schneiden.

2 In einer kleinen Schüssel das klein geschnittene Obst mit der Quark Creme und den Kokosraspeln vermischen.

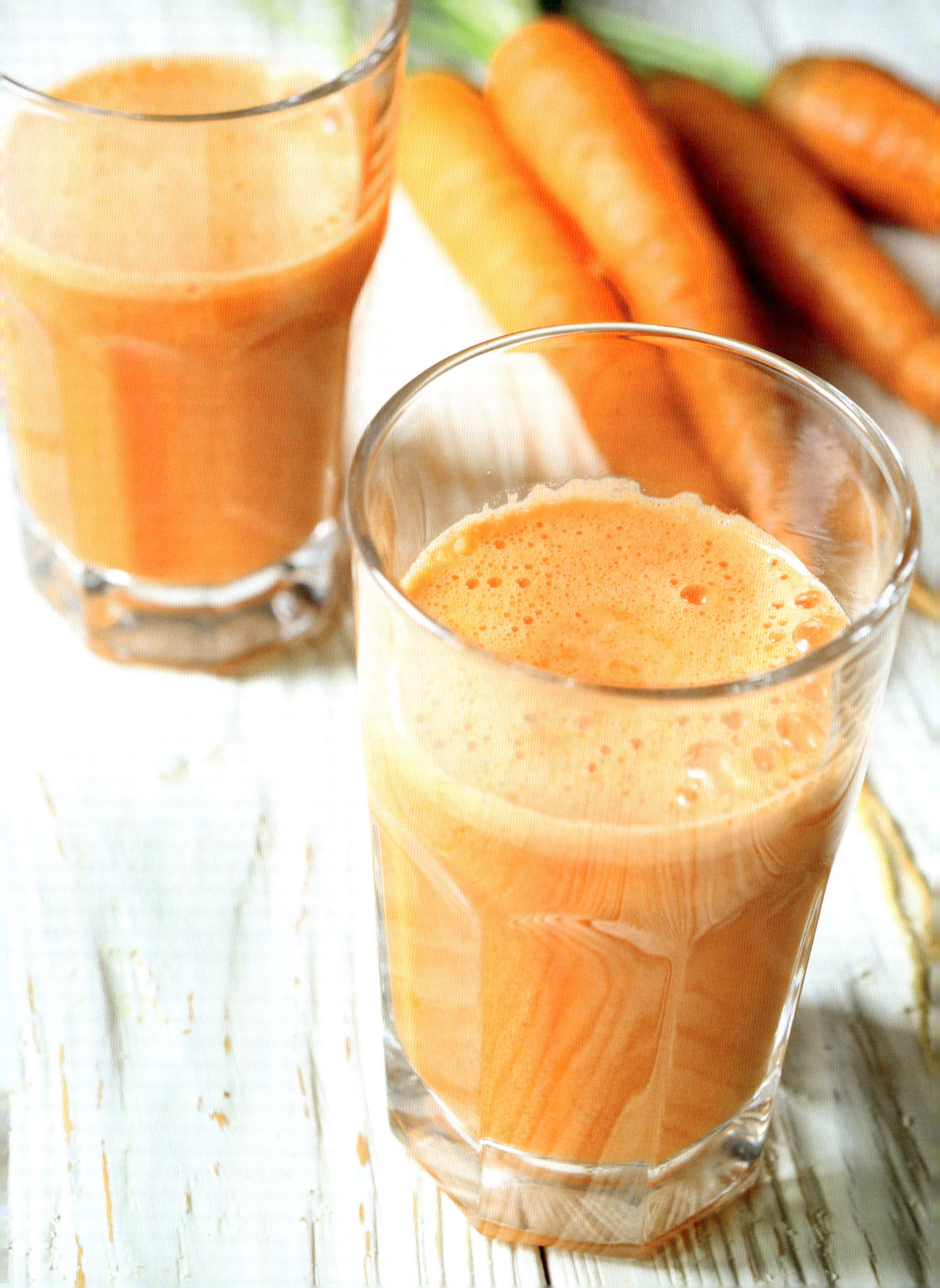

Mittagessen

Die fettarmen Mahlzeiten mit moderatem Kohlenhydratgehalt und guten Proteinquellen sind für eine Portion berechnet, enthalten durchschnittlich 500 Kalorien und sind sehr sättigend. Diese leichten Mahlzeiten belasten den Körper nicht, sondern halten den Stoffwechsel auf Trab, und die leckeren Salate lassen sich außerdem wunderbar mitnehmen. Alle Rezeptvorschläge enthalten leckeres Gemüse oder Salat. Diese Lebensmittelgruppe ist nicht nur reich an Vitalstoffen, sondern liefert unserem Körper auch einen hohen Ballaststoff- und Flüssigkeitsanteil. Dadurch wird das Sättigungsgefühl bei relativ geringer Kalorienzufuhr unterstützt.

Spirelli-Brokkoli-Salat

Zutaten

Für den Salat:
60 g Vollkornnudeln, z. B. Dinkelvollkorn-Spirelli
Salz
1 große Handvoll Brokkoliröschen
2 Scheiben magerer Kochschinken

Für das Dressing:
1 EL natives Olivenöl
1 TL Ketchup
2 EL fettarmer Kräuterquark
weißer Balsamicoessig
Kräutersalz
frisch gemahlener Pfeffer

Dessert: 1 Grapefruit

1 Für den Salat die Vollkornnudeln in ausreichend Salzwasser nach Packungsanweisung al dente (bissfest) garen, abgießen und in einer Schüssel zum Auskühlen beiseitestellen.

2 Die Brokkoliröschen waschen, vierteln und in wenig Salzwasser (sodass der Topfboden gerade eben bedeckt ist) dünsten, abgießen. Den gekochten Schinken in kleine Würfel schneiden.

3 Für das Dressing Olivenöl, Ketchup und Kräuterquark mit dem weißen Balsamicoessig glatt rühren. Mit Kräutersalz und Pfeffer abschmecken.

4 Den Brokkoli und die Schinkenwürfel zu den abgekühlten Nudeln geben. Das Dressing darübergießen und alles gut vermischen. Einige Stunden ziehen lassen, bei Bedarf nochmals abschmecken. Als Dessert gibt es eine Grapefruit.

Feldsalat mit Birnenspalten und Camembert an fruchtiger Orangen-Vinaigrette

Zutaten

Für den Salat:

1 große Portion Feldsalat

80 g fettreduzierter Camembert (30 % F. i. Tr.)

1 Birne

Für die Vinaigrette:

Saft von 1 Orange

weißer Balsamicoessig

etwas gepresste Knoblauchzehe

1 TL Honig

1 EL Walnuss- oder Rapsöl

Salz

frisch gemahlener Pfeffer

1 Scheibe Vollkornbrot

1 Für die Vinaigrette den Orangensaft und den Balsamicoessig mit dem gepressten Knoblauch, dem Honig und dem Walnuss- oder Rapsöl zu einer Vinaigrette verrühren. Mit Salz und Pfeffer abschmecken.

2 Für den Salat den Feldsalat waschen, trockenschleudern und auf einem großen Teller anrichten.

3 Den Camembert in dünne Scheiben schneiden. Die Birne waschen, abtrocknen, vom Kerngehäuse befreien und in feine Spalten schneiden. Beides fächerförmig auf dem Feldsalat anrichten und die Orangen-Vinaigrette darüberträufeln. Dazu passt eine Scheibe Vollkornbrot.

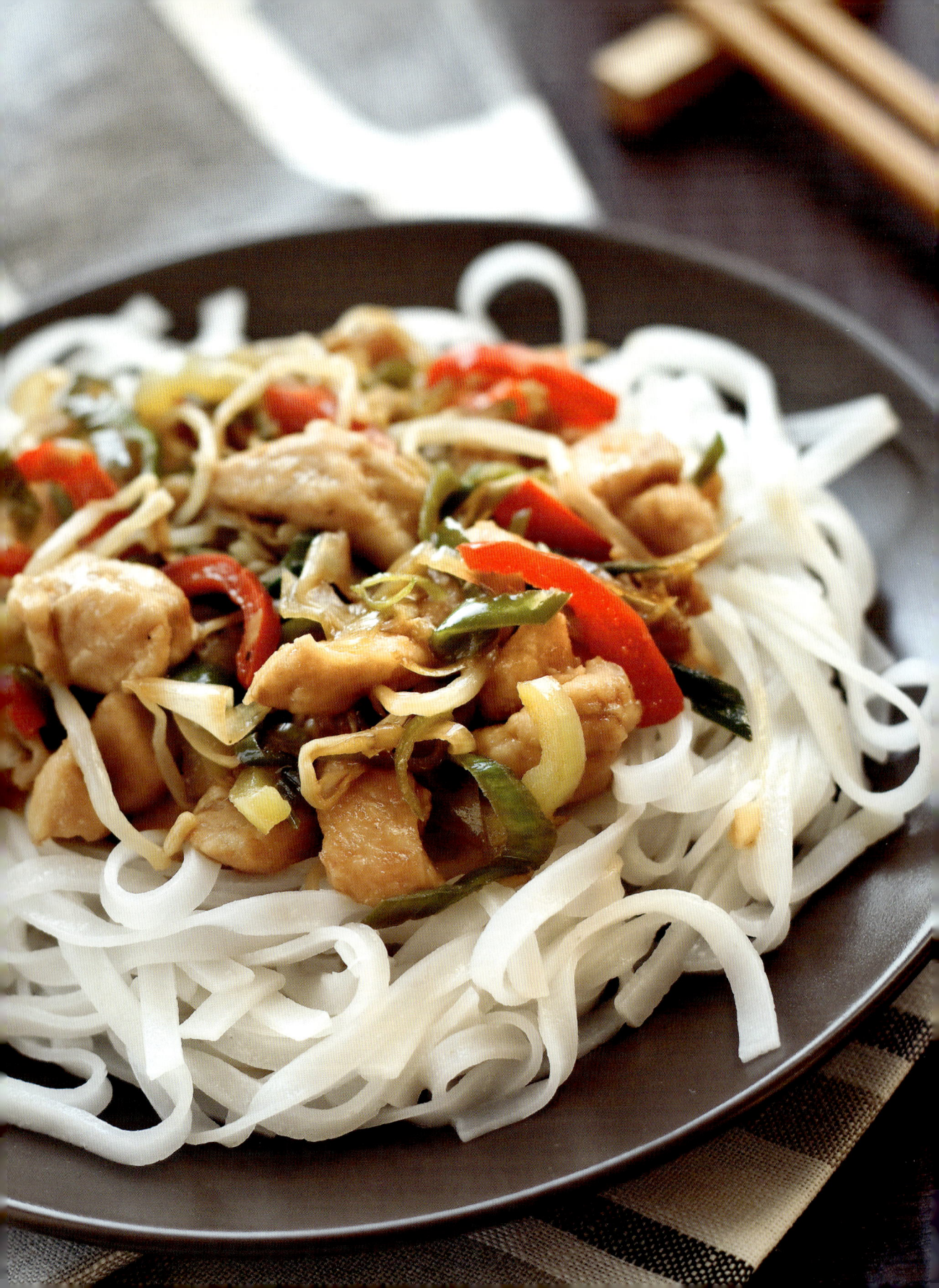

Reisnudelpfanne mit Hähnchenbrust, Gemüse und Ingwer

Zutaten
¼ Lauchstange
½ rote Paprikaschote
1 mittelgroße Karotte
Salz
1 kleines Stück Hähnchenbrustfilet (ca. 100 g)
50 g Reisnudeln
1 EL Rapsöl
Chinagewürzmischung
2–3 TL Sojasauce
½ TL frisch geriebener Ingwer
etwas gepresste Knoblauchzehe
1 Handvoll Sojabohnensprossen

Dessert: Obstsalat aus ½ Mango und 1 Kiwi

1 Das Gemüse putzen und waschen. Den Lauch in Ringe, die Paprikaschote in Streifen und die Karotte in dünne Scheiben schneiden. Salzwasser in einem Topf zum Kochen bringen.

2 Das Hähnchenbrustfilet in mundgerechte Streifen schneiden. Die Reisnudeln im kochenden Salzwasser al dente (bissfest) garen, abgießen.

3 Währenddessen das Rapsöl in einer kleinen Wokpfanne erhitzen, die Hähnchenbruststreifen darin leicht anbraten und mit der Chinagewürzmischung bestäuben. Das vorbereitete Gemüse dazugeben und mitbraten. Es soll noch knackig sein. Mit Sojasauce abschmecken.

4 Knoblauch, Ingwer und Sojabohnensprossen dazugeben und mit den gegarten Reisnudeln untermischen.

5 Für den Obstsalat Mango und Kiwi schälen und in kleine Würfelschneiden. In einer Schüssel vermischen.

TIPP
Kurze Garzeiten sind schonender und erhalten im Gemüse einen höheren Vitamingehalt. Daher sollte das Gemüse kurz und heiß angebraten werden, bis es knackig bissfest ist.

Scharfe Nudeln mit Tofu und Basilikum

Zutaten

100 g junge TK-Erbsen

60 g Vollkornnudeln (z. B. Penne)

Salz

1 Handvoll Cherrytomaten

1 kleine Handvoll frische Basilikumblätter

½ kleine Knoblauchzehe

½ kleine Chilischote

100 g Tofu

1 EL Rapsöl

2–3 EL Sojasauce

Dessert: 1 Stück Honigmelone oder 1 Kiwi

1 Die Erbsen rechtzeitig auftauen lassen. Die Nudeln in Salzwasser nach Packungsanweisung al dente (bissfest) garen, abgießen.

2 Die Cherrytomaten waschen und vierteln. Die Basilikumblätter kalt abbrausen, trockenschütteln und in Streifen schneiden.

3 Den Knoblauch schälen und durch eine Knoblauchpresse drücken oder fein hacken. Die halbe Chilischote entkernen und in feine Ringe schneiden. Den Tofu in kleine Würfel schneiden.

4 Das Rapsöl in einem Wok oder einer beschichteten Pfanne erhitzen und den Tofu zusammen mit Knoblauch und Chili kurz darin anbraten. Erbsen, Cherrytomaten und Sojasauce dazugeben und 2–3 Minuten weitergaren.

5 Die Nudeln und die Basilikumstreifen hinzufügen und alles gut vermischen. Schmeckt warm oder auch kalt sehr lecker. Als Dessert gibt es nach Belieben Honigmelone oder Kiwi.

TIPP

Verwenden Sie Thai-Basilikum. Er schmeckt feinwürzig nach Anis und verleiht dem Gericht ein besonders exotisches Aroma.

Fenchelrisotto mit zarten Rinderfiletstreifen

Zutaten

1 kleine Fenchelknolle
1 Handvoll Champignons
½ kleine geschälte Zwiebel
1 kleine Knoblauchzehe
2 TL Olivenöl
60 g Langkornreis
150 g passierte Tomaten
1 Prise Zucker
50–100 ml Gemüsebrühe
1 EL geriebener Parmesan
ca. 60 g Rinderfilet
Salz
frisch gemahlener Pfeffer

Dessert: 1 frische Feige

1 Den Fenchel und die Champignons putzen und in kleine Würfel schneiden. Die Zwiebel hacken. Den Knoblauch schälen und fein würfeln.

2 1 TL Olivenöl in einer beschichteten Pfanne erhitzen, Zwiebel und Knoblauch darin glasig dünsten. Fenchel, Champignons und Reis hinzufügen und mitdünsten, bis der Reis leicht glasig aussieht. In der Zwischenzeit die passierten Tomaten mit dem Zucker und der Gemüsebrühe vermischen.

3 Die Tomatenbrühe nach und nach zum Reis gießen (er sollte immer leicht mit Brühe bedeckt sein) und das Risotto unter regelmäßigem Rühren ca. 20 Minuten garen.

4 Das Rinderfilet in dünne, kurze Streifen schneiden. 1 TL Öl in einer zweiten Pfanne erhitzen und die Filetstreifen darin rundherum scharf anbraten, mit Salz und Pfeffer würzen.

5 Kurz vor dem Servieren den Parmesan untermischen und das Risotto mit Salz und Pfeffer abschmecken.

6 Die Rinderfiletstreifen auf dem Risotto anrichten. Als Dessert genießen Sie eine frische Feige.

Quinoa-Kichererbsen-Salat mit Tomaten

Zutaten

50 g Quinoa
½ Stange Staudensellerie
1 Handvoll Cherrytomaten
2 getrocknete Tomaten (ohne Öl)
1 kleine Handvoll frische Korianderblätter
100 g Kichererbsen (aus dem Glas, abgetropft)
Saft einer ½ Zitrone
1 EL Olivenöl
Salz
frisch gemahlener Pfeffer
1 gehäufter TL Pinienkerne

1 Den Quinoa nach Packungsanweisung in Wasser garen und beiseitestellen. Den Staudensellerie putzen, waschen und in dünne Scheiben schneiden. Die Cherrytomaten waschen, abtrocknen und halbieren. Die getrockneten Tomaten in dünne Streifen schneiden. Die Korianderblätter hacken.

2 Die Kichererbsen und den Quinoa in eine Salatschüssel geben. Sellerie, beide Tomatenarten und Koriander dazugeben. Zitronensaft und Olivenöl darübergeben und alles gut vermischen. Nach Geschmack mit Salz und Pfeffer würzen. Zum Servieren mit den Pinienkernen bestreuen.

Süßkartoffel-Gemüse mit Schafskäse

Zutaten

100 g grüne Prinzessbohnen (alternativ aufgetaute TK-Bohnen)
200 g geschälte Süßkartoffeln
1 TL gepresster Knoblauch
½ kleine Chilischote
1 EL Rapsöl
Kurkumapulver
1 Msp. gemahlener Kreuzkümmel
Salz
50 ml Gemüsebouillon
100 g Schafskäse leicht (9 % Fett)
1 kleine Handvoll frische Minzeblätter

1 Die Bohnen halbieren und Süßkartoffeln in grobe Würfel schneiden. Den Knoblauch schälen und pressen. Die halbe Chilischote von Kernen befreien und fein hacken.

2 Das Rapsöl in einer Wokpfanne (oder einer beschichteten Pfanne) erhitzen, Chili und Knoblauch zugeben und die Bohnen und Süßkartoffelwürfel darin kross anbraten. Mit Kurkumapulver, Kreuzkümmel und Salz würzen. Gemüsebouillon dazugeben, aufkochen und alles ca.15 Minuten köcheln lassen.

3 Den Schafskäse in kleine Würfel schneiden, dazugeben und ca. 5 Minuten weitergaren. Kurz vor dem Servieren die Minzeblätter in feine Streifen schneiden und untermischen.

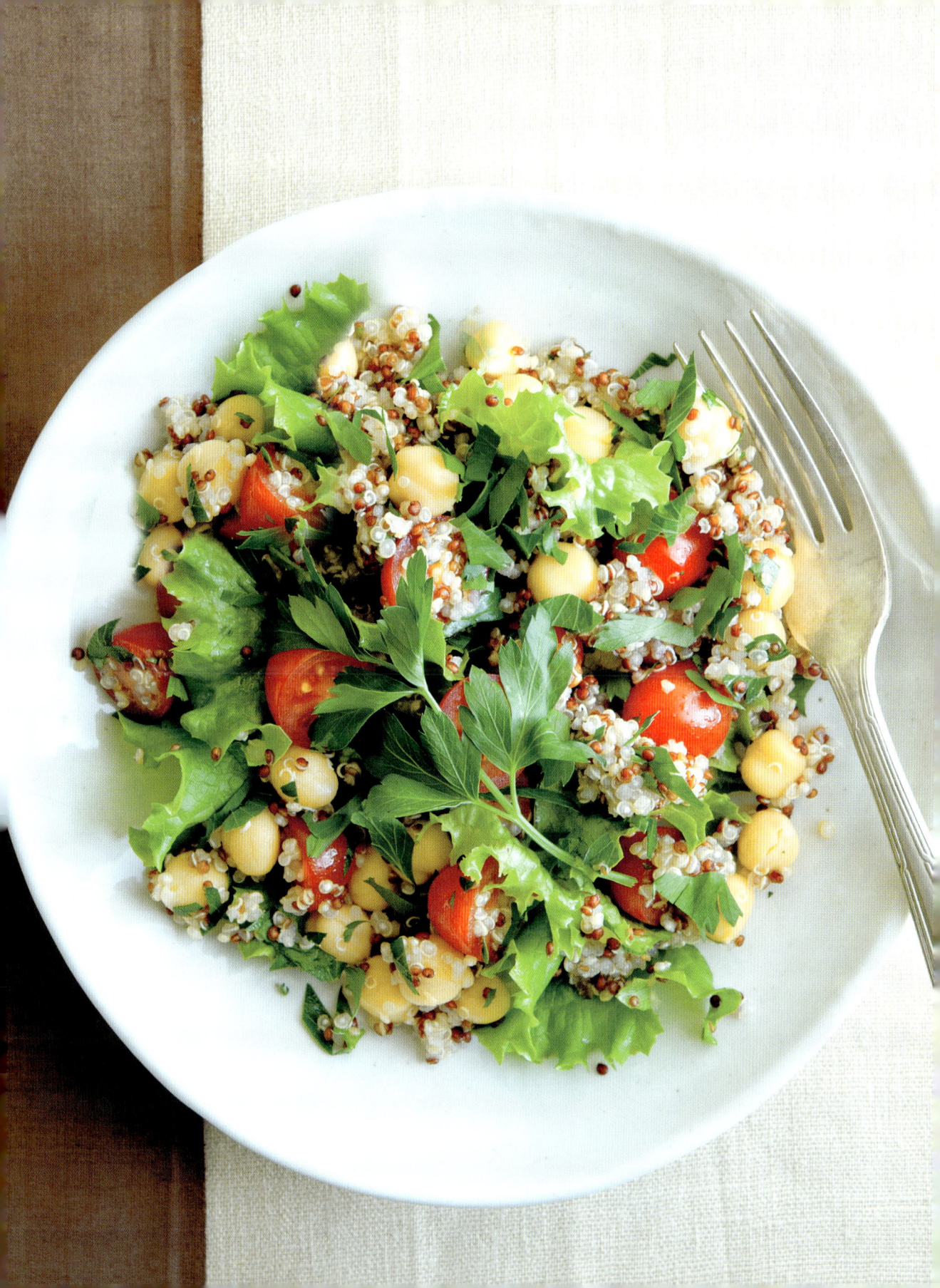

Vollkornpita mit Thunfisch und gebratenem Gemüse

Zutaten

1 mittelgroßes Vollkornpitabrot (ca. 70 g)

1 kleine Dose Thunfischfilets (im eigenen Saft, abgetropft, ca. 80 g)

1 EL Kräuterquark

Salz

frisch gemahlener Pfeffer

2 Scheiben Aubergine (ca. ½ cm dick)

4 Scheiben Zucchini (ca. ½ cm dick)

1 EL Olivenöl

½ Knoblauchzehe

einige Rucolablätter

Dessert: 1 Stück frisches Obst der Saison (z. B. mittelgroßer Apfel)

1 Das Pitabrot nach Packungsanweisung im Backofen aufbacken. Die Thunfischfilets mit einer Gabel zerzupfen und in einer Schüssel mit Kräuterquark, Salz und Pfeffer abschmecken.

2 Auberginen- und Zucchinischeiben salzen und ca. 5 Minuten mit Küchenpapier abgedeckt ziehen lassen, trockentupfen. Das Gemüse in sehr kleine Würfel schneiden.

3 Den Knoblauch schälen und pressen. In einer beschichteten Pfanne das Olivenöl heiß werden lassen, Knoblauch dazugeben und kurz dünsten. Das Gemüse dazugeben und bissfest braten.

4 Das gebratene Gemüse zum Thunfisch geben und alles vermischen. Das Pitabrot als Tasche aufschneiden und mit dem Thunfisch-Gemüse und den Rucolablättern befüllen. Als Nachspeise frisches Obst.

Pikanter Spinatstrudel

Zutaten

3 mittelgroße Kartoffeln (200 g)

1 kleine Karotte

¼ kleine geschälte Zwiebel

2 EL Olivenöl

1 große Handvoll aufgetauter TK-Blattspinat

Salz

frisch gemahlener Pfeffer

1 Filo-/Yufkateigplatte (ca. 40 × 50 cm)

100 g körniger Frischkäse (Cottage Cheese)

1 gestrichener EL geriebener Parmesan

1 EL Olivenöl

Dessert: 2–3 Aprikosen oder 1 Mandarine

1 Die Kartoffeln und die Karotte schälen, waschen und in sehr kleine Würfel schneiden. Die Zwiebel fein würfeln. Das Olivenöl in einer beschichteten Pfanne heiß werden lassen, Zwiebel, Kartoffeln und Karotte darin ca. 10 Minuten anbraten. Den Blattspinat beimischen und mit Salz und Pfeffer würzen.

2 Den Backofen auf 160 Grad (Umluft) vorheizen. Ein Backblech mit Backpapier auslegen. Den Frischkäse mit dem Parmesan mischen und mit Pfeffer abschmecken.

3 Die Filo- bzw. Yufkateigplatte auf das Backblech legen und dünn mit Olivenöl bepinseln. Die Kartoffel-Gemüse-Mischung abwechselnd mit dem Käsemix auf eine Hälfte der Teigplatte schichten und abschließend mit der anderen Hälfte abdecken.

4 Im vorgeheizten Ofen ca. 15–20 Minuten backen. Wenn der Teig oben zu braun wird, ein Stück Alufolie oder Backpapier darauflegen. Als Dessert passen Aprikosen oder eine Mandarine.

Abendessen

Genießen Sie unsere abwechslungsreichen, kohlenhydratarmen Vorschläge mit ungefähr 500 Kalorien für die Abendmahlzeiten. Die Rezepte sind jeweils für eine Portion berechnet. Kohlenhydrate in geringen Mengen und dazu richtig gewählt verhindern starke Schwankungen des Blutzucker- und Insulinspiegels. Die Kombination mit reichlich hochwertigem Protein sorgt für eine gute Sättigung und hilft Hungerattacken zu vermeiden. Dazu gesunde Fette zur Unterstützung der Gesundheit – richtig essen kann so einfach sein!

Sesam-Spinat mit gebratenem Tofu

Zutaten
1 EL geschälte Sesamsamen
½ sehr kleine Zwiebel
2 EL Rapsöl
Sojasauce
230 g TK-Blattspinat
Salz
frisch gemahlener Pfeffer
150 g fester Tofu
etwas frisch geriebener Ingwer

1 Die Sesamsamen in einer beschichteten Pfanne ohne Fett kurz anrösten und beiseitestellen. Die Zwiebel schälen und fein würfeln. In einem Topf 1 EL Rapsöl erhitzen und die Zwiebel darin glasig dünsten, mit 1 EL Sojasauce ablöschen. Den gefrorenen Blattspinat und etwas Wasser dazugeben (so viel, dass der Spinat nicht anbrennt) und bei schwacher Hitze weich kochen, zwischendurch umrühren. Mit Salz und Pfeffer abschmecken und die gerösteten Sesamsamen untermischen.

2 Den Tofu in dicke Scheiben oder mundgerechte Würfel schneiden. In einer zweiten, beschichteten Pfanne das restliche Öl erhitzen und den Tofu darin einige Minuten von beiden Seiten goldbraun anbraten. Den Ingwer und ein wenig Sojasauce dazugeben (sodass die Tofuscheiben beim Wenden gleichmäßig benetzt sind) und ca. 30–45 Sekunden weiterbraten. Den Sesam-Spinat und die gebratenen Tofuscheiben auf einen Teller geben und servieren.

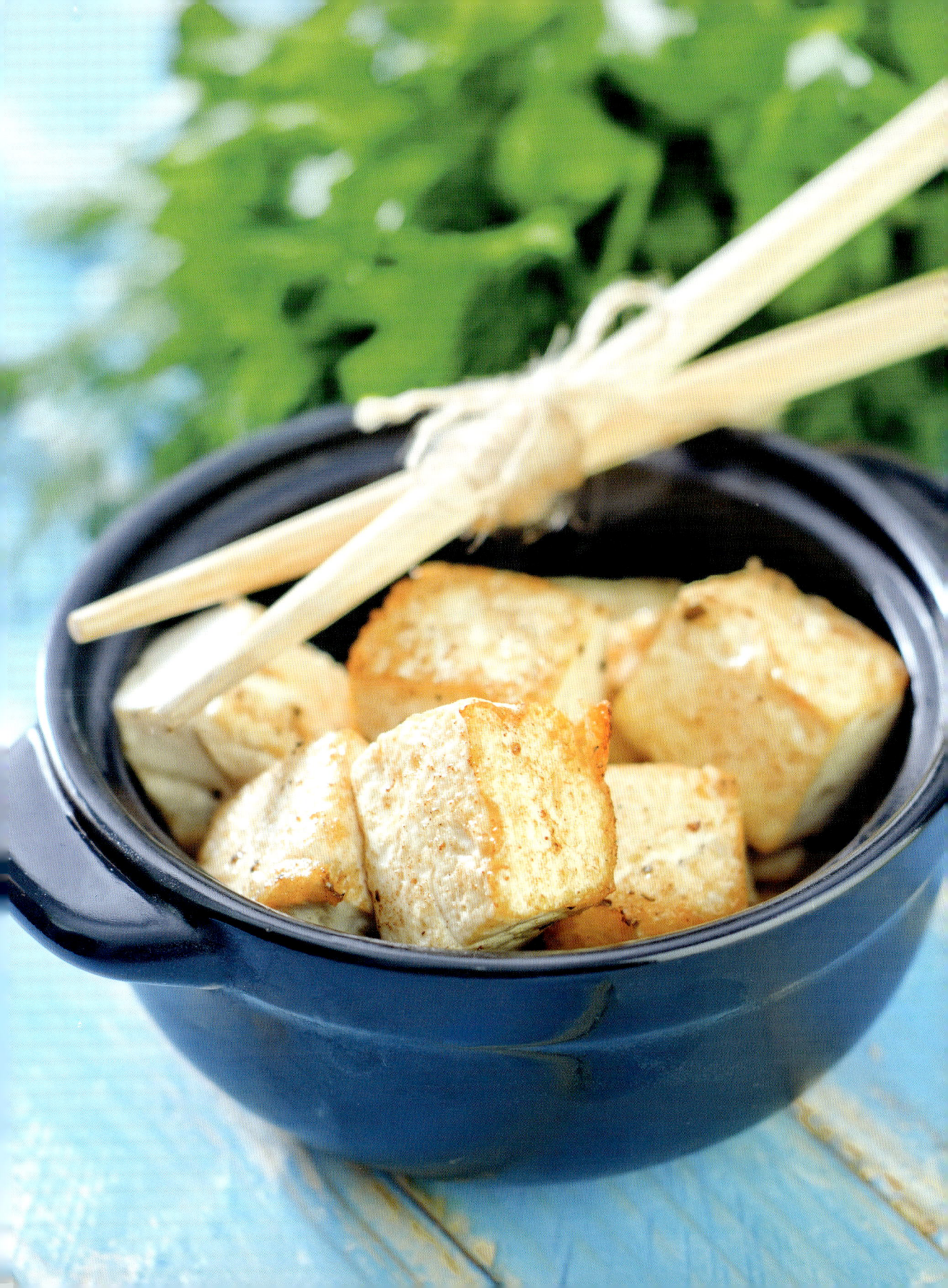

Ofen-Paprika mit cremiger Ziegenkäsefüllung

Zutaten

1 große rote Paprikaschote
1 mittelgroße Karotte
1 TL Olivenöl + Öl für die Form
½ gepresste Knoblauchzehe
6 Walnusshälften
140 g Ziegenfrischkäse
1 TL Honig
Salz
frisch gemahlener Pfeffer
Chilipulver

1 Die Paprikaschote waschen, längs halbieren und die Kerne und die weißen Innenhäute entfernen. Die Karotte schälen und in Würfelchen schneiden. Das Olivenöl in einer beschichteten Pfanne erhitzen und Karotte und Knoblauch darin andünsten.

2 Den Backofen auf 160 Grad Umluft vorheizen. Die Walnüsse klein hacken und mit Karotte, Knoblauch und Ziegenfrischkäse in einer Schüssel gut vermischen. Die Masse mit Honig, Salz, Pfeffer und Chilipulver abschmecken und die Paprikahälften damit füllen. Eine Auflaufform mit Öl bepinseln und die Paprikahälften hineingeben. Im Backofen auf mittlerer Schiene ca. 20–25 Minuten backen. Gegebenenfalls mit Alufolie abdecken, wenn die Käsemasse zu stark bräunt.

Avocado mit Shrimps auf Tomatencoulis

Zutaten

100 g TK-Cocktail-Shrimps
300 g enthäutete Tomaten (frisch und blanchiert oder aus der Dose)
1 TL Tomatenpüree/-mark
1 mittelgroße, reife Avocado
1 EL Zitronensaft
4 EL fettarmer Naturjoghurt (1,5 % Fett)
Salz
frisch gemahlener Pfeffer
gehackter, frischer Dill
1 Spritzer Tabasco

1 Shrimps in einem Sieb mit kaltem Wasser abspülen, auftauen lassen. Tomaten klein schneiden, mit dem Tomatenpüree in eine beschichtete Pfanne geben und bei kleiner Hitze ca. 30 Minuten einkochen lassen.

2 Die Avocado halbieren, vom Kern befreien und schälen. Das Fruchtfleisch in kleine Würfel schneiden, mit dem Zitronensaft beträufeln und mit den Shrimps in eine Schüssel geben. Joghurt untermischen, mit Salz, Pfeffer, Dill und Tabasco abschmecken. Das warme (oder erkaltete) Tomatencoulis auf einen Teller geben und in der Mitte die Avocado-Shrimps-Mischung anrichten. Mit Dill bestreuen.

Antipasti mit magerem Parmaschinken

Zutaten

1 kleiner Zucchini

2 Roma-Tomaten

½ gelbe Paprikaschote

3–4 kleine Champignons

½ Knoblauchzehe

2 EL Olivenöl

Salz

frisch gemahlener schwarzer Pfeffer

½ Zweig frischer Rosmarin

80 g magerer Parmaschinken

5 grüne, marinierte Oliven

1 Zucchini, Roma-Tomaten und Paprika waschen und putzen. Champignons abbürsten. Zucchini in nicht zu dünne Scheiben schneiden. Roma-Tomaten halbieren und Paprika längs in Streifen schneiden. Zusammen mit den Champignons in eine Schüssel geben.

2 Den Backofen auf 180 Grad Umluft vorheizen. Ein Backblech mit Backpapier auslegen. Den Knoblauch schälen und pressen. In einem Schälchen mit dem Olivenöl vermischen.

3 Das Gemüse salzen und pfeffern. Die Ölmischung dazugeben und alles gut vermischen.

4 Das marinierte Gemüse auf das Backblech legen und im vorgeheizten Backofen auf mittlerer Schiene 20–25 Minuten goldbraun rösten, dabei das Gemüse einmal wenden.

5 Die Rosmarinnadeln abzupfen und ca. 5 Minuten vor Ende der Garzeit über das Gemüse streuen. Aus dem Ofen nehmen und warm oder kalt zusammen mit dem Parmaschinken und den Oliven servieren.

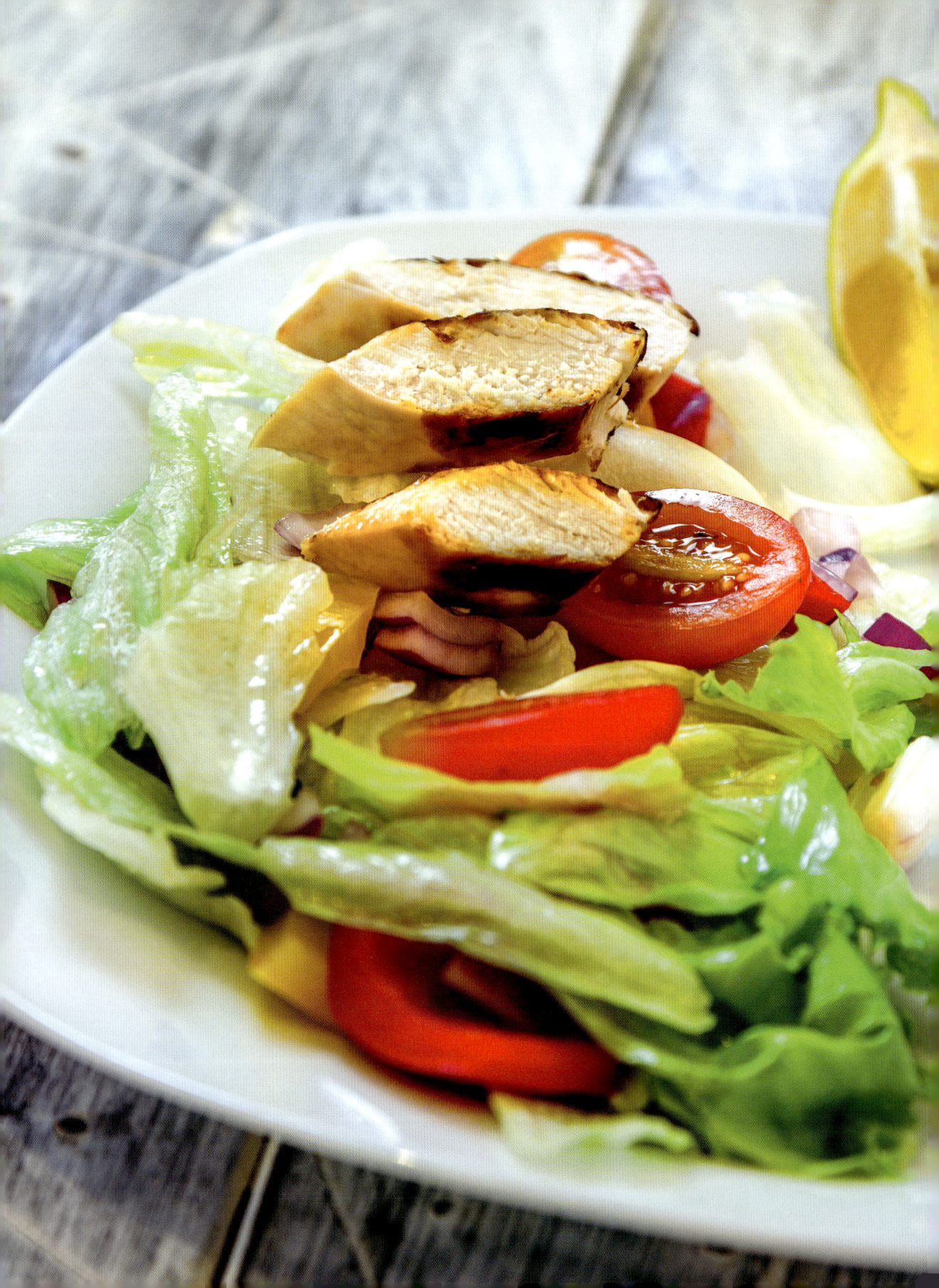

Gemischter Blattsalat mit kross gebratenen Putenbruststreifen

Zutaten

Für den Salat:

1 Tomate

½ rote oder gelbe Paprikaschote

1 Karotte

1 große Portion gemischter Blattsalat

(z. B. Rucola, Endivien-, Eichblattsalat)

1 EL Sonnenblumenkerne

125 g Putenbrust (alternativ Hähnchenbrust)

1 TL Rapsöl

Für das Dressing:

1 EL natives Olivenöl

weißer Balsamicoessig

Senf

Salz

frisch gemahlener Pfeffer

1 Die Tomate waschen, vom Strunk befreien und in Scheiben schneiden. Paprika und Karotte putzen. Paprika würfeln, Karotte in feine Scheiben schneiden oder hobeln.

2 Den Salat waschen, trockenschleudern und in mundgerechte Stücke zupfen. Zusammen mit dem Gemüse auf einem großen Teller anrichten.

3 Für das Dressing Olivenöl mit Essig, Senf, Salz und Pfeffer verquirlen, beiseitestellen. Die Sonnenblumenkerne ohne Fett in einer beschichteten Pfanne anrösten und beiseitestellen.

4 Die Puten- bzw. Hähnchenbrust in Streifen schneiden. Das Rapsöl in der Pfanne erhitzen und die Putenbruststreifen von beiden Seiten jeweils ca. 3 Minuten braten.

5 Das Dressing über den Salat träufeln und die Putenbruststreifen darauf anrichten. Zuletzt die gerösteten Sonnenblumenkerne auf dem Salat verteilen.

Lachsfilet mit mediterranem Gemüse aus dem Ofen

Zutaten

150 g TK-Lachsfilet
½ rote Paprikaschote
1 kleine Fenchelknolle
½ Zucchini
1 Karotte
frische Kräuter nach Belieben (z. B. Oregano, Petersilie)
½ Knoblauchzehe
1 EL Olivenöl
1–2 EL Zitronensaft
Kräutersalz
frisch gemahlener Pfeffer

1 Das Lachsfilet rechtzeitig auftauen, waschen, trockentupfen und in Würfel schneiden.

2 Das Gemüse waschen und putzen bzw. schälen. Die Paprikaschote in ca. 2 cm große Stücke schneiden. Zucchini und Karotte etwas kleiner schneiden (nach Belieben in Würfel oder Scheiben). Die Fenchelknolle in kleine Stücke oder feine Streifen schneiden. Das Fenchelkraut kann fein gehackt als zusätzliche Würze verwendet werden. Die Kräuter waschen, trockenschütteln und fein hacken.

3 Den Knoblauch durch eine Knoblauchpresse drücken und in einer Schüssel mit Olivenöl, Zitronensaft, Kräutersalz, Pfeffer und Kräutern verrühren.

4 Den Backofen auf 180 Grad Umluft vorheizen. Das vorbereitete Gemüse und die Lachsstücke sorgfältig mit der Knoblauch-Kräuter-Marinade vermischen und dann in Alufolie einpacken. Das Lachs-Gemüse-Päckchen auf mittlerer Schiene ca. 30–40 Minuten garen.

Rucola-Tomaten-Rührei mit Mozzarella

Zutaten

2 Eier

2 EL fettarme Milch (1,5 %)

Kräutersalz

frisch gemahlener schwarzer Pfeffer

1 Handvoll Rucola

2 Tomaten

1 Karotte

125 g bzw. 1 Kugel Mozzarella (8,5 % Fett)

½ kleine Zwiebel

1 EL Rapsöl

einige Blätter frisches Basilikum

1 Eier, Milch, Kräutersalz und Pfeffer verquirlen. Den Rucola waschen, trockenschütteln und hacken bzw. klein schneiden. Die Tomaten waschen und vom Strunk befreien. Die Karotte schälen, beides sowie den Mozzarella in kleine Würfelchen schneiden. Die Zwiebel schälen und fein würfeln.

2 Rapsöl in einer Pfanne erhitzen und die Zwiebel darin glasig dünsten. Karotten- und Tomatenwürfel dazugeben und scharf anbraten. Den Mozzarella, den Rucola und die Eiermischung dazugeben und unter vorsichtigem Rühren stocken lassen. Mit den Basilikumblättern garnieren und servieren.

Italienischer Gemüse-Parmesan-Auflauf

Zutaten

½ mittelgroße Aubergine

1 kleiner Zucchini

Salz

½ kleine Zwiebel

ca. 250 g stückige Tomaten aus der Dose

1 EL Olivenöl + etwas Öl für die Form

frisch gemahlener Pfeffer

gerebelter Oregano

Basilikum (frisch und gehackt oder getrocknet)

4 gehäufte EL geriebener Parmesan

1 Aubergine und Zucchini waschen, putzen und in Scheiben schneiden. Salzen und ca. 10 Minuten mit Küchenpapier abgedeckt ziehen lassen, trockentupfen.

2 Zwiebel schälen und fein würfeln. Olivenöl in einem Topf erhitzen und die Zwiebel darin glasig dünsten. Tomaten dazugeben, mit Salz, Pfeffer, Oregano und Basilikum würzen und bei niedriger Hitze 5–10 Minuten einköcheln lassen.

3 Den Backofen auf 180 Grad Umluft vorheizen. Eine Auflaufform fetten und im Wechsel Tomatensauce, Gemüsescheiben und Parmesan schichten, dabei etwas Parmesan für die oberste Schicht zurückbehalten. Den Auflauf im vorgeheizten Backofen ca. 30 Minuten auf der mittleren Schiene backen.

Hähnchenbrust mit Ratatouille-Gemüse

Zutaten

1 EL Pinienkerne
½ mittelgroße Aubergine
Kräutersalz
½ mittelgroßer Zucchini
je ½ rote und gelbe Paprikaschote
5 schwarze, entsteinte Oliven
3 TL Rapsöl
130 g Hähnchenbrust
1 EL Sojasauce
1 EL frische (oder TK-)Kräuter (z. B. Basilikum,
Oregano, Thymian)
frisch gemahlener Pfeffer

1 Die Aubergine waschen, abtrocknen und in mundgerechte Scheiben oder Würfel schneiden, leicht salzen und zugedeckt ca. 10 Minuten Wasser ziehen lassen. Anschließend die Auberginenstücke trockentupfen.

2 Eine Pfanne erhitzen und die Pinienkerne ohne Fett darin anrösten, beiseitestellen.

3 Zucchini und Paprika waschen und putzen. Zucchini in Scheiben, Paprikahälften in Streifen oder nicht zu kleine Würfel schneiden. Die Oliven halbieren.

4 1 TL Rapsöl in einer beschichteten Pfanne heiß werden lassen und die Hähnchenbrust darin von jeder Seite ca. 3–4 Minuten braten. Währenddessen in einer zweiten Pfanne das restliche Öl erhitzen und das vorbereitete Gemüse darin zusammen mit den halbierten Oliven scharf anbraten. Mit Sojasauce, frischen Kräutern sowie Salz und Pfeffer würzen und ca. 5–8 Minuten bissfest garen.

5 Das Gemüse auf einem Teller anrichten zusammen mit der Hähnchenbrust auf einem Teller anrichten und das Gemüse mit den gerösteten Pinienkernen bestreuen.

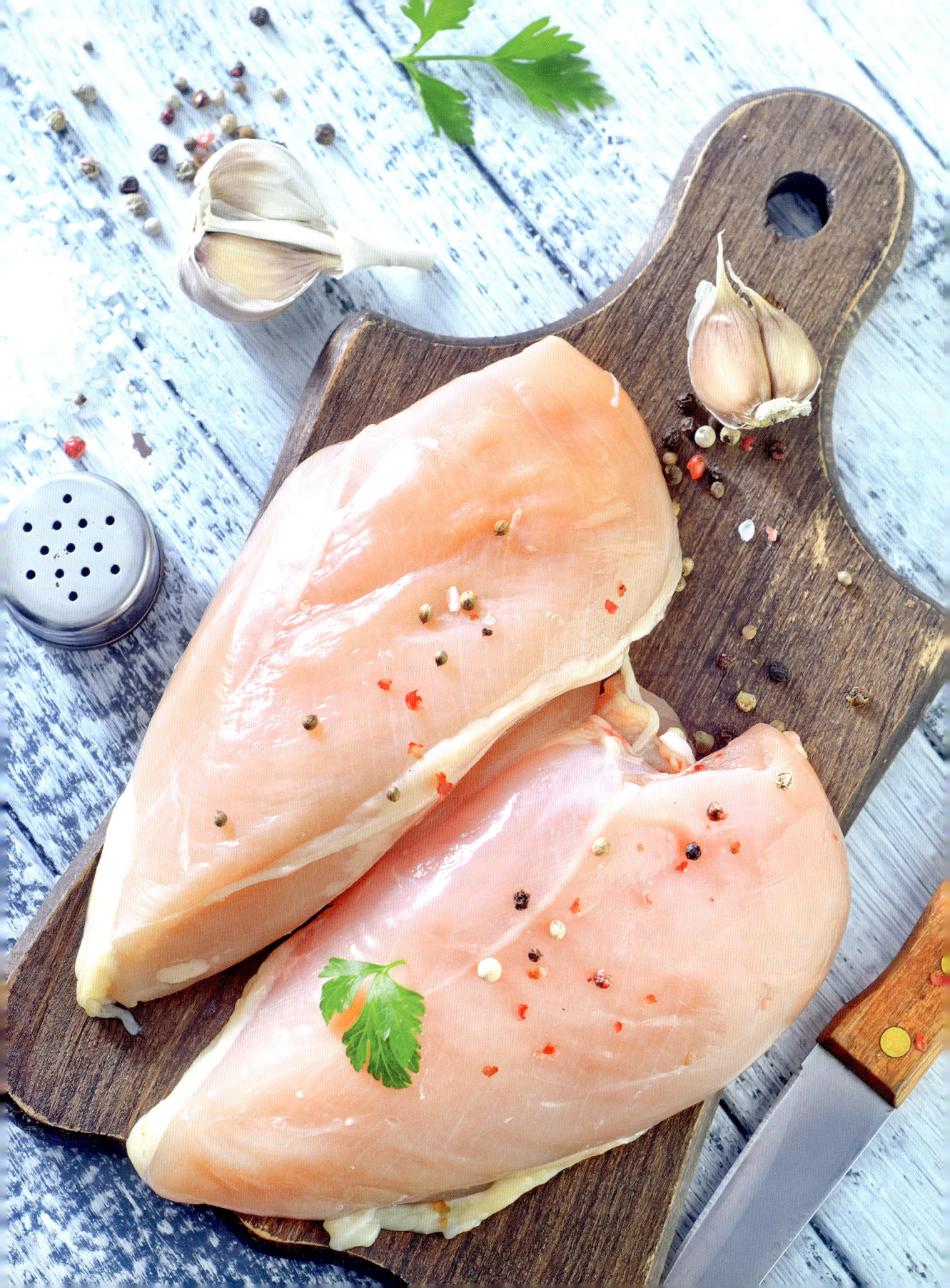

Snacks

Ideal für den kleinen Hunger zwischendurch sind leichte Snacks. Beispiele für **kohlenhydratarme** und zugleich **proteinhaltige Zwischenmahlzeiten** sind:

- 1 Naturjoghurt mit frischem, zuckerarmem Obst (z.B. Erdbeeren, Himbeeren)
- 1 Handvoll ungeröstete und ungesalzene Nüsse (z.B. Mandeln, Walnüsse)
- 1 Portion fettarmer Kräuterquark mit Gemüse-Sticks (z.B. Karotten, Paprika) oder Cherrytomaten
- 500 ml Buttermilch (natur)
- **Orangen-Quark-Traum** (Zutaten: 1 mittelgroße Orange, frische Minze, 5 EL Magerquark (ca. 150 g), etwas Mineralwasser mit Kohlensäure): Die Orange sorgfältig schälen und in kleine Stücke schneiden. Die Minzeblätter fein hacken. Den Magerquark mit Mineralwasser glatt rühren, die Orangenstücke und die gehackte Minze unterheben.
- 1 Protein-Shake, zum Beispiel:

Mocca-Blend-Shake

Zutaten
300 ml fettarme Milch (1,5% Fett)
3 EL Proteinpulver mit Vanillegeschmack
(z.B. Wheyprotein)
1 Portion Espresso (abgekühlt)
3–5 Eiswürfel

Die Milch mit dem Proteinpulver und dem kalten Espresso in einem Schüttelbecher oder Standmixer gut vermischen. »Auf Eis« genießen.

Choco-Berry-Shake

Zutaten
3 EL Proteinpulver mit Schokogeschmack
(z. B Wheyprotein)
300 ml fettarme Milch (1,5% Fett)
ca. 100 g frische Himbeeren (oder leicht angetaute TK-Beeren)

Alle Zutaten in einem Standmixer für wenige Sekunden vermischen.

Beispiele für **kohlenhydrathaltige Snacks** – ideal für einen Energieschub kurz vor einem intensiven Training:

- 1 reife Banane
- 1 fettarmer Müsliriegel
- 1 mit fettreduziertem Frischkäse und gekochtem, magerem Schinken belegtes Brot
- 1 Handvoll Trockenobst
- 1 Glas Frucht-Smoothie

Praktische Tipps für eine gesündere Ernährung

Eine smarte Wahl unterstützt Gesundheit und Fettabbau.

Statt	besser
Fertigmüsli oder Granola-Mischungen	eigene Müslimischung auf Vorrat zusammenstellen aus Getreideflocken (z. B. Hafer- oder Dinkelflocken), Kernen und Samen (z. B. Sonnenblumenkerne, Leinsamen)
Diät-Joghurt	fettarmer Naturjoghurt mit etwas Zimt oder 1 TL ungezuckertem, dunklem Kakaopulver »aufpimpen«
Latte macchiato	Cappuccino
Spaghetti aglio e olio, Pasta carbonara oder Gnocchi in Gorgonzolasauce	kleine Portion Pasta all'arrabiata oder bolognese in Kombination mit einem knackigen Beilagensalat
Tiefkühlpizza (meist sehr fettreich)	Fertigpizzateig und Tomatensauce kaufen und selbst mit frischen Zutaten (z. B. Schinken, Champignons, Paprika, Rucola, Mozzarella) belegen
Gemüsestrudel oder Gebäck aus Blätterteig	Gemüsestrudel oder Gebäck aus Filoteig
Cremesuppe mit Sahne	Gemüsesuppe püriert, mit etwas Joghurt verfeinert
Bratkartoffeln oder Kroketten	Pellkartoffeln
Salami	Kochschinken oder Putenbrustaufschnitt
Fertig-Salatdressings	selbst gemachtes Dressing aus wenig kalt gepresstem Olivenöl, Essig oder frischem Zitronensaft, Salz und Pfeffer
Vollmilchschokolade oder weiße Schokolade	Zartbitterschokolade (mind. 70 % Kakaoanteil)
Nuss-Nougat-Creme	Erdnussbutter oder Nussmus (z. B. Mandelmus) ohne Zucker
Sahneeis	Frozen Joghurt

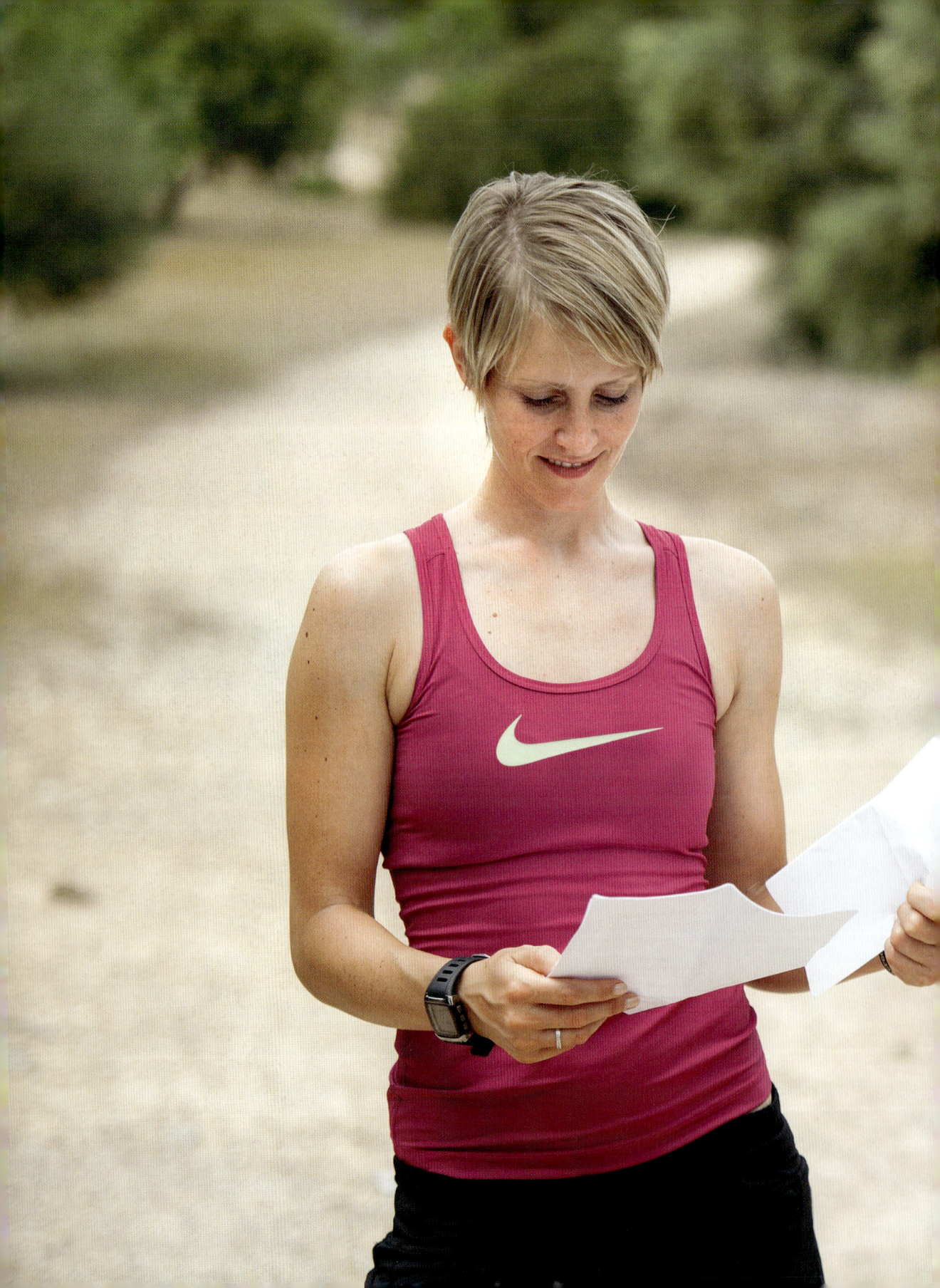

Trainingspläne

Abnehmen mit Freude und System, darum geht es in diesem Buch. Im nachfolgenden Kapitel finden Sie dazu die passenden Beispiel-Trainingspläne für verschiedene Laufdistanzen und Beispiele für ein ergänzendes Krafttraining.

Abnehmen nach Plan

Auf den folgenden Seiten finden Sie zahlreiche Trainingspläne, die nach unserem Konzept aufgebaut sind. Dabei gilt: Sie dürfen die Pläne gerne abwandeln oder anpassen. Bedenken Sie dabei aber, dass intensive Trainingseinheiten eine entsprechende Regenerationszeit nach sich ziehen.

So klappt der Laufeinstieg

Fällt Ihnen das Laufen noch schwer, dann gehen Sie es im wörtlichen Sinne langsam an. Es ist kein Beinbruch, wenn Sie noch nicht so fit sind, um eine längere Strecke am Stück laufen zu können. Wechseln Sie in den ersten Wochen einfach über kurze Etappen zwischen Gehen und Laufen und versuchen Sie so, peu à peu die Laufabschnitte zu verlängern und die Gehpausen zu verkürzen. Sie werden sehen, wie schnell Sie mit dieser Methode Fortschritte machen. Und halten Sie sich immer vor Augen: Gehen ist nicht peinlich, Sie trainieren nach der Intervallmethode, da gehören aktive Regenerationspausen dazu. In diesem Sinne zählt jeder Schritt. Sobald Sie Ihr erstes Ziel geschafft haben, können Sie sich an den nachfolgenden Trainingsplänen versuchen. Und denken Sie immer an das Prinzip der Allmählichkeit – vor allem für Gelenke, Sehnen und Bänder.

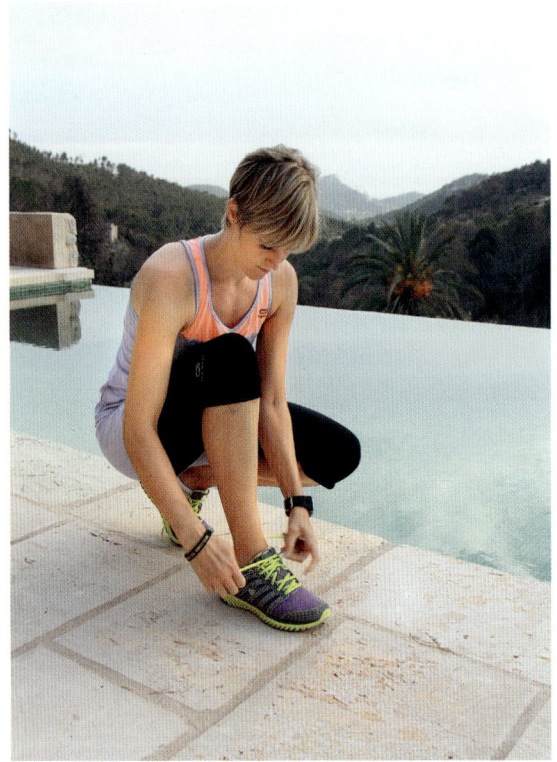

Laufschuhe schnüren und los geht's. Mit dem Anfänger-Laufplan auf der gegenüberliegenden Seite kein Problem.

Erklärung zum Tempo

Die Basiseinheit ist immer der lockere Dauerlauf im Grundlagentempo (GA). Wie im Trainingskapitel (siehe Seite 71 ff.) beschrieben, gilt hier das Motto »Laufen, ohne zu schnaufen«. Zur Entwicklung von mehr Laufgeschwindigkeit, Tempohärte oder zur Steigerung des Kalorienverbrauches werden Läufe nach der Intervallmethode eingesetzt. Hier gilt als Tempovorgabe: je kürzer die Intervalle, desto schneller das Lauftempo. Es gibt in unserem Konzept zwei Tempobereiche für die Intervalle.

Die längeren Intervalle werden im Schwellenbereich (SB) gelaufen. Das gewählte Tempo darf sich leicht anstrengend anfühlen und Sie sollten es mindestens 4–5 Minuten durchhalten können. 1000-Meter-Läufe sind ein Beispiel für diese Intervallform.

Die kürzeren Intervalle werden im Tempobereich (TB) absolviert. Da heißt es »kurz und knackig«. Das Tempo ist definitiv sehr anstrengend, aber dafür sind die Intervalle schnell wieder vorbei. Ein Beispiel dafür sind 30-Sekunden-Intervalle oder 200-Meter-Sprints.

Trainingsplan zum Laufeinstieg

Das erste Trainingsziel lautet, 30 Minuten ohne Pause laufen zu können. Wenn Sie das bereits schaffen, finden Sie in den weiteren Trainingsplänen eine passendere Herausforderung.

Ansonsten beginnen wir mit strammem Gehen und steigern uns über kurze Laufpassagen bis hin zum lockeren Dauerlauf von einer halben Stunde.

Woche 1

Mo: 20 min Gehen
Mi: 25 min Gehen
Fr: 20 min Gehen

Woche 2

Mo: 25 min: 4 min Gehen mit 5 × 1 min Joggen im Wechsel
Mi: 30 min 4 min Gehen mit 6 × 1 min Joggen im Wechsel
Fr: 25 min: 4 min Gehen mit 5 × 1 min Joggen im Wechsel

Woche 3

Mo: 5 × je 3 min Gehen und 2 min Joggen im Wechsel
Mi: 6 × je 3 min Gehen und 2 min Joggen im Wechsel
Fr: 5 × je 3 min Gehen und 2 min Joggen im Wechsel

Woche 4

Mo: 20 min je 1 min Gehen und Joggen im Wechsel
Mi: 30 min je 2 min Gehen und 1min Joggen im Wechsel
Fr: 25 min je 1 min Gehen und Joggen im Wechsel

Woche 5

Mo: 24 min je 2 min Joggen und 1 min Gehen im Wechsel
Mi: 32 min je 2 min Joggen und Gehen im Wechsel
Fr: 24 min je 2 min Joggen und 1 min Gehen im Wechsel

Woche 6

Mo: 32 min je 2 min Joggen und 1 min Gehen im Wechsel
Mi: 40 min je 2 min Joggen und Gehen im Wechsel
Fr: 30 min je 2 min Joggen und 1 min Gehen im Wechsel

Woche 7

Mo: 25 min je 4 min Joggen und 1 min Gehen im Wechsel
Mi: 48 min je 3 min Joggen und Gehen im Wechsel
Fr: 30 min je 2 min Joggen und 1 min Gehen im Wechsel

Woche 8

Mo: 30 min je 6 min Joggen und 2 min Gehen im Wechsel
Mi: 44 min je 4 min Joggen und Gehen im Wechsel
Fr: 30 min je 6 min Joggen und 2 min Gehen im Wechsel

Woche 9

Mo: 35 min je 4 min Joggen und 1 min Gehen im Wechsel
Mi: 45 min je 5 min Joggen und Gehen im Wechsel
Fr: 32 min je 8 min Joggen und 4 min Gehen im Wechsel

Woche 10

Mo: 2 × 15 min Joggen und mit 4 min Trabpause
Mi: 3 × 10 min Joggen mit 3 min Gehpause
Fr: 30 min Joggen

Mein erster 5-km-Lauf (10-Wochen-Plan)

Nun sind Sie bereits in der Lage, 30 Minuten am Stück zu joggen. Mit dem nächsten Trainingsplan wollen wir Ihre Lauffähigkeiten und Ihre Kondition sukzessive ausbauen und weitere Kalorien verbrennen. Als motivierendes Ziel können Sie am Ende auch an einem Volkslauf teilnehmen. Wenn es Ihnen aber nur ums Abnehmen geht, dann genießen Sie das Lauftraining ohne Wettkampfziel. Im Gesundheits- und Breitensport geht es zunächst nur um den »Wettkampf« mit sich selbst.

Woche 1

Mo: 20 min Dauerlauf
Di: Pause
Mi: 25 min Dauerlauf
Do: Pause
Fr: 30 min Krafttraining
Sa: 25 min Dauerlauf mit Lauf-Abc
So: Ruhetag

Woche 2

Mo: 25 min Dauerlauf + 3 Steigerungsläufe
Di: Pause
Mi: 30 min Dauerlauf mit 6 × 20 sec TB und je 40 sec Trabpause
Do: Pause
Fr: 30 min Krafttraining
Sa: 30 min Dauerlauf mit Lauf-Abc
So: Ruhetag

Woche 3

Mo: 25 min Dauerlauf + 4 Steigerungsläufe
Di: Pause
Mi: 30 min Dauerlauf mit 8 × 20 sec TB und je 40 sec Trabpause
Do: Pause
Fr: 30 min Krafttraining
Sa: 35 min Dauerlauf mit Lauf-Abc
So: Ruhetag

Woche 4

Mo: 30 min Dauerlauf + 3 Steigerungsläufe
Di: Pause
Mi: 30 min Dauerlauf mit 5 × 1 min SB und je 4 min Trabpause

Do: Pause
Fr: 30 min Krafttraining
Sa: 40 min Dauerlauf mit Lauf-Abc
So: Ruhetag

Woche 5

Mo: 30 min Dauerlauf + 3 Steigerungsläufe
Di: Pause
Mi: 30 min Dauerlauf mit 10 × 30 sec TB und je 30 sec Trabpause
Do: Pause
Fr: 30 min Krafttraining
Sa: 45 min Dauerlauf mit Lauf-Abc
So: Ruhetag

Woche 6

Mo: 30 min Dauerlauf + 4 Steigerungsläufe
Di: Pause
Mi: 35 min Dauerlauf mit 3 × 4 min SB mit je 4 min Trabpause
Do: Pause
Fr: 30 min Krafttraining
Sa: 50 min Dauerlauf mit Lauf-Abc
So: Ruhetag

Woche 7

Mo: 35 min Dauerlauf + 3 Steigerungsläufe
Di: Pause
Mi: 35 min Dauerlauf mit 3 × 5 min SB und je 4 min Trabpause
Do: Pause
Fr: 30 min Krafttraining
Sa: 50 min Dauerlauf mit Lauf-Abc
So: Ruhetag

Woche 8

Mo: 40 min Dauerlauf mit Lauf-Abc
Di: Pause
Mi: 45 min Dauerlauf mit 2 Serien à 8 × 20 sec Sprint und 10 sec Gehpause
Do: Pause

Fr: 30 min Krafttraining
Sa: 55 min Dauerlauf mit 3 Steigerungsläufen
So: Ruhetag

Woche 9

Mo: 45 min Dauerlauf mit Lauf-Abc
Di: Pause
Mi: 50 min Dauerlauf 4 × 5 min SB und je 5 min Trabpause
Do: Pause
Fr: 30 min Krafttraining
Sa: 60 min Dauerlauf mit 3 Steigerungsläufen
So: Ruhetag

Woche 10

Mo: 30 min Dauerlauf mit Lauf-Abc
Di: Pause
Mi: 40 min Dauerlauf + 3 Steigerungsläufe und 8 × 30 sec TB mit je 30 sec Trabpause
Do: Pause
Fr: 30 min Stabitraining
Sa: 15–20 min Dauerlauf mit 3 Steigerungen
So: Erster 5-km-Wettkampf

5 km schneller laufen (10-Wochen-Plan)

Dieser Trainingsplan ist für Läufer gedacht, die bereits erste Wettkampferfahrung haben und sich auf der 5-km-Strecke verbessern wollen.

Woche 1

Mo: 30 min Dauerlauf mit Lauf-Abc
Di: Pause
Mi: 30 min Dauerlauf mit 8 × 10 sec Sprint (TB) mit je 50 sec Trabpause
Do: Pause
Fr: 30 min Krafttraining
Sa: 40 min Dauerlauf mit 3 Steigerungsläufen
So: Ruhetag

Woche 2

Mo: Pause
Di: 35 min Dauerlauf mit Lauf-Abc + 30 min Krafttraining
Mi: 35 min Dauerlauf mit 10 × 10 sec Sprint (TB) mit je 50 sec Trabpause
Do: Pause
Fr: 25 min Nüchternlauf
Sa: 45 min Dauerlauf mit 3 Steigerungsläufen
So: Ruhetag

Woche 3

Mo: Pause
Di: 35 min Dauerlauf mit Lauf-Abc + 30 min Krafttraining
Mi: 40 min Dauerlauf mit 10 × 20 sec TB mit je 40 sec Trabpause
Do: Pause
Fr: 30 min Nüchternlauf
Sa: 50 min Dauerlauf mit 4 Steigerungsläufen
So: Ruhetag

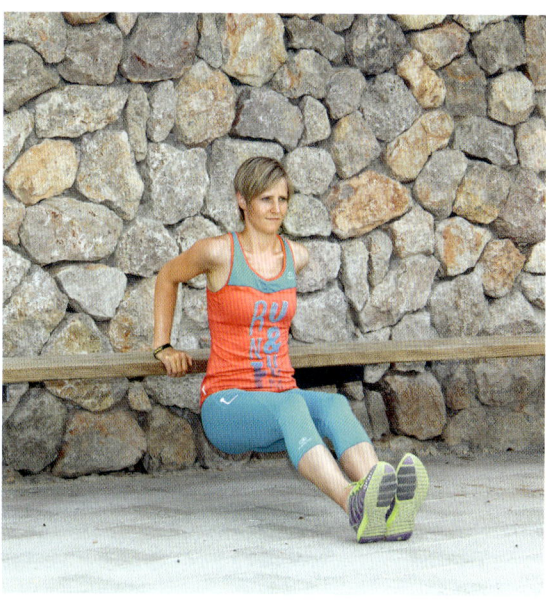

Das Ausdauertraining mit Krafttraining ergänzen – nutzen Sie dabei auch Bänke, Stufen und Geländer im Freien.

Woche 4

Mo: Pause

Di: 40 min Dauerlauf mit Lauf-Abc + 30 min Kraft-training

Mi: 50 min Dauerlauf mit 12 × 20 sec TB mit je 40 sec Trabpause

Do: Pause

Fr: 40 min Dauerlauf mit 3 × 4 min SB mit je 4 min Trabpause

Sa: 55 min Dauerlauf mit 4 Steigerungsläufen

So: Ruhetag

Woche 5

Mo: Pause

Di: 40 min Dauerlauf mit Lauf-Abc + 30 min Kraft-training

Mi: 50 min Dauerlauf mit 2 × (8 × 20 sec TB mit je 40 sec Trabpause) je 4 min Serienpause

Do: Pause

Fr: 45 min Dauerlauf mit 4 × 4 min SB mit je 4 min Trabpause

Sa: 60 min Dauerlauf mit 5 Steigerungsläufen

So: Ruhetag

Woche 6

Mo: Pause

Di: 40 min Dauerlauf mit Lauf-Abc + 30 min Kraft-training

Mi: 50 min Dauerlauf mit 2 × (10 × 20 sec TB mit je 40 sec Trabpause) je 4 min Serienpause

Do: Pause

Fr: 50 min Dauerlauf mit 5 × 4 min SB mit je 4 min Trabpause

Sa: 65 min Dauerlauf mit 5 Steigerungsläufen

So: Ruhetag

Woche 7

Mo: Pause

Di: 40 min Dauerlauf mit Lauf-Abc + 30 min Kraft-training

Mi: 50 min Dauerlauf mit 2 × (8 × 30 sec TB mit

je 30 sec Trabpause) je 4 min Serienpause

Do: Pause

Fr: 55 min Dauerlauf mit 6 × 5 min SB mit je 5 min Trabpause

Sa: 70 min Dauerlauf mit 6 Steigerungsläufen

So: Ruhetag

Woche 8

Mo: Pause

Di: 40 min Dauerlauf mit Lauf-Abc + 30 min Kraft-training

Mi: 60 min Dauerlauf mit 3 × (8 × 20 sec TB mit je 40 sec Trabpause) je 4 min Serienpause

Do: Pause

Fr: 60 min Dauerlauf mit 3 × 8 min SB mit je 4 min Trabpause

Sa: 75 min Dauerlauf mit 6 Steigerungsläufen

So: Ruhetag

Woche 9

Mo: Pause

Di: 40 min Dauerlauf mit Lauf-Abc + 30 min Kraft-training

Mi: 60 min Dauerlauf mit 3 × (10 × 20 sec TB mit je 40 sec Trabpause) je 4 min Serienpause

Do: Pause

Fr: 70 min Dauerlauf mit 1 × 4 min, 1 × 8 min, 1 × 12 min, 1 × 4 min SB mit je 4 min Trabpause

Sa: 80 min Dauerlauf mit 6 Steigerungsläufen

So: Ruhetag

Woche 10

Mo: Pause

Di: 40 min Dauerlauf mit Lauf-Abc + 30 min Kraft-training

Mi: 60 min Dauerlauf mit 16 × 40 sec TB mit je 20 sec Trabpause

Do: Pause

Fr: Stabitraining

Sa: 20 min Dauerlauf mit 3 Steigerungsläufen

So: Wettkampftag

Mein erster 10-km-Lauf (11-Wochen-Plan)

Voraussetzung für diesen Plan ist, dass Sie bereits 45 Minuten ohne Pause laufen können. Der Plan ist abwechslungsreich und wird Sie in die Lage versetzen, zum Beispiel einen 10-km-Volkslauf zügig und mit Spaß am Laufen zu beenden. Das ist wieder ein Ziel, für das sich das Lauftraining lohnt.

Woche 1
Mo: Ruhetag
Di: 30 min Dauerlauf mit Lauf-Abc + 30 min Krafttraining
Mi: 45 min Dauerlauf mit 6 × 30 sec Bergintervallen
Do: Pause
Fr: 30 min Nüchternlauf
Sa: 45 min Dauerlauf mit 3 Steigerungsläufen
So: Ruhetag

Woche 2
Mo: Ruhetag
Di: 35 min Dauerlauf mit Lauf-Abc + 30 min Krafttraining
Mi: 50 min Fahrtspiel
Do: Pause
Fr: 35 min Freestyle (Dauerlauf mit Kraftübungen wie Kniebeugen etc.)
Sa: 50 min Dauerlauf mit 3 Steigerungsläufen
So: Ruhetag

Woche 3
Mo: Ruhetag
Di: 40 min Dauerlauf + 30 min Krafttraining
Mi: 55 min Dauerlauf mit 10 × 20 sec TB mit je 40 sec Trabpause
Do: Pause
Fr: 30 min Nüchternlauf mit 3 Steigerungen
Sa: 55 min Dauerlauf mit Lauf-Abc und 3 Steigerungsläufen
So: Ruhetag

Woche 4
Mo: Ruhetag
Di: 45 min Dauerlauf + 20 min Krafttraining
Mi: 60 min Dauerlauf mit 16 × 20 sec TB mit je 40 sec Trabpause
Do: Pause
Fr: 60 min Dauerlauf mit 5 × 4 min SB mit je 4 min Trabpause
Sa: 60 min Dauerlauf mit Lauf-Abc und 4 Steigerungsläufen
So: Ruhetag

Woche 5
Mo: Ruhetag
Di: 45 min Dauerlauf + 20 min Krafttraining
Mi: 60 min Dauerlauf mit 10 × 200 m Bergsprints
Do: Pause
Fr: 60 min Dauerlauf mit 6 × 5 min SB mit je 4 min Trabpause
Sa: 65 min Dauerlauf mit Lauf-Abc und 4 Steigerungsläufen
So: Ruhetag

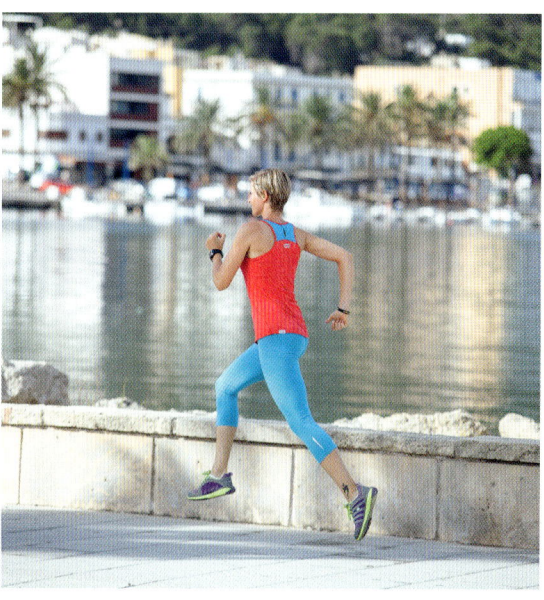

Das Ausdauertraining mit Steigerungsläufen intensivieren.

Woche 6

Mo: Ruhetag

Di: 45 min Dauerlauf + 20 min Krafttraining

Mi: 60 min Progressiver Lauf (alle 5 min das Tempo von GA leicht bis Schwellentempo erhöhen, dann 10 min Auslaufen)

Do: Pause

Fr: 60 min Dauerlauf mit 8 × 4 min SB mit je 4 min Trabpause

Sa: 70 min Dauerlauf mit Lauf-Abc und 4 Steigerungsläufen

So: Ruhetag

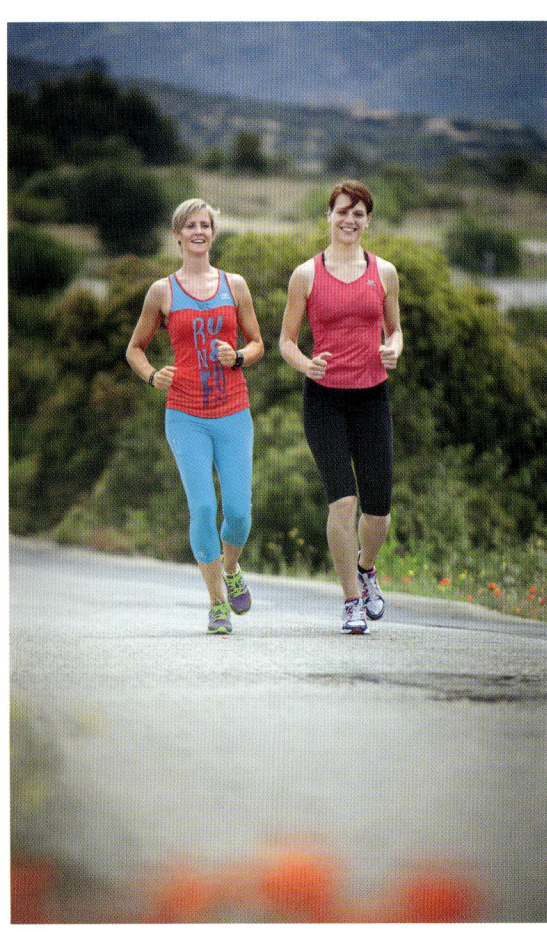

Es »läuft« immer besser. Das macht Spaß und Freude – weiter so!

Woche 7

Mo: Ruhetag

Di: 45 min Dauerlauf + 20 min Krafttraining

Mi: 45 min Tempodauerlauf (SB)

Do: Pause

Fr: 60 min Dauerlauf mit 3 × 8 min SB mit je 4 min Trabpause

Sa: 75 min Dauerlauf mit Lauf-Abc und 4 Steigerungsläufen

So: Ruhetag

Woche 8

Mo: Ruhetag

Di: 45 min Dauerlauf + 20 min Krafttraining

Mi: 60 min Dauerlauf mit 3 × (8 × 30 sec TB mit je 30 sec Trabpause)

Do: Pause

Fr: 70 min Dauerlauf mit 8 × 5 min SB mit je 4 min Trabpause

Sa: 80 min Dauerlauf mit Lauf-Abc und 6 Steigerungsläufen

So: Ruhetag

Woche 9

Mo: Ruhetag

Di: 45 min Dauerlauf + 20 min Krafttraining

Mi: 60 min Fahrtspiel

Do: Pause

Fr: 80 min Dauerlauf mit 10 × 5 min SB mit je 4 min Trabpause

Sa: 70 min Dauerlauf mit Lauf-Abc und 6 Steigerungsläufen

So: Ruhetag

Woche 10

Mo: Ruhetag

Di: 45 min Dauerlauf + 20 min Krafttraining

Mi: 70 min Dauerlauf mit 3 × 12 min SB mit je 4 min Trabpause

Do: Pause

Fr: 60 min Dauerlauf mit 8 × 30 sec SB mit je 30 sec

Trabpause
Sa: 90 min Dauerlauf mit Lauf-Abc und 6 Steigerungs-
läufen
So: Ruhetag

Woche 11

Mo: 30 min Dauerlauf mit 6 Steigerungen
Di: 45 min Dauerlauf mit 6 × 1 min SB und 4 min GA
im Wechsel
Mi: 30 min Stabitraining
Do: Ruhetag
Fr: Ruhetag
Sa: 20 min lockerer Dauerlauf mit 6 Steigerungen
So: 10-km-Wettkampf

Run for Fun für Einsteiger

Nicht jeder steht auf Wettkämpfe oder mag es intensiv,
deshalb haben wir auch einen Trainingsplan, der spiele-
rischer zu mehr Kondition und Fitness führt und gleichzeitig beim Abnehmen hilft. Wir haben beispielhaft
4 Wochen dargestellt:

Woche 1

Mo: 20 min Nüchternlauf
Di: 30 min Krafttraining
Mi: Ruhetag
Do: Pause
Fr: 30 min Fahrtspiel
Sa: 30 min Dauerlauf GA
So: Ruhetag

Woche 2

Mo: 30 min Freestyle (Laufen mit Kraftübungen)
Di: 40 min Dauerlauf mit lockeren Bergintervallen
Mi: Ruhetag
Do: Pause
Fr: 35 min Fahrtspiel
Sa: 30 min Dauerlauf GA
So: Ruhetag

Woche 3

Mo: 25 min Nüchternlauf
Di: 30 min Krafttraining
Mi: Ruhetag
Do: Ruhetag
Fr: 40 min Trail Run (Querfeldein)
Sa: 40 min Dauerlauf GA
So: Ruhetag

Woche 4

Mo: 35 min Dauerlauf mit 10 × 20 sec Sprintintervallen
mit je 40 sec Gehpause
Di: 30 min Krafttraining
Mi: Ruhetag
Do: Pause
Fr: 35 min Freestyle
Sa: 40 min Dauerlauf GA
So: Ruhetag

Laufen für Berufstätige

Neben Job, Familie und Freunden bleibt manchmal
kaum Zeit für Training. Vor allem, wenn einem abend-
liche Termine und Einladungen einen Strich durch die
Rechnung machen. In diesem Fall empfiehlt es sich,
das Training in den frühen Morgenstunden oder am
Wochenende durchzuführen. Hier sind drei Beispiel-
wochen, wie das Lauftraining trotzdem in den vollen
Terminkalender passt.

Woche 1

Mo: Ruhetag
Di: 30–45 min zur Arbeit Joggen (das spart Zeit)
Mi: Ruhetag
Do: 20 min hochintensives Zirkeltraining in der Mittags-
pause
Fr: Ruhetag
Sa: 45 min Dauerlauf mit 3 × 4 min SB mit je 4 min
Trabpause
So: 60 min Dauerlauf GA

Woche 2

Mo: Ruhetag
Di: 30 min Nüchternlauf
Do: 30 min Krafttraining
Fr: Ruhetag
Sa: 45 min Dauerlauf mit 8 × 20 sec Tabata-Intervallen
mit je 10 sec Gehpause
So: 70 min Dauerlauf GA und auf dem Rückweg
Brötchen holen

Woche 3

Mo: Ruhetag
Di: 45 min Lauftraining mit 5 × 1 min SB und 4 min GA
im Wechsel
Do: 30 min Krafttraining
Fr: Ruhetag
Sa: 60 min Dauerlauf mit 6 × 4 min SB und je 4 min
Trabpause
So: 90 min Dauerlauf GA

Minimax-Trainingsplan

Ein voller Terminplaner lässt bei berufstätigen Läufern
mit Familie häufig wenig Freiraum für ein geregeltes
Sportprogramm. In diesem Fall sollten Sie sich an die
Maxime halten, Qualität vor Quantität. Statt jedes Laufen im selben Trott zu absolvieren, bringen verschiedene Intervalle Abwechslung ins Training und steigern
den Trainingseffekt. Nachstehend finden Sie 5 Beispiel-
wochen. Im Gegensatz zum vorherigen Trainingsplan
haben wir bewusst auf die Einteilung in Be- und Ent-
lastungstage verzichtet. Es handelt sich um einen Bei-
spielplan, wie Sie drei bis vier Trainingseinheiten aufteilen können, um aus einer geringen Trainingszeit
den maximalen Nutzen zu ziehen. Ob Sie immer an
den gleichen Tagen trainieren oder mal montags oder
dienstags in die Trainingswoche starten, ist Ihnen selbst
überlassen. Wenn es der Zeitplan nicht anders zulässt,
dann laufen Sie auch ruhig an zwei aufeinanderfolgen-
den Tagen.

Woche 1

Kurze Intervalle: 30 min Laufen mit 12 × 10/50er TB
Lange Intervalle: 45 min Laufen mit 3 × 4 min SB
Langer Dauerlauf: 60 min
Krafttraining

Woche 2

Kurze Intervalle: 30 min Laufen mit 16 × 10/50er TB
Lange Intervalle: 45 min Laufen mit 4 × 4 min SB
Langer Dauerlauf: 65 min
Krafttraining

Woche 3

Kurze Intervalle: 35 min Laufen mit 2 ×
(8 × 20/40er TB)
Lange Intervalle: 50 min Laufen mit 6 × 4 min SB
Langer Dauerlauf: 70 min
Krafttraining

Woche 4

Kurze Intervalle: 40 min Laufen mit 2 ×
(12 × 20/40er TB)
Lange Intervalle: 60 min Laufen mit 5 × 5 min SB
Langer Dauerlauf: 75 min
Krafttraining

Woche 5

Kurze Intervalle: 45 min Laufen mit 3 ×
(8 × 30/30er TB)
Lange Intervalle: 60 min Laufen mit 6 × 5 min SB
Langer Dauerlauf: 80 min
Krafttraining

Fatburner-Programm (Beispielwoche)

Mo: 30–45 min Dauerlauf mit Sprintintervallen
(10/50er bis 40/20er)
Di: 30 min Krafttraining mit Tabata-Intervallen
Mi: Ruhetag
Do: 45–60 min Dauerlauf mit Schwellenintervallen

Fr: 30 min Zirkelraining
Sa: 45–90 min lockerer Dauerlauf (GA)
So: Ruhetag

Hochintensive Krafttrainingsprogramme zum Abnehmen

Tabata-Workout für Einsteiger

Tabata heißt eine hochintensive Form des Intervalltrainings mit sehr kurzen Belastungsphasen und ebenso kurzen Pause. Ihr Puls wird schnell ans Limit kommen und vor Ende des Trainings nicht mehr absinken.

10 min Warm-up

2–4 Durchgänge:
4 × 20 sec Ausfallschritte mit je 10 sec Pause
4 × 20 sec Liegestütze (auf den Knien) mit je 10 sec Pause
4 × 20 sec Rudern mit je 10 sec Pause
4 × 20 sec Unterarmstütz mit je 10 sec Pause
4 × 20 sec Hock-Streck-Sprünge mit je 10 sec Pause

10 min Cool-down

Hinweis: Diese Trainingsform setzen wir in der Praxis sehr erfolgreich mit untrainierten und übergewichtigen Personen um. 20 Sekunden sind schnell vorbei. Statt Wiederholungsvorgaben werden so viele Wiederholungen gemacht, wie sauber zu schaffen sind. Das können 8, 10 oder 15 Wiederholungen pro Satz werden. Intensiv statt Wellness ist gerade bei allen erfolgreichen Abnehmprogrammen angesagt!

Tabata-Workout für Fortgeschrittene

Das klassische Tabata-Intervall geht über jeweils 8 Serien. Im vorangegangenen Workout gab es die entschärfte Version davon.

10 min Warm-up

2 Durchgänge:
8 × 20 sec Boxjump mit je 10 sec Pause
8 × 20 sec enge Liegestütze mit je 10 sec Pause
8 × 20 sec Rudern im Schräghang mit je 10 sec Pause

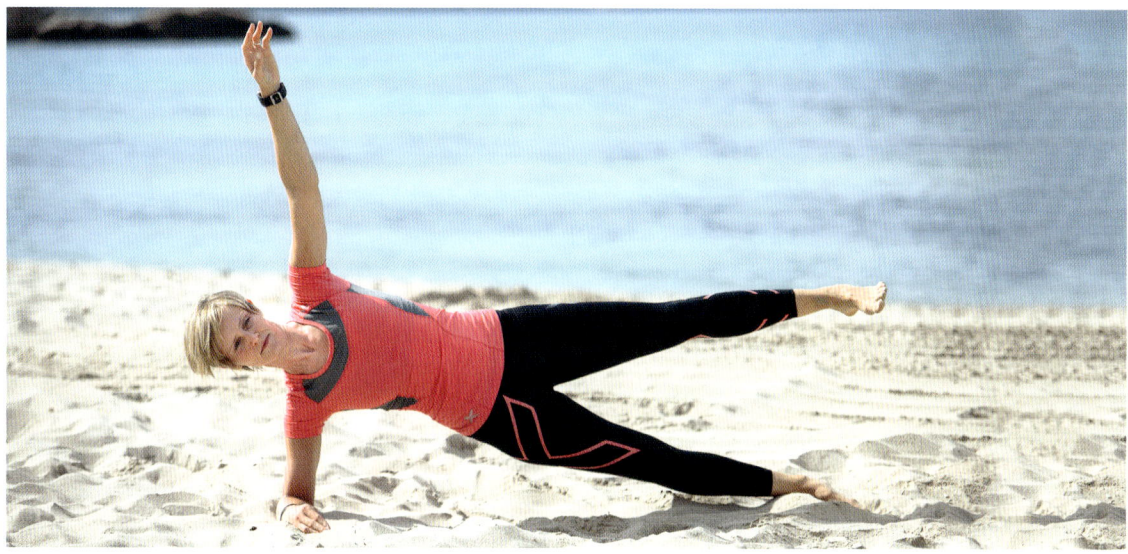

Das Ausdauertraining sollte durch ein allgemein-athletisches Training ergänzt werden.

8 × 20 sec Superman mit je 10 sec Pause
4 × 20 sec Burpees mit je 10 sec Pause

10 min Cool-down

Mikrozirkel-Workout

Kombinieren Sie zwei oder drei Übungen nach Belieben zu kleinen Mikrozirkeln. Die Übungen innerhalb eines Mikrozirkels absolvieren Sie dann ohne Pause. Erst zwischen den einzelnen Zirkeln ist Zeit für Erholung.

10 min Warm-up

je 3 Serien:
Mikrozirkel 1: 10 × Kniebeuge + 10 × Liegestütz im Wechsel
3 min Pause
Mikrozirkel 2: 10 × Ausfallschritt + 45 sec Unterarmstütz
3 min Pause
Mikrozirkel 3: 10 × Burpee + je 30 sec Seitstütz
3 min Pause
Mikrozirkel 4: 10 × Jumping-Jack + 10 × Y-Zug mit Slingtrainer

10 min Cool-down

Circuit-Training

10 min Warm-up

je 3 Serien:
45 sec Unterarmstütz
10 × Ausfallschritt
10 × Liegestütze
10 × Rudern im Schräghang
10 × Burpee
je 30 sec Seitstütz
45 sec Nackenbrücke
20 × Kniebeugen
10 × Dips
10 × Rudern

10 × Hock-Streck-Sprünge
3 min Serienpause

10 min Cool-down

300-Wiederholungen-Workout

Ein sehr einfaches und sehr effektives Trainingsziel ist es, mindestens 300 Wiederholungen zu absolvieren. Das kann man auch auf Zeit probieren und so den eigenen Fortschritt kontrollieren.

10 min Warm-up

10 Runden:
5 × Rudern im Schräghang
10 × Liegestütz
15 × Kniebeuge

10 min Cool-down

Umgedrehte Pyramide

Wenn Sie Ihren Kalorienverbrauch innerhalb von kürzester Zeit in die Höhe schrauben möchten, dann probieren Sie doch mal die umgekehrte Pyramide aus. Dafür brauchen Sie lediglich zwei bis drei Ganzkörperübungen und schon kann es losgehen. Die Übungen können Sie auch gerne variieren.

10 min Warm-up

1 Durchgang:
16 × Burpee
16 × Ausfallschrittsprung (links, rechts = 1 Wdh.)
15 × Burpee
15 × Ausfallschrittsprung (links, rechts = 1 Wdh.)
…
…
1 × Burpee
1 × Ausfallschrittsprung (links, rechts = 1 Wdh.)

10 min Cool-down

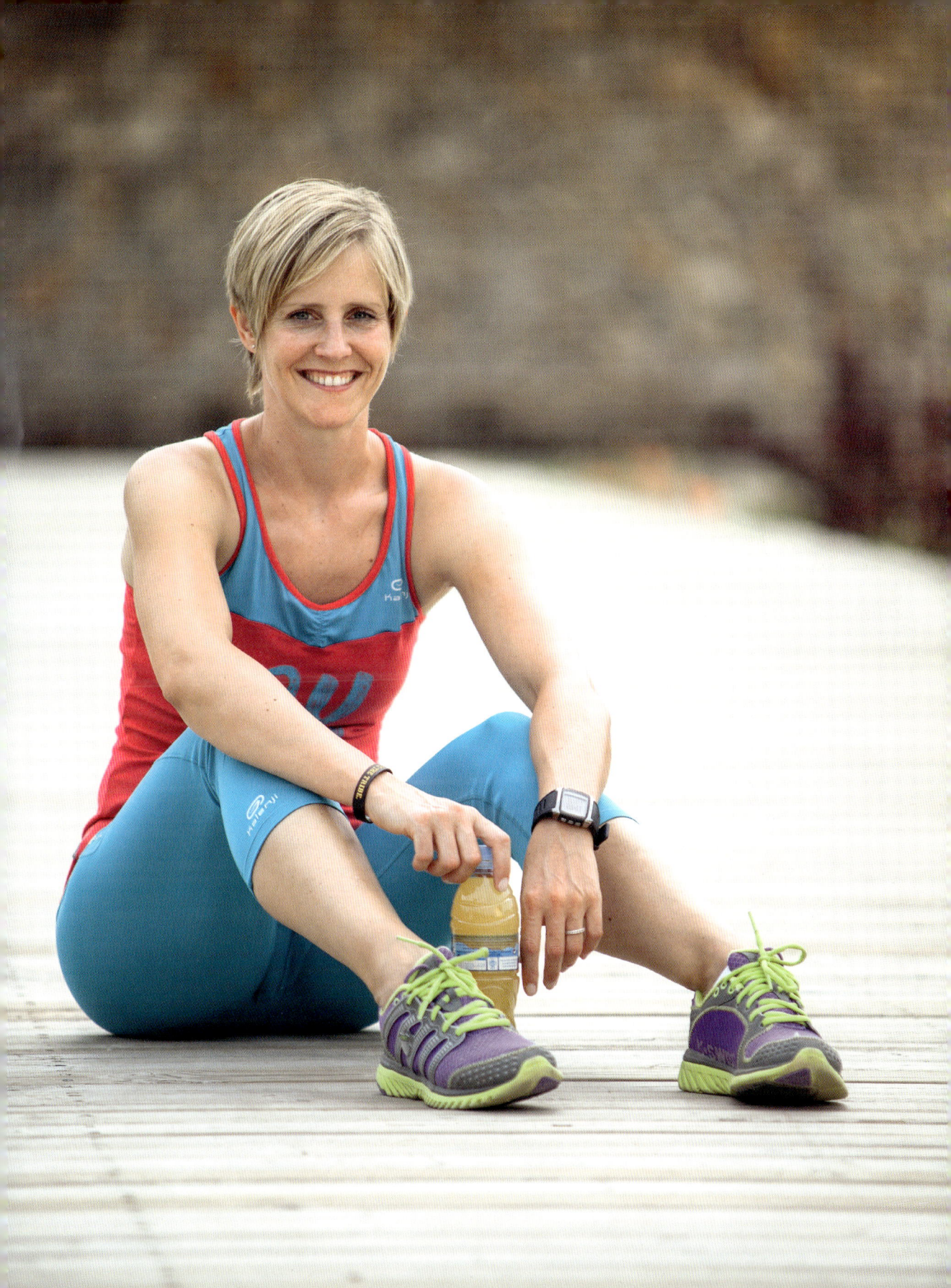

Ernährungstagebuch

Das Führen eines Ernährungstagebuchs schafft ein erstes Bewusstsein für das eigene, aktuelle Ernährungsverhalten. Es dient der Selbstreflexion. Was esse/trinke ich, wann und warum? Erst wenn man sich dieses Bewusstsein geschaffen hat, kann man in einem nächsten Schritt eine Ernährungsumstellung in Angriff nehmen.

Hinweise

■ Tragen Sie 7 Tage lang ALLES in die Vorlage ein, was Sie konsumieren. Die Angaben im Protokoll sollten möglichst direkt nach Verzehr gemacht werden, damit nichts vergessen wird.

■ Schreiben Sie Portionsgrößen und Trinkmengen der Lebensmittel möglichst genau auf wie z.B. g, ml, Glas, Teller, Esslöffel (EL), Teelöffel (TL) oder Scheibe.

Wichtig

Schummeln hilft Ihnen nicht weiter! Nur ein ehrlich und detailliert ausgefülltes Ernährungstagebuch ist aussagekräftig!

Beispiel:

Datum: 14.02.2014	Uhrzeit	Nahrungsmittel	Getränke	Essmotiv
Frühstück	7.30 h	1 Scheibe Vollkornbrot mit 2 Scheiben Käse (17% Fett) 1 TL Butter	1 Tasse Kaffee, schwarz 0,2 l Orangensaft	○ Gewohnheit ● Hunger, Durst ○ Langeweile ○ Stress ○ Frust ○ Lust, Freude
Zwischenmahlzeit	9.00 h	1 Schokoriegel, 80 g mit Haselnuss	0,3 l Wasser	● Gewohnheit ○ Hunger, Durst ○ Langeweile ○ Stress ○ Frust ○ Lust, Freude
	11.00 h	2 Äpfel, 10 Gummibärchen		
Mittagessen	13.30 h	1 Teller (gehäuft) Spaghetti mit Bolognese-Sauce und 1 EL Parmesan (Kantine)	0,5 l Wasser 3 Gläser Rotwein	○ Gewohnheit ○ Hunger, Durst ○ Langeweile ○ Stress ○ Frust ● Lust, Freude

Sportart	Dauer	Konsum WÄHREND des Sports (Nahrungsmittel und Getränke)	Belastungsintensität
Laufen (outdoor)	45 min	nichts	☐ moderat ■ mittel ☐ hoch

1. Tag

Datum:	Uhrzeit	Nahrungsmittel	Getränke	Essmotiv
Frühstück				○ Gewohnheit ○ Hunger, Durst ○ Langeweile ○ Stress ○ Frust ○ Lust, Freude
Zwischenmahlzeit				○ Gewohnheit ○ Hunger, Durst ○ Langeweile ○ Stress ○ Frust ○ Lust, Freude
Mittagessen				○ Gewohnheit ○ Hunger, Durst ○ Langeweile ○ Stress ○ Frust ○ Lust, Freude
Zwischenmahlzeit				○ Gewohnheit ○ Hunger, Durst ○ Langeweile ○ Stress ○ Frust ○ Lust, Freude
Abendessen				○ Gewohnheit ○ Hunger, Durst ○ Langeweile ○ Stress ○ Frust ○ Lust, Freude
Snack				○ Gewohnheit ○ Hunger, Durst ○ Langeweile ○ Stress ○ Frust ○ Lust, Freude

Sportart	Dauer	Konsum WÄHREND des Sports (Nahrungsmittel und Getränke)	Belastungsintensität
			☐ moderat ☐ mittel ☐ hoch

Auswertung des Ernährungstagebuchs

Nach einer Woche Ernährungsprotokoll sind viele nicht schlauer als vorher. Was kann man mit den Daten anfangen?

Mit einfachen »Checks« kann das aktuelle Ernährungsverhalten selbst reflektiert und Richtung gesünderes Essverhalten gesteuert werden:

a) »Frische-Anteil«

- Ist beim Mittag- und Abendessen jeweils eine Portion Gemüse (roh oder gegart) und/oder Salat enthalten? Kommen Sie auf zwei Portionen frisches Obst pro Tag?
- Enthält der ausgewählte Frischeanteil jeden Tag das »Regenbogen-Prinzip«? Sprich verschiedene Farben wie z. B.

rot = z. B. Tomate, grün = z. B. Feldsalat, blau = z. B. Blaubeeren, orange = z. B. Karotten, gelb = z. B. Mais, weiß = z. B. Zwiebeln

b) »Getränke-Wahl«

- Welche Getränke sind im Protokoll aufgeführt? Vermeiden Sie vor allem beim Wunsch einer Körperfettreduktion zuckerreiche Softdrinks! Empfehlenswert sind dagegen kalorienfreie Getränke wie Wasser, ungesüßte Tees und Kaffee in moderaten Mengen.
- Ein Alkoholverbot muss nicht sein, aber sind fast jeden Tag Bier, Wein oder Cocktails im Protokoll zu finden, sollte definitiv reduziert werden.
- Wird dem Körper ausreichend Flüssigkeit zugeführt? Die Urinfarbe ist ein einfacher Indikator für den Status der Flüssigkeitsbilanz: Ist der Urin hellgelb, stimmt der

Flüssigkeitshaushalt im Körper. Etwas dunklerer Urin (in etwa die Farbe von Apfelsaft) ist ein typisches Anzeichen für eine zu geringe Flüssigkeitszufuhr bzw. einen Flüssigkeitsmangel. Hierbei sollte aber berücksichtigt werden, dass bestimmte Lebensmittel wie etwa Rote Beete, Multivitaminpräparate oder Antibiotika die Urinfarbe beeinflussen können. In diesem Fall sollte sie nicht mehr als Anhaltspunkt herangezogen werden.

c) »Protein-Timing«

- Enthalten alle drei Hauptmahlzeiten eine Portion Protein? Hochwertige Proteinquellen wie fettarme Milchprodukte (z. B. Hüttenkäse, Magerquark), Fisch, Eier, Hülsenfrüchte, mageres Fleisch und Geflügel, auf mehrere Mahlzeiten und Snacks aufgeteilt, unterstützen in der Gewichtsreduktionsphase in Kombination mit gezieltem Training Körperfettabbau und Muskelerhalt.

d) Wahl und Menge von Kohlenhydraten

- Bei den Hauptmahlzeiten sollten nährstoff- und ballaststoffarme Kohlenhydratträger in Form von Weißmehlprodukten wie hellen Semmeln und Pasta, Cornflakes oder zuckerreichen Fertigmüsli in moderaten Trainingsperioden nur selten aufgetischt werden und stattdessen Vollkornprodukte wie Haferflocken, Vollkornnudeln (al dente) bevorzugt werden.
- Um den Körperfettabbau zu unterstützen, kann es durchaus sinnvoll sein, an Ruhetagen oder in Trainingswochen mit lockeren Grundlageneinheiten den Kohlenhydratverzehr einzuschränken und einige Mahlzeiten eher proteinbetont zu gestalten.

e) 80/20-Regel

Eine gesunde und genussvolle Ernährung enthält keine Verbote. Wer sich zu 80 Prozent gesund und abwechslungsreich ernährt, darf auch ruhigen Gewissens 20 Prozent sündigen. Ab und zu in Maßen sündigen stellt keine Gefahr für den sportlichen Erfolg oder die Gesundheit dar. Sehr wohl aber ständiges Naschen zwischendurch, übergroße Portionen oder Essen nach dem »Alles-oder-Nichts-Prinzip«.

Gute Proteinlieferanten im Überblick

Lebensmittel	Ungefähre herkömmliche Verzehr-Portionsgrößen	Ungefährer Proteingehalt pro Portion
Fleisch/Geflügel		
Rindfleisch, Filet	125 g	ca. 27 g
Kalbfleisch, Schnitzel	125 g	ca. 25 g
Hähnchenbrust, Filet ohne Haut	125 g	ca. 28 g
Putenbrust, Schnitzel	125 g	ca. 30 g
Putenbrustaufschnitt	1 Scheibe (20 g)	ca. 4 g
Schinken (Aufschnitt), gekocht	1 Scheibe (30 g)	ca. 7 g
Eier		
Hühnerei (Gewichtsklasse M)	1 Stück	ca. 7 g
Fisch/Meeresfrüchte		
Lachs	150 g	ca. 30 g
Zander	150 g	ca. 29 g
Krabben, Garnelen, ausgelöst	100 g	ca. 19 g
Thunfisch in Wasser, abgetropft (Konserve)	100 g	ca. 24 g
Milch/Milchprodukte		
Kuhmilch, fettarm (1,5 % Fett)	200 ml	ca. 7 g
Joghurt natur, fettarm (1,5 % Fett)	kleiner Becher (150 g)	ca. 6 g
Körniger Frischkäse (Cottage Cheese)	100 g	ca. 12 g
Speisequark, 20 % F. i. Tr.	100 g	ca. 11 g
Parmesan, gerieben	1 geh. EL (20 g)	ca. 7 g
Feta aus Schafsmilch (leicht)	100 g	ca. 20 g
Hülsenfrüchte		
Sojamilch natur	200 ml	ca. 7 g
Tofu	100 g	ca. 9 g
Kidneybohnen (Konserve)	100 g	ca. 7 g
Nüsse und Samen		
Sonnenblumenkerne, geschält	1 geh. EL (24 g)	ca. 6 g
Pseudogetreide		
Quinoa	100 g	ca. 14 g

Stichwortverzeichnis

Rezeptverzeichnis

Bildnachweis

Stefanie Anderson S. 1, 2/3, 14/15, 28,
36/37, 70/71, 84, 85 (alle), 86 (alle), 89
(alle), 90 (alle), 93 (beide), 94 (alle), 95
(alle), 96 (beide), 97, 98 (alle), 100 (alle),
101, 102 (alle), 103 (alle), 104/105, 117, 119,
156/157, 158, 161, 163, 167, 169; **Jörg Birkel**
S. 26/27, 74, 82, 111, 120, 164; **Fotolia**: blas
S. 112, cobraphoto S. 141, Dirima S. 122/123,
Kitty S. 53, Marco2811 S. 115, M. Nivelet S. 13;
Shutterstock: O. Afanasieva S. 133, Ammen-
torp Photography S. 33, R. Antinolo S. 48, I.
Baranov S. 18, P. Bernik S. 77, J. Chen S. 55,
B. und E. Dudzinscy S. 128, G. Duran S. 31,
EpicStockMedia S. 107, E. Frincu S. 136, Gay-
voronskaya_Yana S. 145, 153, K. Grinvalds
S. 6/7, Kunertus S. 148, Kzenon S. 29, Lecic
S. 65, lzf S. 40, 108, NikolayPetrovich S. 67, M.
Novak S. 24, oldbunyip S. 131, Oliveira S. 59,
D. Pichugin S. 17, platon993 S. 43, stock-
shoppe S. 62, successo images S. 127, wave-
breakmedia S. 8, Yeko Photo Studio S. 79

Über die Autoren

Der Diplom-Sportwissenschaftler **Jörg Birkel** ist aktiver Läufer und Triathlet und schreibt als Sportjournalist seit mehr als 10 Jahren über Sport- und Gesundheitsthemen. Als Fachbuchautor hat er unter anderem die Ratgeber *Der Lauf-Guide für Frauen* (BLV) und *Triathlon. Das Standardwerk* (BLV) verfasst. Er war von 2003 bis 2009 als Dozent an der Deutschen Sporthochschule in Köln tätig.

Dr. med. Peter Konopka ist Internist, Sportmediziner und Yogalehrer. Nach seinem Medizinstudium an den Universitäten in Erlangen, Tübingen und München sammelte er als Assistent des damaligen Vereinsarztes des FC Bayern München wertvolle sportärztliche Erfahrungen. Bereits bei den Olympischen Spielen 1972 in München war er als Olympia-Arzt eingesetzt. Nach einer gründlichen internistischen Ausbildung war er 26 Jahre als Oberarzt in der II. Medizinischen Klinik am Zentralklinikum Augsburg tätig. In Augsburg hat er in der großen Zeit mit Helmut Haller den FC Augsburg ärztlich betreut. Außerdem war er aktiver Radrennfahrer. Mit Radweltmeister Rudi Altig und seinem Trainer Karl Ziegler war er zwölf Jahre lang sportärztlicher

Betreuer der Deutschen Rad-Nationalmannschaften der Straßenradrennfahrer und Querfeldeinfahrer bei Trainingslagern, Etappenrennen und insgesamt 16 Weltmeisterschaften. Als Sachbuchautor hat er unter anderem die Bücher *Sporternährung* (BLV) und *Richtig Rennrad fahren* (BLV) verfasst. Für dieses Buch verfasste Dr. med. Peter Konopka das Kapitel »Die Strategie«.

Corinne Mäder ist Ernährungswissenschaftlerin, zertifizierte Sporternährungsexpertin der International Society of Sports Nutrition (CISSN) und befindet sich unter den wenigen deutschsprachigen Experten mit einem Sporternährungsdiplom des Internationalen Olympischen Komitees (IOC). Die ehemalige Leistungssportlerin ist Ernährungsexpertin mit europäischer Funktion bei einem führenden Unternehmen für Sporternährung, berät Athleten und Hobby-Sportler in Ernährungsfragen und schreibt darüber hinaus Beiträge für Zeitschriften wie *Fit for Fun, Runner's World* und *Shape*. Corinne Mäder entwickelte die Rezepte für dieses Buch. Auch das Ernährungstagebuch sowie dessen Auswertung stammen von ihr.

Impressum

Bibliografische Information der Deutschen Nationalbibliothek

Die Deutsche Nationalbibliothek verzeichnet diese Publikation in der Deutschen Nationalbibliografie; detaillierte bibliografische Daten sind im Internet über http://dnb.d-nb.de abrufbar.

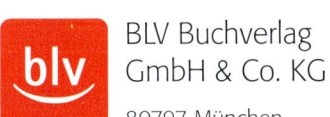

BLV Buchverlag
GmbH & Co. KG

80797 München

© 2015 BLV Buchverlag GmbH & Co. KG, München

Grafiken: Uhl + Massopust, Aalen

Umschlagkonzeption: Kochan & Partner, München
Umschlagfotos:
Vorderseite: Look-Foto/Harald Eisenberger
Rückseite: J. Birkel (links), St. Anderson (rechts)

Lektorat: Stella Rahn
Herstellung: Angelika Tröger
DTP: Uhl + Massopust, Aalen

Gedruckt auf chlorfrei gebleichtem Papier

Printed in Italy
ISBN 978-3-8354-1309-2

Hinweis
Das vorliegende Buch wurde sorgfältig erarbeitet. Dennoch erfolgen alle Angaben ohne Gewähr. Weder Autoren noch Verlag können für eventuelle Nachteile oder Schäden, die aus den im Buch vorgestellten Informationen resultieren, eine Haftung übernehmen.

 www.facebook.com/blvVerlag

Das Erfolgsprogramm: schnell & effektiv zur Traumfigur

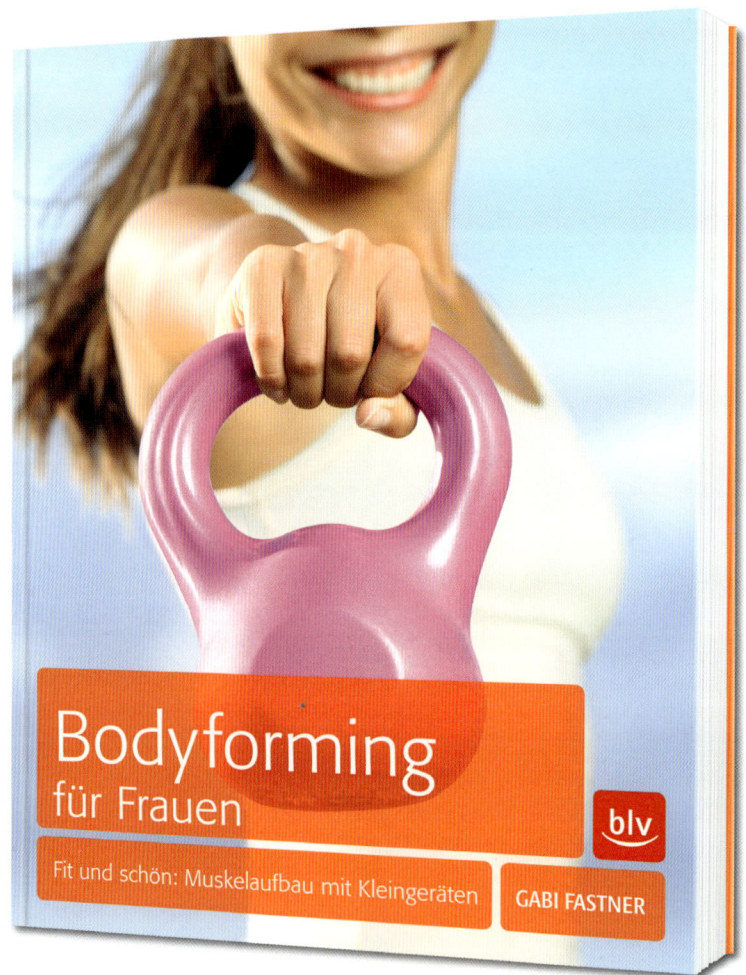

Gabi Fastner
Bodyforming für Frauen
Sanftes Krafttraining für einen wohlgeformten Körper. Trainieren
mit Kleingeräten: Ballkissen®, Brasils®, Topanga®, Gymnastikball,
Balance-Board, Thera-Band® und mehr. Grundlagen, Trainings-
methoden, Ausrüstung. Effektive Übungen für alle Muskelgruppen.
Trainingspläne, z.B. »Fit in den Tag« und »Bauch intensiv«.
ISBN 978-3-8354-1308-5

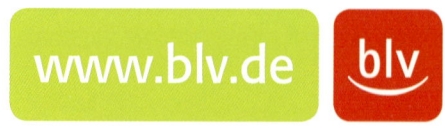

www.blv.de